JN452679

콜라보 핵심간호술

핵술 + 카툰

Core Basic Nursing Skills Manual

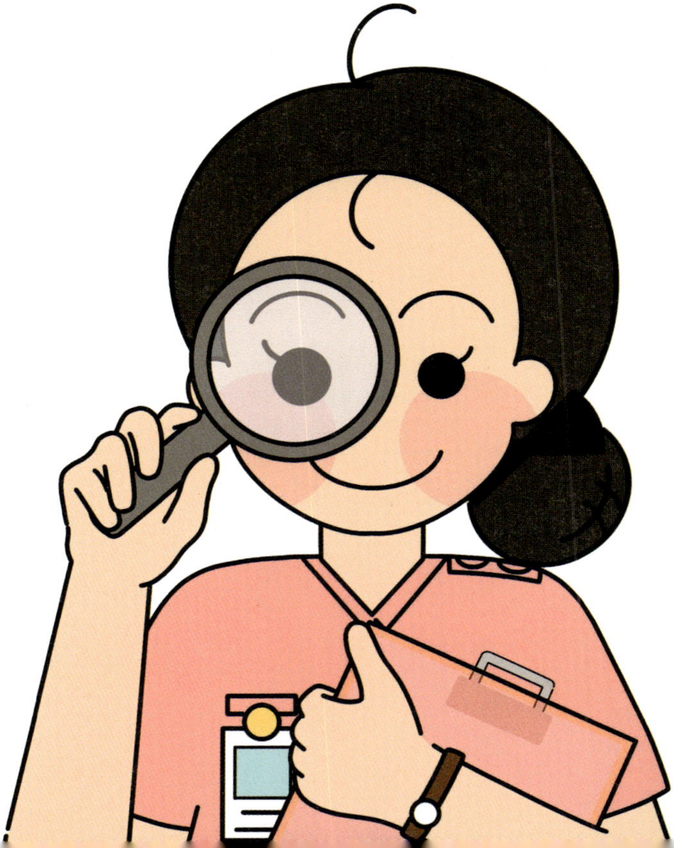

콜라보 핵심간호술
핵술+카툰
Core Basic Nursing Skills Manual

첫째판 1쇄 인쇄 | 2020년 7월 1일
1쇄 발행 | 2020년 7월 5일

편 저 자 | 모형중, 김지현
발 행 인 | 모형중
편 집 인 | 박신유
북 디 자 인 | 이명호
일 러 스 트 | 김지현

발 행 처 | 포널스출판사
등 록 | 제2017-000021호

본 사 | 서울시 강북구 노해로8길 22 311호
강 북 지 점 | 서울시 강북구 삼양로 104 1층
전 화 | 02-905-9671 Fax. 02-905-9670

포널스 출판사 FORNURSE
www.fornursebook.com

도서 반품과 파본 교환은 본사로 문의하시기 바랍니다.
검인은 편저자와의 합의로 생략합니다.

ISBN : 979-11-5746-113-4 93510
정 가 : 20,000원

머리말

이 책이 어떻게 나오게 되었는지 많이들 궁금해하실 거라고 생각합니다.

저는 대학에서 핵심술을 학생들에게 가르친 경험과 핵심기본간호술기 가이드북 편집위원이 되어 출판한 경험이 이책을 만들게 된 동기가 되었습니다. 예전에는 병원에서 근무했던 간호사였습니다. 병원에서 첫 근무를 시작한 것이 벌써 19년 전 일이지만 신규간호사 때 너무너무 어려웠던 기억은 아직도 생생합니다.

저희 학부 시절 때는 '핵심술기'라는 개념이 있었는지도 가물가물하지만, 대신 기본간호술기는 배웠던 기억이 확실히 납니다. 당시에는 지금처럼 '핵심술기 테스트'라는 개념이 없어서 졸업 후 신규간호사가 되었을 때 많이 힘들었습니다. 머릿속에 이론만 잔뜩 있으니 실무와 전혀 연결이 안 되고, 알고 있는 이론마저도 병원의 시스템과 달라 애를 먹은 것입니다.

그 기억들이 나이가 들어 가물가물해져 갈 때쯤 저는 학생들 앞에서 강의를 하게 되면서 졸업시험으로 핵심술기 테스트를 진행하고, 실습 지도를 나가서 핵심술기도 가르치게 되었습니다. 그런데 대부분의 실습 지도는 핵심술기 실습 및 이론서에 쓰인 많은 설명 글로 인해 오히려 학습 능률이 저하되는 것 같은 느낌이 강하게 들었습니다. 그래서 이런저런 궁리를 하다 떠오른 생각이 하나 있었습니다. '핵심술기를 재미있는 웹툰 형식으로 만든다면 학생들이 좋아하지 않을까?'입니다. 사실 제가 웹툰을 참 좋아합니다.

그러던 중 제 앞에 보물 같은 한 학생이 나타났습니다. 그 학생은 그림을 아주 멋지고 재미있게 그리는 카툰의 여왕 같은 친구였습니다. 게다가 저와 의견도 잘 맞아 우리는 함께 책을 만들어 보기로 했습니다. 그리고 많은 시간과 공을 들여 기획을 하고 그림을 그리고 내용을 완성해, 드디어 책을 출간하기에 이르렀습니다.

'교수와 학생의 콜라보'로 이제껏 본 적 없는 재미있고 쉬운 책을 선보이게 되어 대단히 기쁩니다. 부디 간호학을 사랑하는 학생 여러분에게 도움이 되는 알짜 양서가 되길 기대해 봅니다!

이 책은 한국간호교육평가원의 평가항목과 프로토콜을 참조하여
기본간호술기를 일러스트로 구현하고 기본간호이론을 꿀팁으로
재구성하여 임상 현장에도 적용할 수 있도록
편집한 책입니다.

목차

1장

활력징후 측정

(V/S: Vital Sign check)

10분 소요 | 난이도

성취목표

- 체온, 맥박, 호흡, 혈압을 정확하게 설명할 수 있다.
- 체온, 맥박, 호흡, 혈압을 정확하게 측정할 수 있다.
- 체온, 맥박, 호흡, 혈압의 측정결과를 정확하게 기록할 수 있다.

준비물

초침이 있는 시계, 혈압계, 체온계, 청진기,

손소독제, 소독솜, 트레이, 간호기록지

1

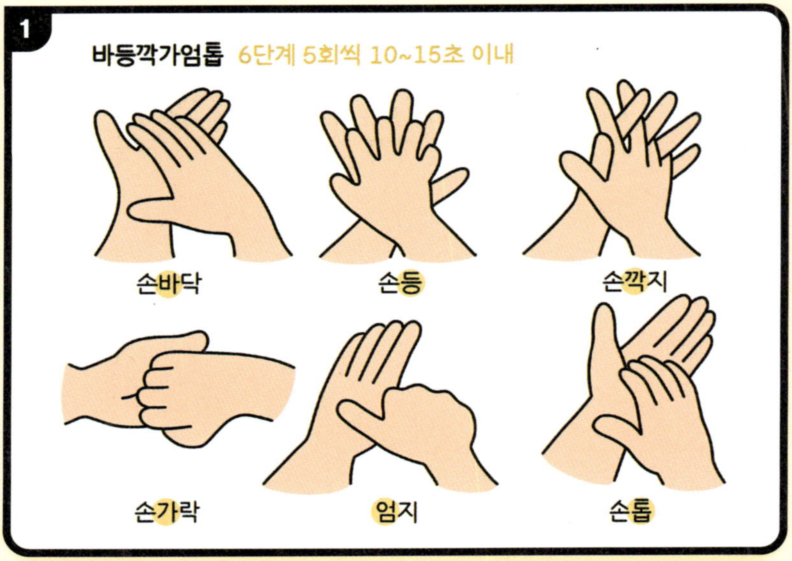

1. 6단계의 손위생을 수행한다.

2

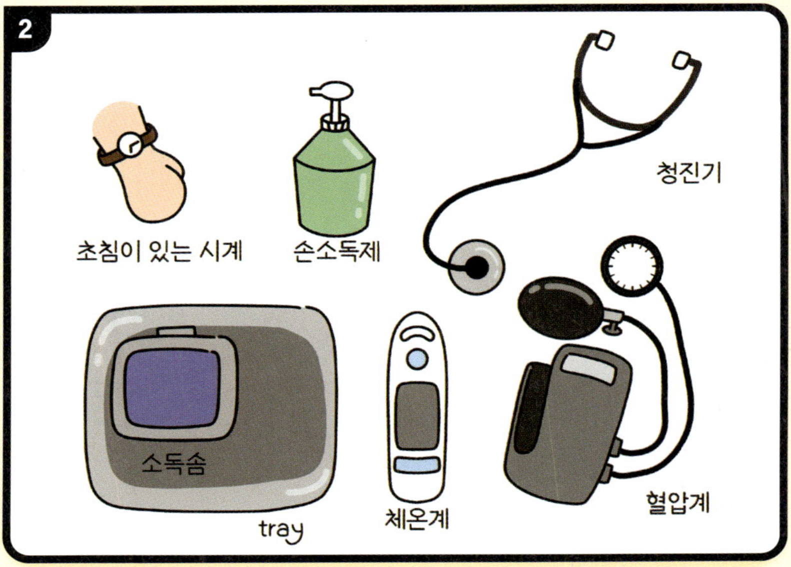

2. 측정에 필요한 물품을 챙긴 후, 측정도구들이 제대로 작동하는 지 미리 점검한다.

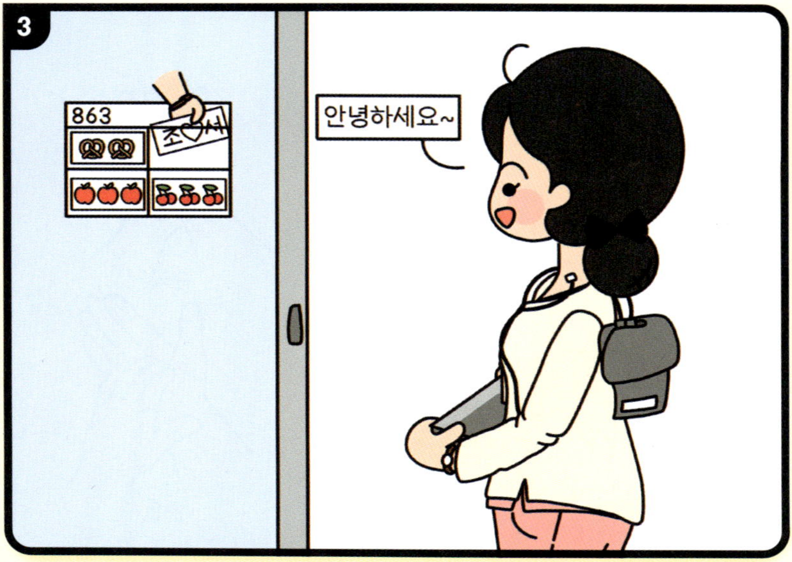
863
조♡서
안녕하세요~

3. 활력징후 측정 전에, 환자에게 인사 후 본인이 누구인지를 밝힌다.

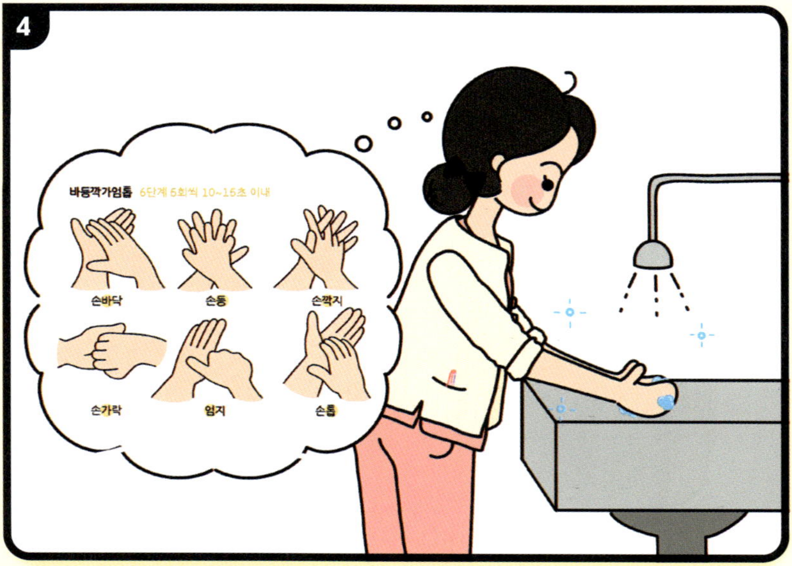
바등깍가엄톱 6단계 5회씩 10~15초 이내
손바닥
손등
손깍지
손가락
엄지
손톱

4. 6단계의 손 위생을 수행한다.

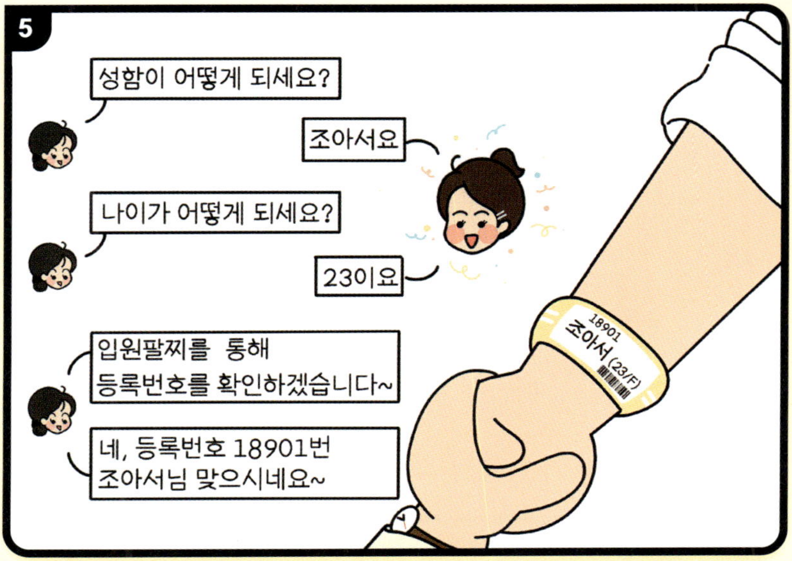

5. 간호대상자에게 직접 성함을 물어보고(개방형 질문), 환자리스트와 입원 팔찌 등으로 이중 확인한다.

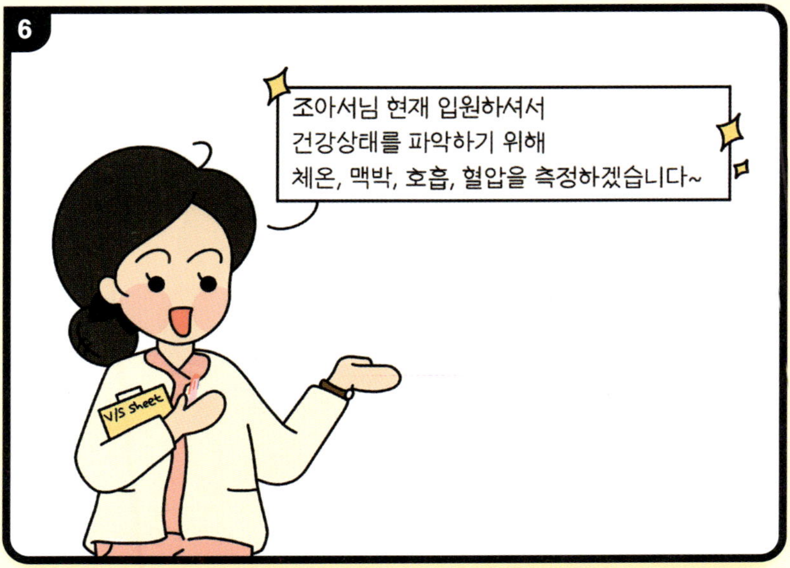

6. 간호대상자에게 활력징후를 측정하는 목적과 순서에 대해 미리 설명한다.

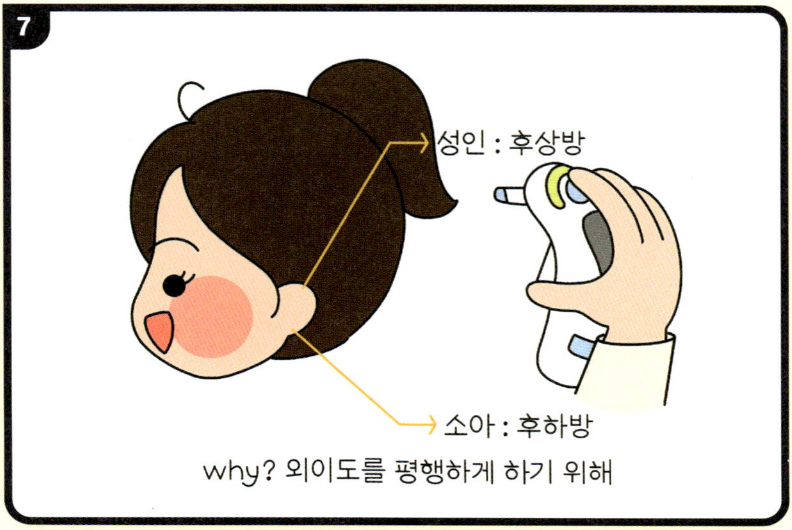

7. 고막체온: 체온을 측정할 귀를 노출시킨 후 귓바퀴를 (성인은 후상방, 소아는 후하방) 당긴 다음, 탐침을 부드럽게 외이도로 삽입하여 체온을 측정한다.
액와체온: 겨드랑이 중앙에 체온계가 빠지지 않게 고정해서 측정한다.
➜ 체온계 끝은 모두 소독솜으로 닦아준다.
➜ 삐~~ 소리 날 때 까지 기다린다.

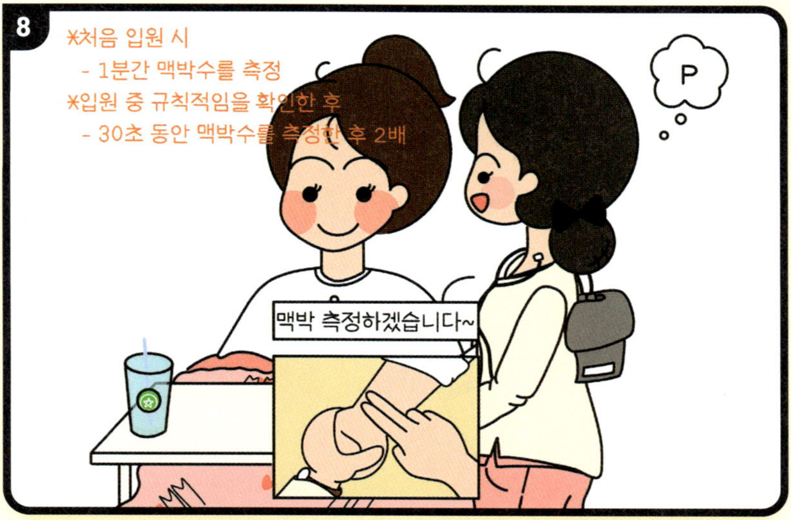

8. 약지와 중지 손가락으로 요골동맥을 찾아서, 그 위에 놓고 맥박부위를 확인한 후 맥박을 측정한다.
➜ 1분간 측정!(처음 입원 시)
➜ 30초 맥박수 측정 후 2배!(입원 중 규칙적인 것을 확인했을 시)
* 엄지손가락으로 측정 금지(엄지동맥과 혼동)

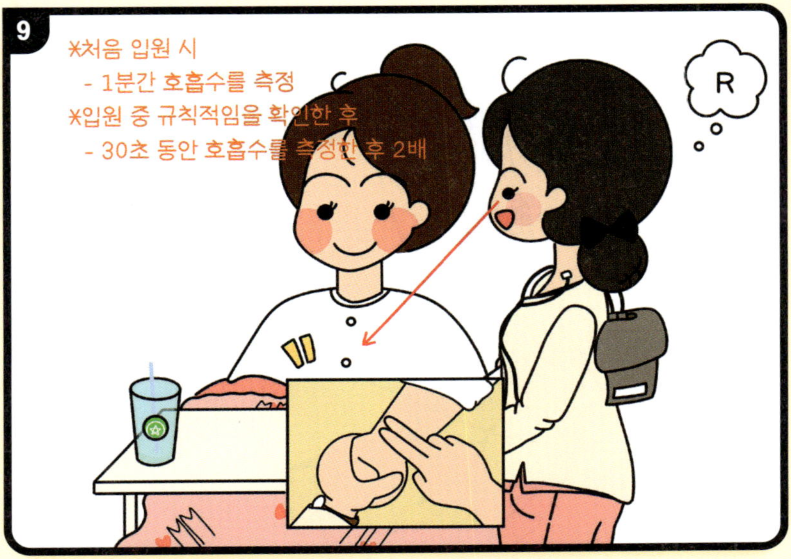

9. 간호대상자가 눈치채지 못하도록 손을 그대로 둔 상태로 호흡을 측정한다.

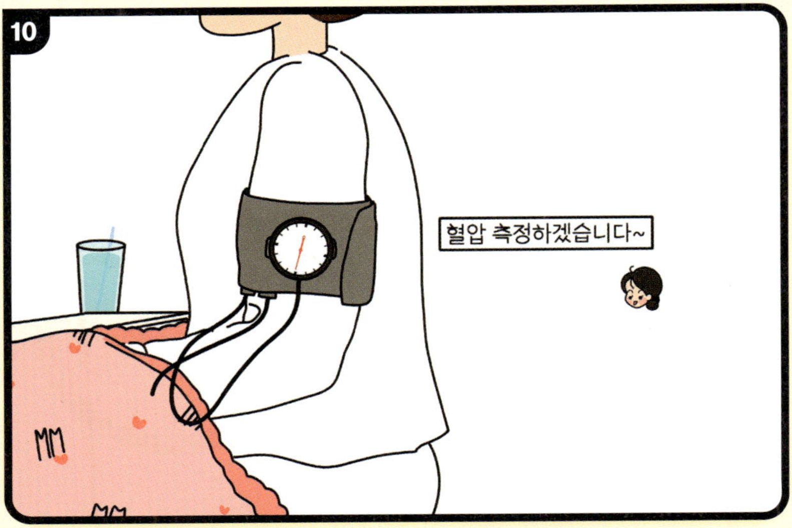

10. 커프를 감기 전 벌브의 조절밸브를 열어 커프의 공기를 완전히 뺀 다음 커프를 감는다.

- * 상완혈압: 팔오금 2-3cm위에서 커프의 bulb line이 손방향으로 brachial A.와 평행이 되게하고, 약지손가락 하나 정도의 여유를 두고 감는다.
- * 대퇴혈압: 무릎 뒤 popliteal A.이 잘 촉지되는 2-3cm위에서 커프의 bulb line이 대퇴의 안쪽 발방향으로 향하도록하여, 손가락 두 개 정도의 여유를 두고 감는다.

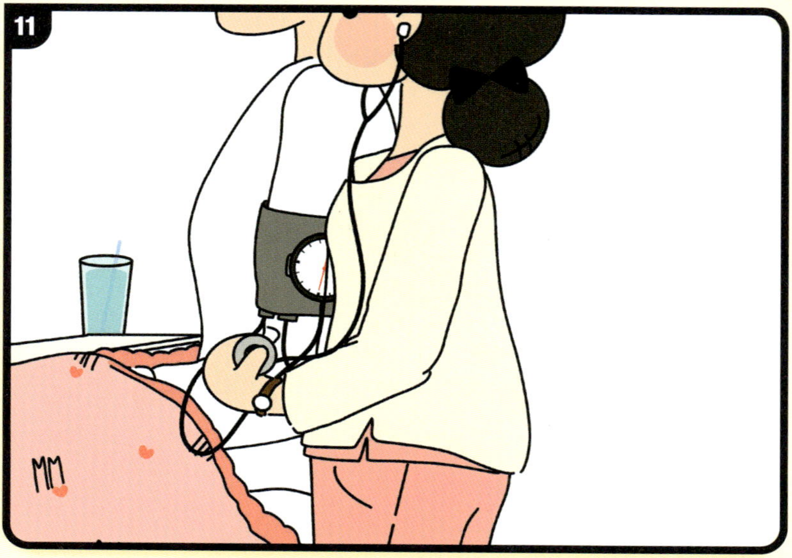

11. 청진기 위치

*상완혈압: 약지와 중지손가락으로 팔오금 위로 상완동맥을 찾아 청진기를 댄다.

*대퇴혈압: 약지와 중지손가락으로 무릎오금 위로 슬와동맥을 찾아 청진기를 댄다.

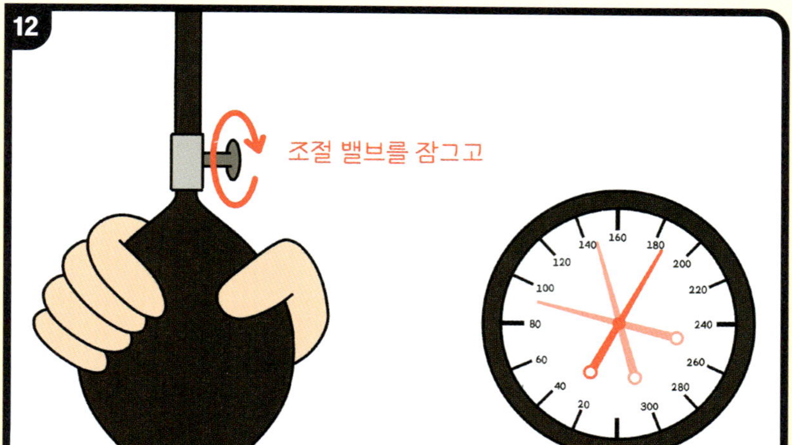

12. 압력을 올리기 전 벌브의 조절밸브를 잠근 뒤 1차 맥박소실점보다 30mmHg정도 더 올라가게한다.

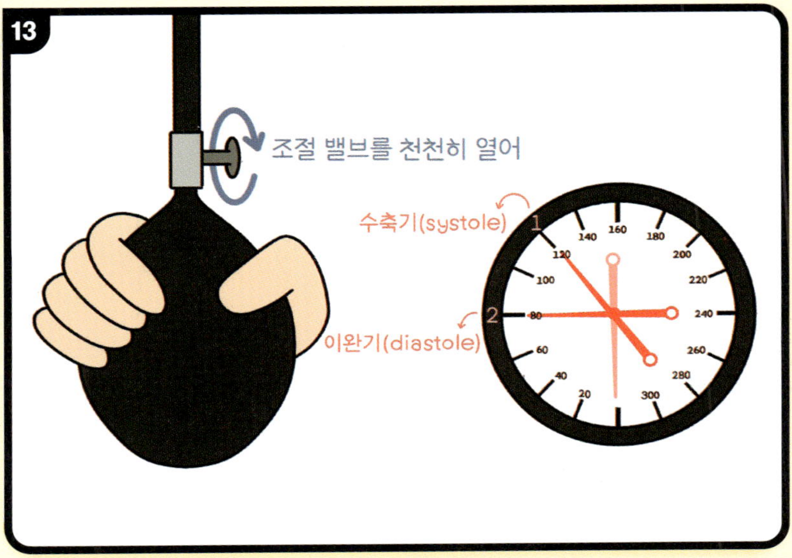

13. Bulb의 조절밸브를 초당 2mmHg의 속도로 내리면서 수축기압(처음소리가 들리는 지점)과 이완기압(소리가 소실되는 점)을 측정한다.

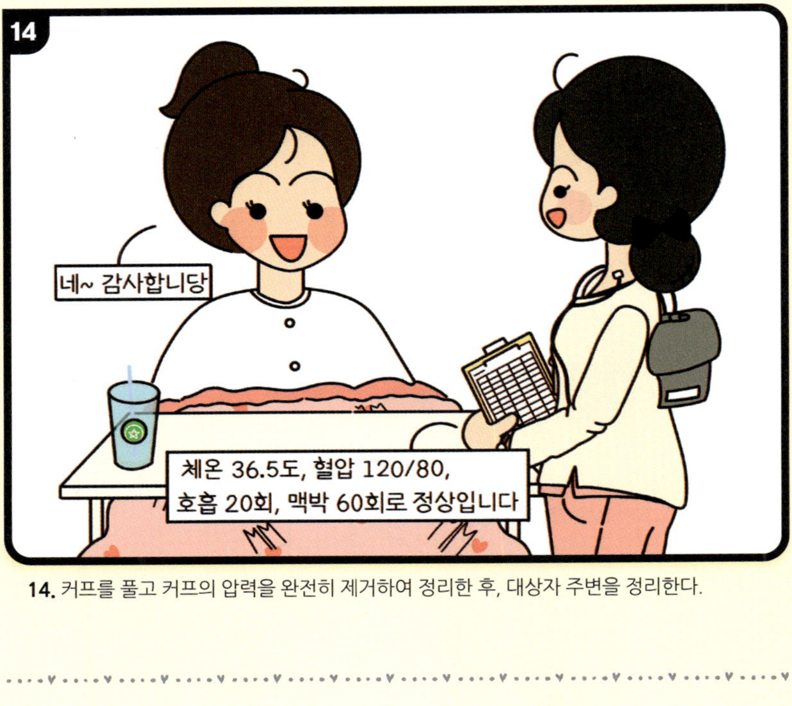

14. 커프를 풀고 커프의 압력을 완전히 제거하여 정리한 후, 대상자 주변을 정리한다.

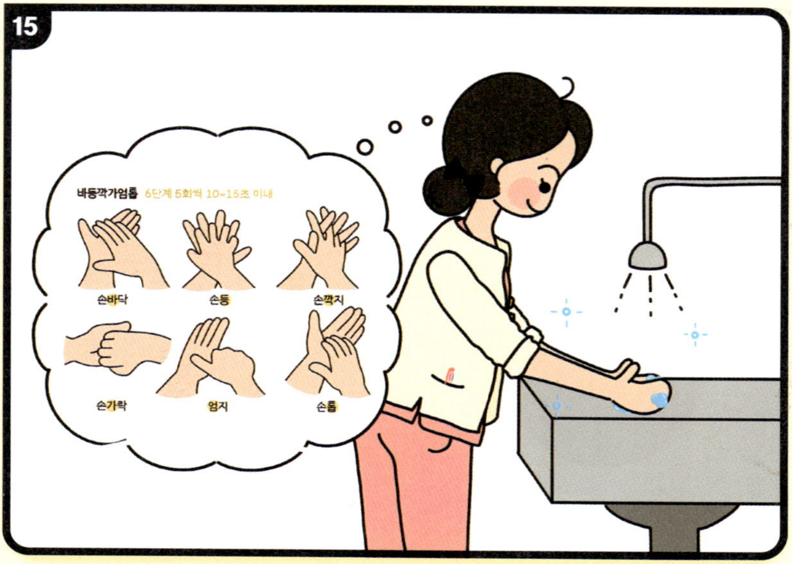

15. 6단계의 손위생을 수행한다.

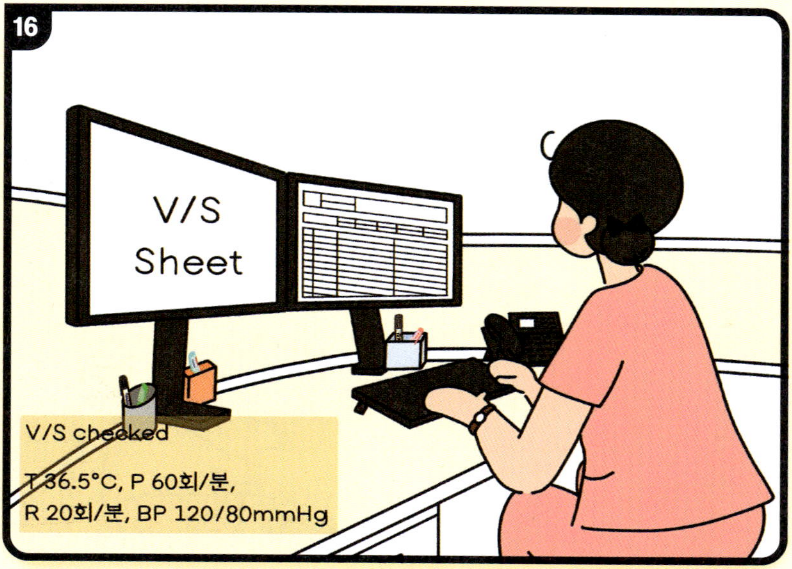

16. 측정한 활력징후(혈압, 맥박, 호흡, 체온)를 nursing record에 기입한다.

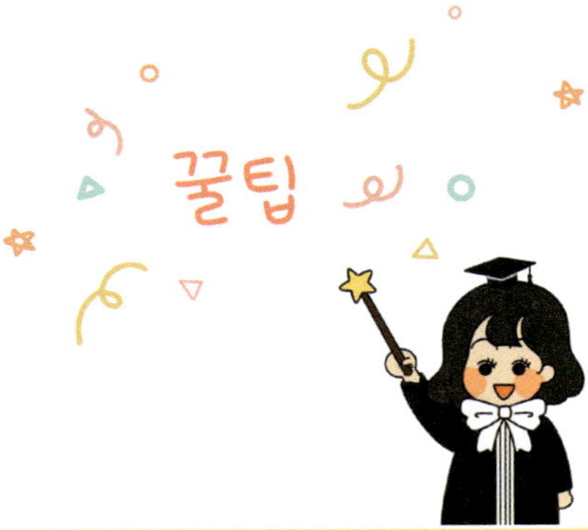

1. 혈압측정 시 오류

실제보다 혈압이 높은 경우	실제보다 혈압이 낮은 경우
커프의 크기가 너무 좁을 때	팔의 높이가 심장보다 높을 때
팔이 심장높이 보다 낮을 때	혈압계 눈금이 눈높이 보다 낮게 위치할 때
등이 지지되지 않았을 때	커프를 조이게 감았을 때
바닥에서 발이 들렸을 때	커프의 공기를 너무 적게 팽창시켰을 때 (수축기압이 낮게 측정)
커프를 느슨하게 감았을 때	커프의 공기를 빨리 뺄 때(수축기압이 낮게 측정)
혈압계 눈금이 눈높이 보다 높게 위치할 때	
커프의 공기를 빨리 뺄 때 (이완기압이 높게 측정)	
커프의 골기를 천천히 팽창시킬 때(이완기압이 높게 측정)	

2. 혈압의 분류

혈압분류		수축기혈압(mmHg)		이완기혈압(mmHg)
정상혈압*		<120	그리고	<80
주의혈압		120~129	그리고	<80
고혈압전단계		130~139	또는	80~89
고혈압	1기	140~159	또는	90~99
	2기	≥160	또는	≥100
수축기단독고혈압		≥140	그리고	<90

*심혈관질환의 발생 위험이 가장 낮은 최적혈압

3. 호흡의 정상범위

연령	범위(회/분)
신생아	30~60
1~11개월	25~40
1~5세	20~30
6~9세	18~25
10~13세	16~24
14~16세	12~20
17세~성인	12~20

4. 맥박의 정상범위(회/분)

신생아 (0~3개월)	유아 (3-6개월)	유아 (6-12개월)	어린이 (1-10년)	10세 이상의 어린이 및 성인	잘 훈련 받은 성인 운동선수
100~150	90~120	80~120	70~130	60~100	40~60

5. 체온의 정상범위

측정부위에 따른 정상체온		연령에 따른 정상체온	
귀	36.4~38.0℃	0-2세	36.4~38.0℃
구강	36.1~37.8℃	3-10세	36.1~37.8℃
겨드랑이	35.9~37.6℃	11-65세	35.9~37.6℃
항문	36.8~37.5℃	65세 이상	36.8~37.5℃

6. 측정 시 유의사항

〈체온〉

* 체온 측정에 걸리는 시간은 측정기기나 측정 부위에 따라 달라진다.
* 노인의 경우 저체온인 경우가 많으므로 보온에 신경을 써야 한다.
* 신생아나 영아의 직장 체온 측정의 경우 똑바로 눕힌 다음 두 다리를 잡은 후 체온계를 삽입하여 2분간 잡고 있는다. 신생아, 영아, 아동에게는 고막 체온 측정이 용이하다.
* 실내 온도가 체온에 영향을 줄 수 있다.

〈맥박〉

* 부정맥이 있는 대상자는 15초간 측정한 맥박수를 4배 하여 1분간 맥박수로 간주해서는 안 된다.

* 심첨 맥박이 불규칙한 경우에는 적어도 1분 동안은 측정해야 한다(맥박을 1분간 측정하면 심박동의 규칙성과 불규칙성을 평가하기 쉽다).
* 노인의 경우 수전증이 있는 경우에 요골 맥박을 제대로 평가하기 어려우므로 심첨 맥박이나 경동맥의 맥박을 측정하는 것이 좋다.
* 영아의 경우 대상자가 너무 어려서 요골 맥박을 제대로 측정하기 어려우므로 측두동맥이나 심첨에서 맥박을 측정하는 것이 좋다. 영아의 최대박동점은 보통 흉골 가까이에 있는 3-4번째 늑간 부위다. 아동은 엄마에게 안긴 채 맥박을 재는 것이 좋다.
* 가정간호의 경우 맥박 측정 전 대상자를 앉히거나 눕히고 잠시 기다렸다가 측정하는 것이 좋다.
* 장기 간호대상자의 경우 거동이 어려운 대상자들은 말초순환이 저하될 위험이 있으므로 족배동맥에서 맥박을 측정할 필요가 있다.

〈호흡〉

* 호흡측정 전 대상자의 활동상태를 평가하여 호흡률에 영향을 주는 활동이 있었는지 확인한다.
* 호흡측정 시 대상자의 흉곽이나 복부의 움직임을 말없이 자세히 쳐다보고 있으면, 대상자가 긴장하여 호흡률에 영향을 줄 수 있다. 어떤 경우에는 호흡측정을 하고 있다는 사실을 설명하고 측정했을 때 오히려 부정확한 측정을 할 수 있다. 또한 호흡은 어느 정도까지는 수의적 조절이 가능하므로, 이를 피하기 위해 맥박측정 후 손을 잡은 채로 대상자의 복부나 흉부에 올려놓은 채 호흡을 측정하면 좋다.
* 노인의 경우 혼동 상태에 있거나 안전부절해 하거나 말하고 싶어 하기 때문에 호흡 측정하기가 어려우므로 TV 시청을 하거나 다른 상황에 몰입해 있을 때 호흡을 측정하는 것이 좋다.
* 아동에게는 인형이나 장난감을 준 다음에 관찰을 통해 호흡을 측정한다.
* 환기나 가스, 매연 등 호흡에 영향을 주는 요인이 있는지 확인한다.

〈혈압〉

* 커프를 상완동맥부위에 감고 커프 안에 청진기를 넣고 혈압을 측정하지 않도록 한다.
* 수축기압과 이완기압의 차이를 맥압(pulse pressure)이라고 하며 이 수치는 노인에게서 커진다.
* 혈압계 커프를 충분히 부풀리지 않으면 코르트코프 2음을 1음으로 인식하여 수축기혈압을 과소평가할 수 있으며, 특히 고혈압 환자에게서 이러한 현상(청진 상의 괴리)이 자주 나타날 수 있으므로 주의해야 한다.
* 노인의 경우 근육량이 적어서 상완이 매우 가늘기 때문에 대상자의 팔 두께에 맞는 커프를 선정해야 한다. 대부분 노인은 고혈압 병력이 있으며 항고혈압제를 복용하고 있다.
* 아동의 경우 혈압측정에 잘 협조할 수 없으므로 팔보다는 다리에서 측정하기가 더 쉽다. 통증이나 불안을 유발하는 처치가 있다면 그러한 처치 시행 전에 혈압을 측정한다.
* 가정간호 대상자의 경우 집에서 사용하는 혈압계가 제기능을 하는지 확인한다. 대상자의 경제상태에 따라 개인용 혈압계 구입 여부를 결정한다. 청력장애가 있는 경우는 전자혈압계를 사용하도록 권장한다.

〈발목-상완압 지수(Ankle-brachial index, ABI)〉

말초동맥질환의 심각도를 예측하는 데 이용되는 것으로 발목의 수축기혈압을 측정하여 상완의 수축기혈압으로 나눈 것이다. 안정 시 한 번 측정한 다음 트레드밀(treadmill)에서 5분간 걷게 한 다음 다시 측정한다. 족배동맥에서 코르트코프음이 잘 청진되지 않으면 도플러 초음파 청진기를 사용하여 측정하거나 촉진법으로 수축기 혈압을 측정한다. 운동 후에 안정 시보다 ABI가 떨어지면 말초동맥질환 가능성이 있다. 말초동맥질환은 심장발작이나 뇌졸증 고위험과 관련되므로 ABI 저하는 임상적으로 매우 중요한 의의가 있다.

ABI 해석
정상: 1~1.1 발목 혈압이 팔의 혈압과 동일하거나 약간 높으면 혈관 폐쇄나 좁아진 곳이 없음을 의미
비정상: 1미만 0.95 이하: 다리의 혈관이 한 두개 좁아짐 0.8 이하: 운동 중 발, 다리, 둔부의 통증 0.4 이하: 안정 시에 증상이 나타날 가능성 0.25 이하: 매우 심한 말초동맥질환

7. 근거기반 솔루션

Q 액와 체온계가 삽입된 쪽 손을 반대편 어깨 부위 위로 올리는 이유는?

액와의 중심부위에 위치된 체온계가 빠지지 않도록 하기 위함.

Q 혈압계 커프를 균일하게 감아야 하는 이유는?

커프의 공기압을 균등하게 배분되도록 하기 위함.

Q 수은 혈압계 측정 시 맥박 소실점보다 30mmHg 정도 더 눈금을 올려서 측정하는 이유는?

수축압으로 확인되는 첫 음을 정확하게 듣기 위해 시간적 여유를 갖기 위함.

2장

경구투약

(PO: PerOral medication)

10분 소요 | 난이도

성취목표

- 경구투약의 기본원칙을 설명할 수 있다.
- 경구투약을 준비할 수 있다.
- 경구투약에 적절한 체위를 취하고 투약할 수 있다.
- 경구 투약 수행 후 기록할 수 있다

준비물

투약카드, 약 봉지, 트레이, 물, 물컵, 휴지(또는 종이타월), 손소독제

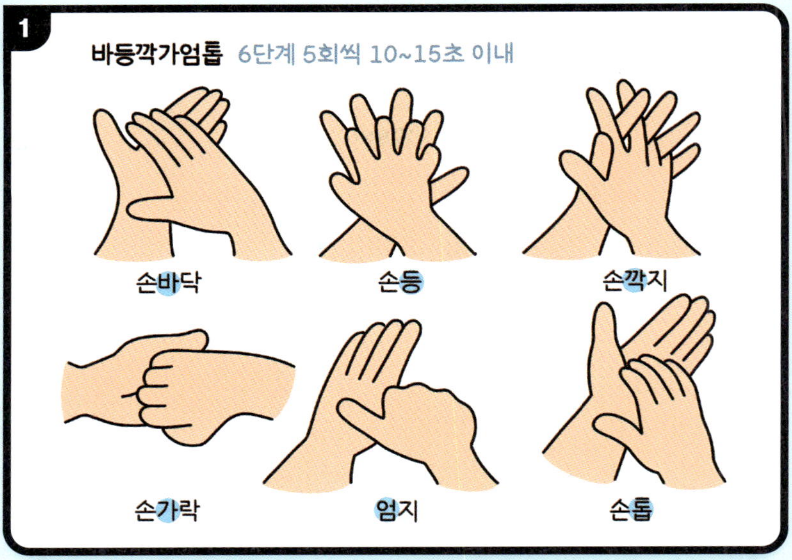

1. 6단계의 손 위생을 수행한다.

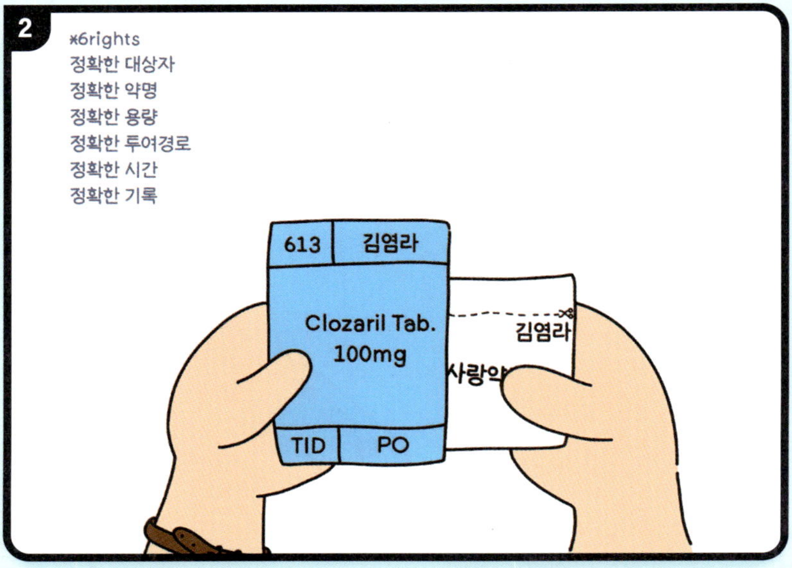

2. * 대상자의 약포지와 투약카드가 일치하는 지 투약원칙(5R: 등록번호, 대상자명, 약명, 용량, 투여경로, 시간)에 맞춰 확인한다.

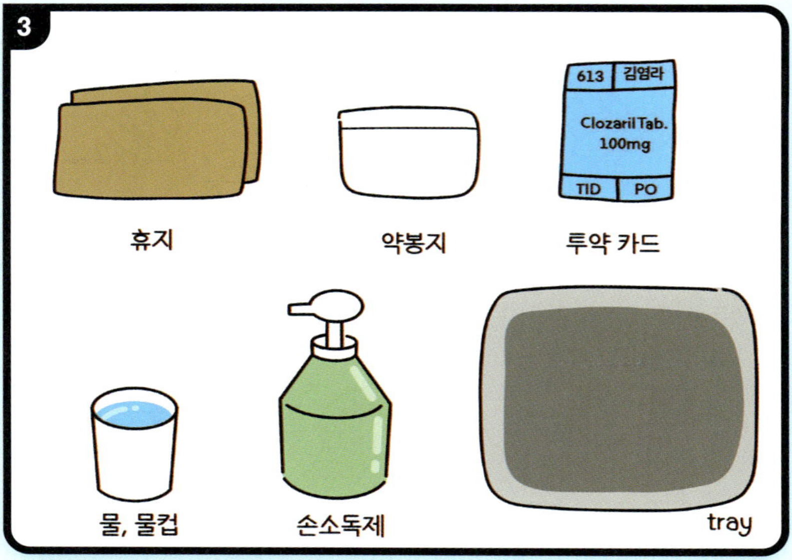

3. 투약에 필요한 물품을 챙긴다.

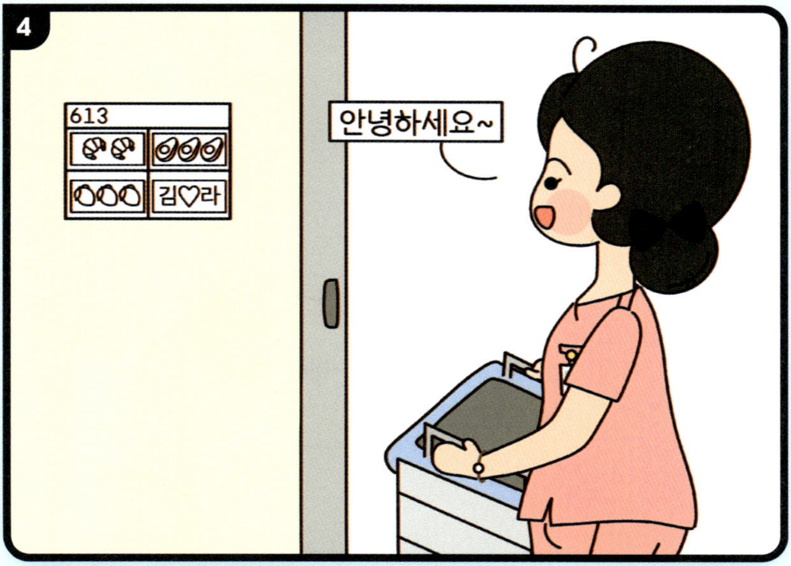

4. 경구 투약 전에, 환자에게 인사 후 본인이 누구인지를 밝힌다.

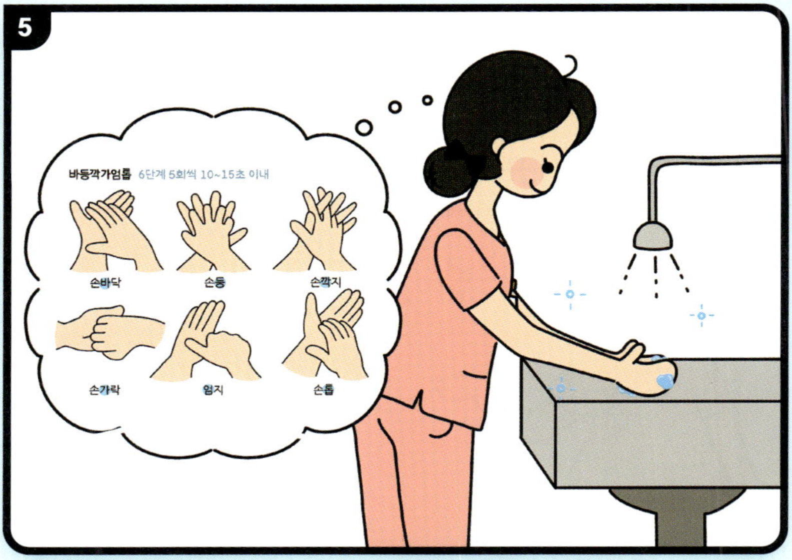
5
바등깍가엄톱 6단계 5회씩 10~15초 이내
손바닥
손등
손깍지
손가락
엄지
손톱

5. 6단계의 손 위생을 수행한다.

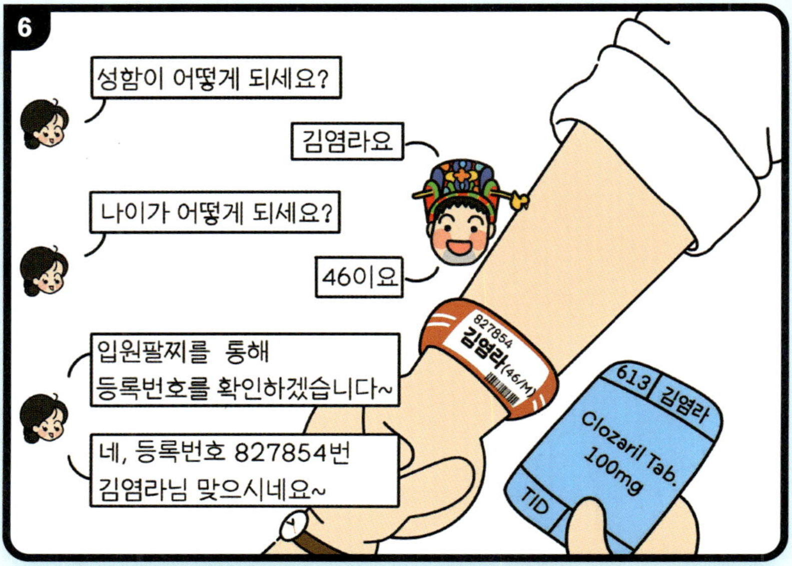
6
성함이 어떻게 되세요?
김염라요
나이가 어떻게 되세요?
46이요
입원팔찌를 통해
등록번호를 확인하겠습니다~
네, 등록번호 827854번
김염라님 맞으시네요~
827854
김염라(46/M)
613 김염라
Clozaril Tab.
100mg
TID

6. * 간호대상자에게 직접 성함을 물어보고(개방형 질문), 투약카드와 입원 팔찌 등으로 이중 확인한다.

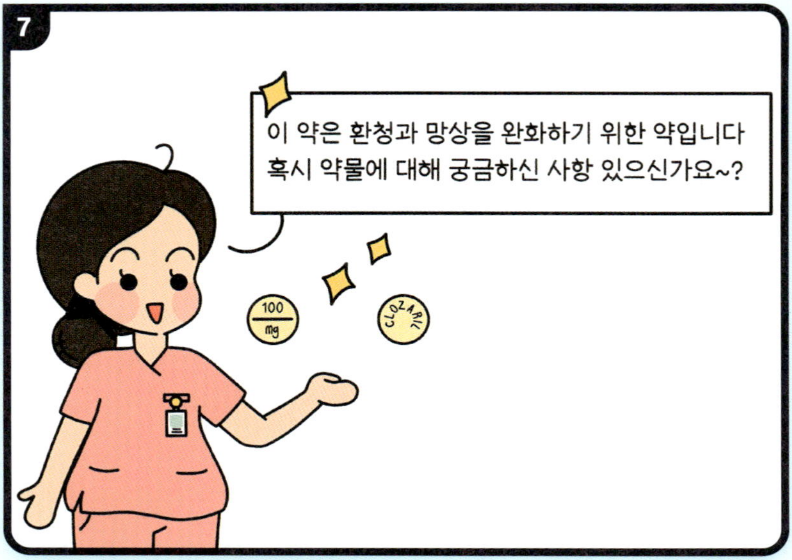
7
이 약은 환청과 망상을 완화하기 위한 약입니다
혹시 약물에 대해 궁금하신 사항 있으신가요~?
100 mg
CLOZARIL

7. *복용하는 약물의 목적과 부작용 등 유의사항을 설명하고 부작용 증상 시 보고하도록 한다.

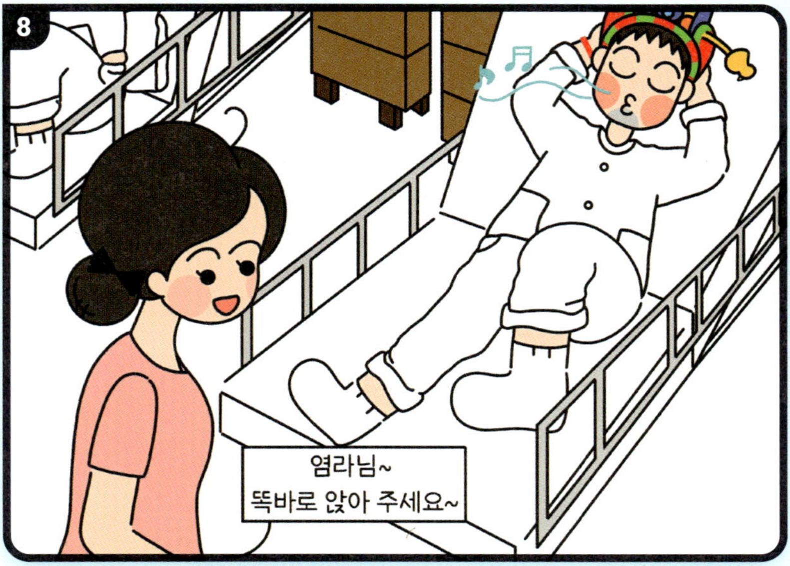
8
염라님~
똑바로 앉아 주세요~

8. *삼키기 안전한 자세를 취하도록 한다.(좌위, 반좌위, 앉지 못하는 경우는 측위 등)

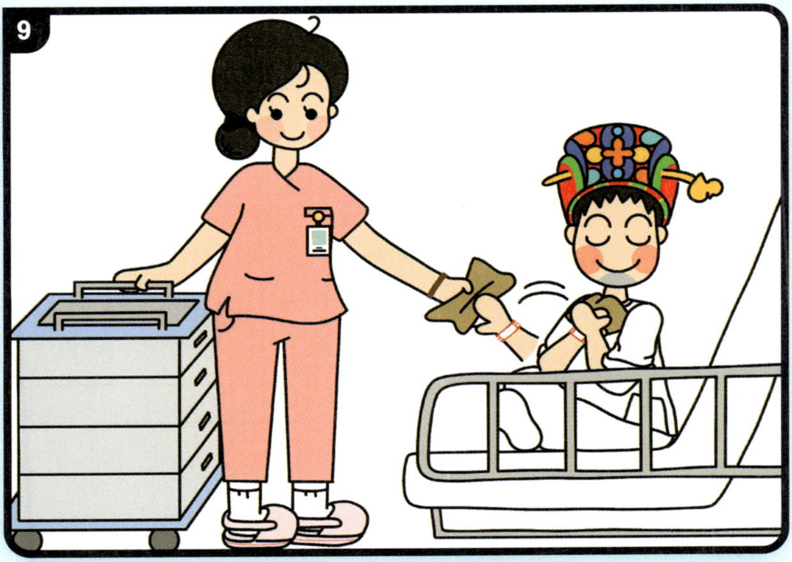

9. 흘리지 않도록 휴지나 타월을 준다.

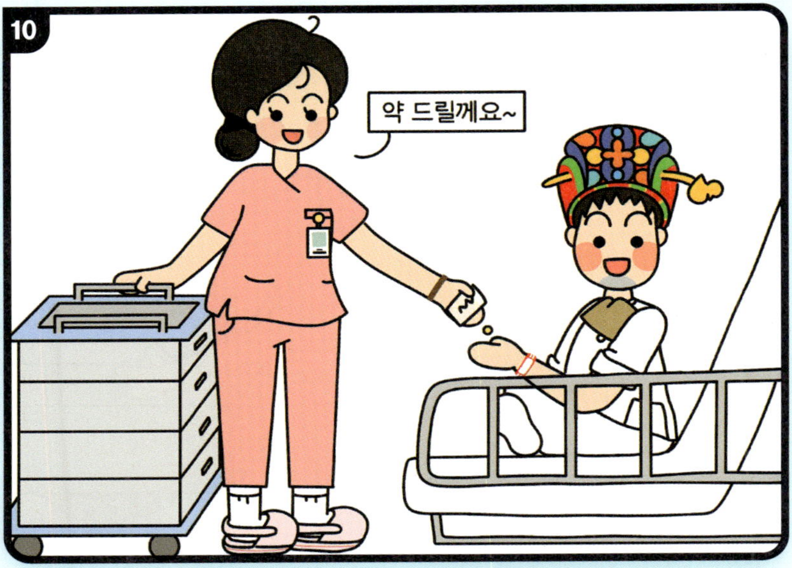

10. 정확한 알약 복용을 돕는다. 가능하면 알약은 한 알씩 복용하고, 물약은 마지막에 마시도록 한다.

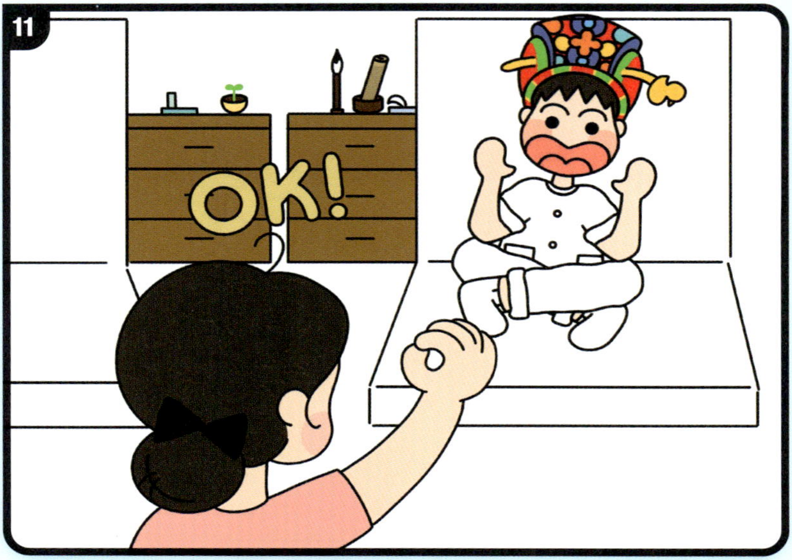
11
OK!

11. 복용여부를 확인한다. 삼킴여부를 확인하기위해 입을 '아~'하고 벌리도록 하거나 말을 시켜본다.

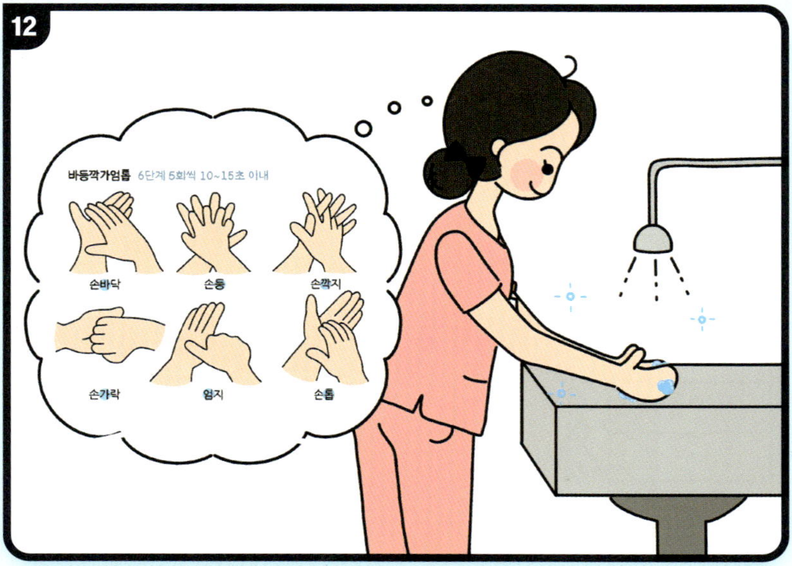
12
바등깍가엄톱 6단계 5회씩 10~15초 이내
손바닥
손등
손깍지
손가락
엄지
손톱

12. 6단계의 손위생을 수행한다.

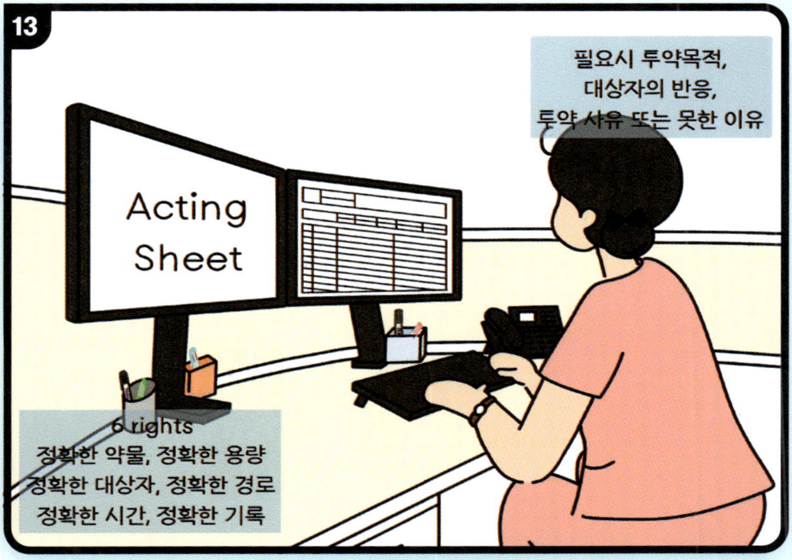
13
필요시 투약목적,
대상자의 반응,
투약 사유 또는 못한 이유
Acting
Sheet
6 rights
정확한 약물, 정확한 용량
정확한 대상자, 정확한 경로
정확한 시간, 정확한 기록

13. 투약한 결과를 nursing record지와 medication record지에 기입한다.

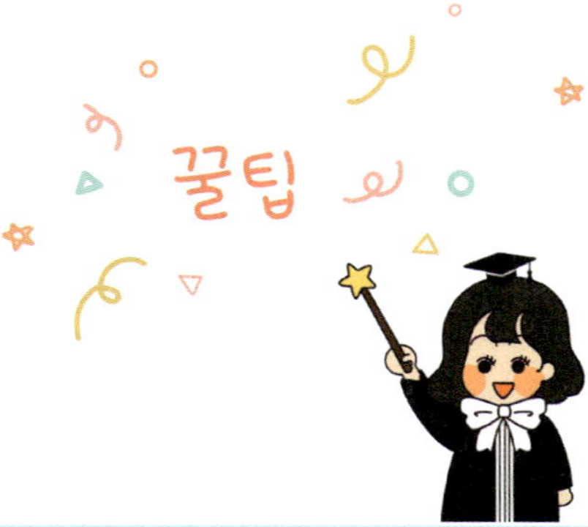

1. 투약의 7R

① The Right Client(정확한 대상자): 계획된 대상자에게 약물을 투여하는 것

② The Right Drug(정확한 약물): 대상자에게 처방된 약물이 정확한가? 적절한가?

② 약물의 라벨은 세 번 확인한다.
(꺼내기 전, 용기에서 꺼낼 때, 다시 약장에 보관할 때)

③ The Right Dose(정확한 용량): 대상자에게 처방된 용량이 적절한가?

④ The Right Route(정확한 경로): 대상자에게 안전하고 적절하게 처방된 경로 그대로 약물을 투여하는 것

⑤ The Right Time(정확한 시간): 보통 계획된 시간 30분 전후로 투여하지만, 약물마다 투여하는데 적절한 시간이 있다.

⑥ The Right Documentation(정확한 기록): 투약 후 처방대로 기록한다.

⑦ The Right Teaching(정확한 교육): 대상자에게 약물의 투여 목적 효과, 주의사항 등을 설명한다.

2. 안전한 경구투약 방법

* 투약의 기본 원칙을 지키도록 함.
* 투약하기 전 3번 확인함.
* 가능한 스스로 경구투약을 하도록 함.
* 앉거나 상체를 세운 자세로 흡인을 예방함.(연령에 따른 안전한 투약 실시)
* 노인: 구강점막 탄력성 저하로 인한 구강건조로 여러 개의 약물을 한꺼번에 복용하지 말고 하나씩 따로 복용하도록 함.
* 소아: 물약이 선호되고 5세 이하는 정제나 캡슐을 투여하지 않으며, 주사기/컵/티스푼을 이용하여 투약함.

3. 대상자의 경구투약 전 확인사항

* 구강건조로 연하곤란이 있는지 확인하기 위해 침을 삼켜보거나 물을 한모금 마셔보도록 함.
* 연하기능이나 위장기능이 문제가 없어야 함.
* 구개반사(gag reflex)가 있는지 확인함.

4. 경구 투약 시 안전한 자세와 주의점

* 가능하면 똑바로 앉거나 신체 상부를 높인 체위(좌위, 반좌위)
* 어려울 경우에는 측위
* 한 번에 한 알씩 약물을 차례대로 삼킨 후 다음 약 투여.
* 흡인의 위험이 심각한 수준이라면 다른 경로로 투약 할 것.

5. 대상자의 연하기능을 확인하는 방법

* 침이나 물을 삼켜보도록 한다.

6. 경구 투약시 금기 환자

* 구토하는 환자
* 의식이 없는 환자
* 연하곤란 환자
* 금식인 환자: 금식환자에게 고혈압, 당뇨약은 절대 먹이지 말것(저혈압 유발)
* 위장관 흡인하는 환자

7. 근거기반 솔루션

Q 간호 대상자에게 약물 투여목적, 작용 및 주의사항을 교육하는 이유는?

대상자의 알 권리 존중 및 약물요법 수행을 돕기 위함.

Q 경구투약 시 흡인을 감소하기 위해 취해야 할 자세는?

파울러씨 체위(반좌위)나 앉은 자세(좌위)를 취하도록 함.

Q 경구투약 전 연하장애를 확인하는 방법은?

침을 삼키거나 물을 한 모금 삼키게 함.

Q 경구투약 후 삼킴 여부를 확인하는 방법은?

입을 '아~' 하고 벌리도록 하거나, 말을 시켜봄.

3장

근육주사

(IM: IntraMuscular injection)

둔부의 복면, Ventrogluteal Site

10분 소요 | 난이도

성취목표

- 근육주사의 목적과 절차를 설명할 수 있다.
- 근육주사 약물을 정확하게 준비할 수 있다.
- 근육주사 부위를 정확히 선정하여 근육주사를 수행할 수 있다.
- 근육주사 수행 후 기록할 수 있다.

준비물

투약카드, 일회용 멸균 주사기, 소독솜, 손소독제, 약품(앰플), 쟁반(tray), 손상성폐기물 전용용기, 일반 의료폐기물 전용용기

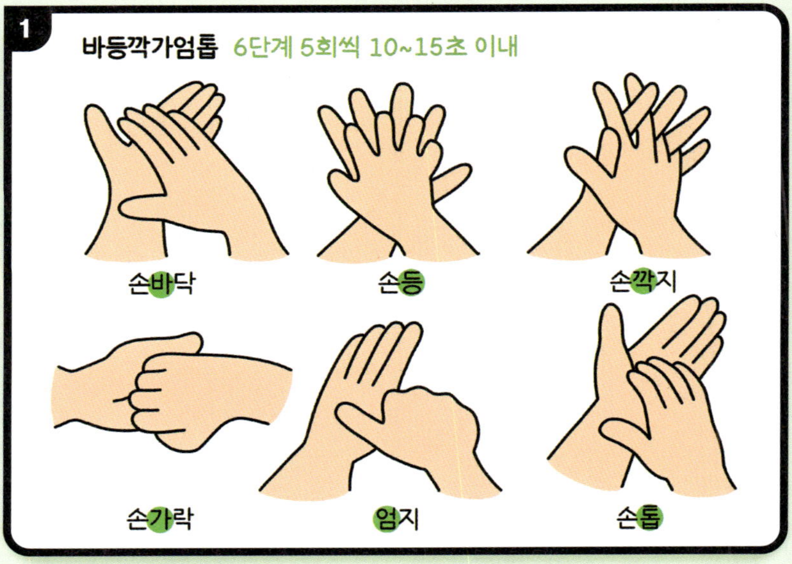

1. 6단계의 손 위생을 수행한다.

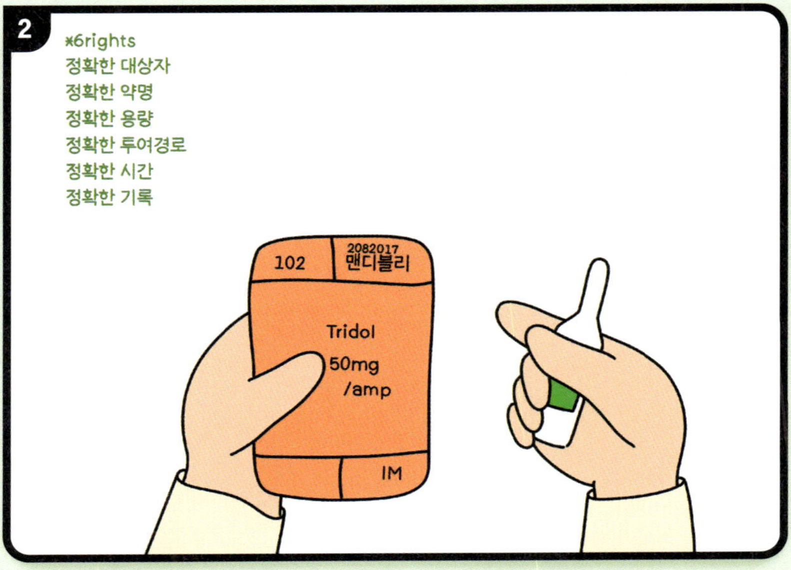

2. * 대상자의 약포지와 투약카드가 일치하는 지 투약원칙(5R: 등록번호, 대상자명, 약명, 용량, 투여경로, 시간)에 맞춰 확인한다.

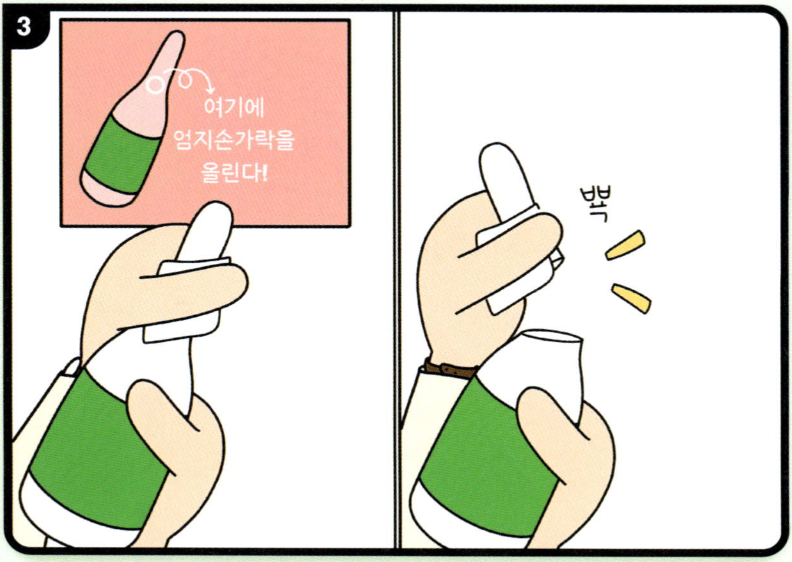

3. *처방된 약물이 앰플인 경우 앰플 목부분을 알콜솜으로 감싼 뒤 커팅한다.
(미세유리파편 예방)

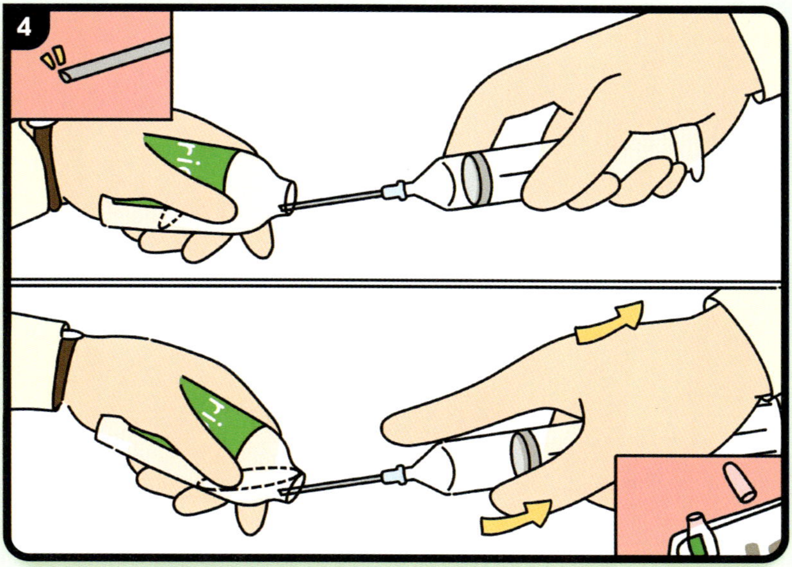

4. *처방된 약물을 주사기에 정확한 방법과 정확한 용량으로 준비한다.

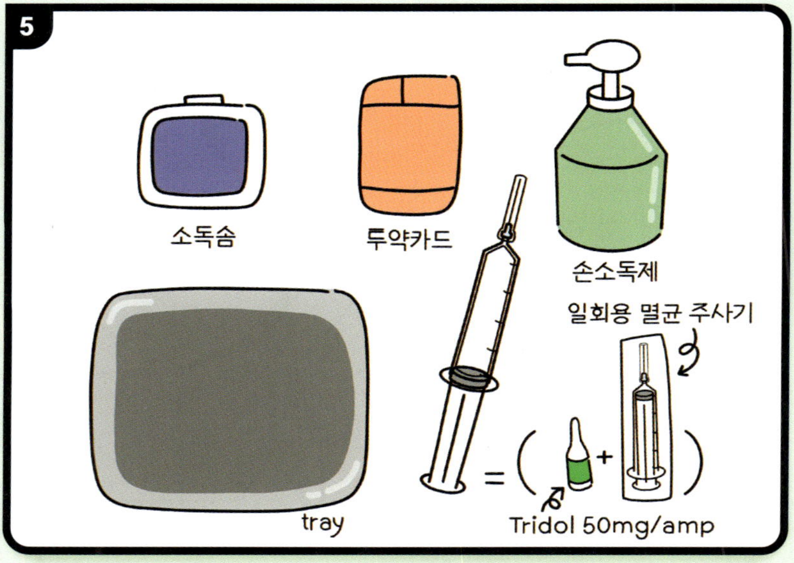

5. 근육주사에 필요한 물품을 챙긴다.

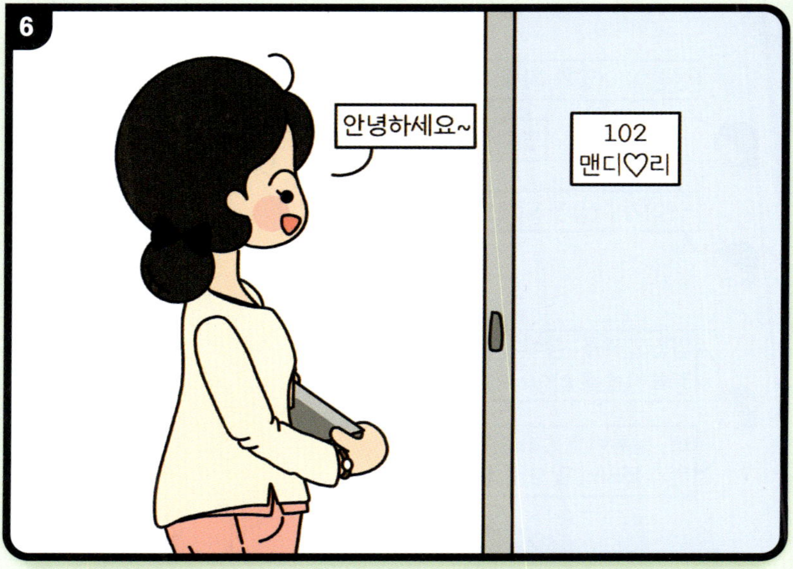

6. 근육주사 전에, 환자에게 인사 후 본인이 누구인지를 밝힌다.

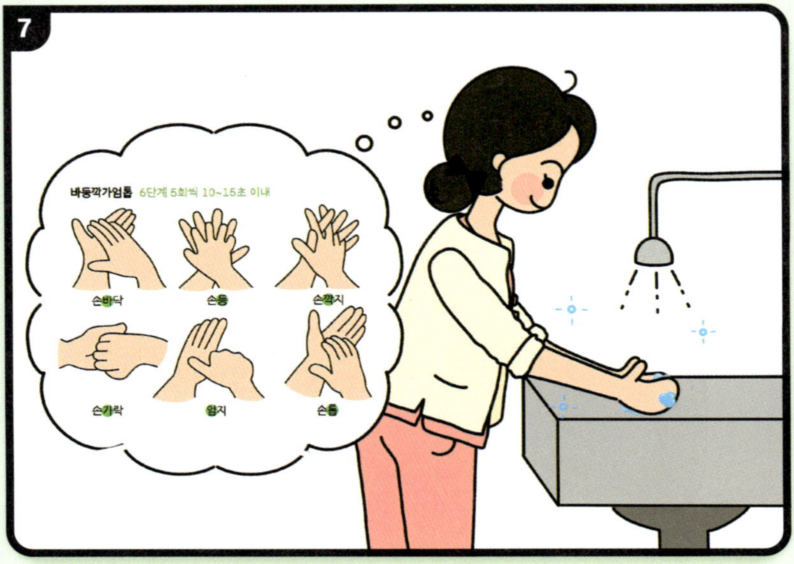

7. 6단계의 손 위생을 수행한다.

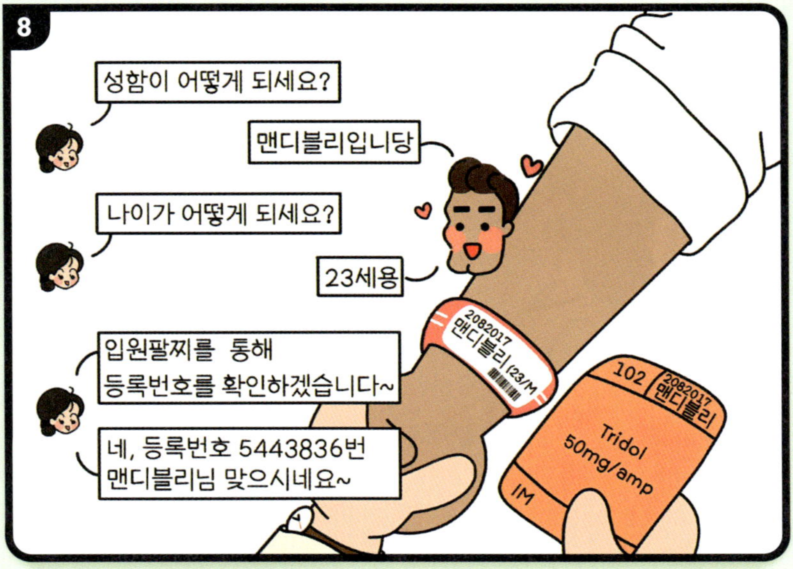

8. * 간호대상자에게 직접 성함을 물어보고(개방형 질문), 투약카드와 입원 팔찌 등으로 이중 확인한다.

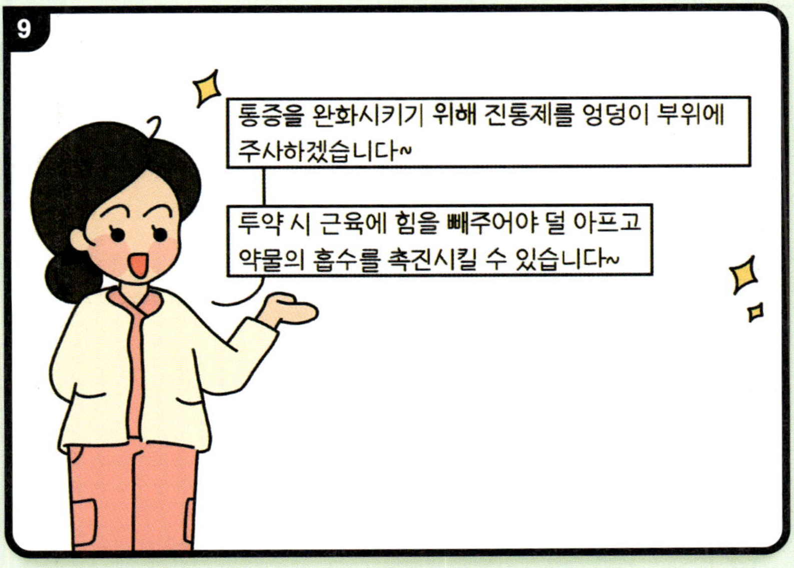

9. 투여하는 주사약물의 목적과 부작용 등 유의사항을 설명하고 부작용 증상 시 보고하도록 한다.

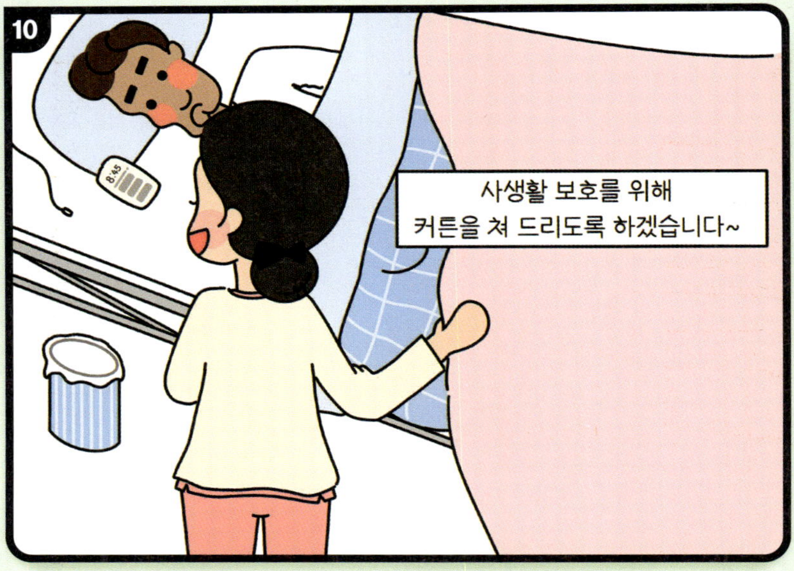

10. 개인 프라이버시 보호가 필요한 경우 조치를 한다.(커튼 혹은 스크린 설치)

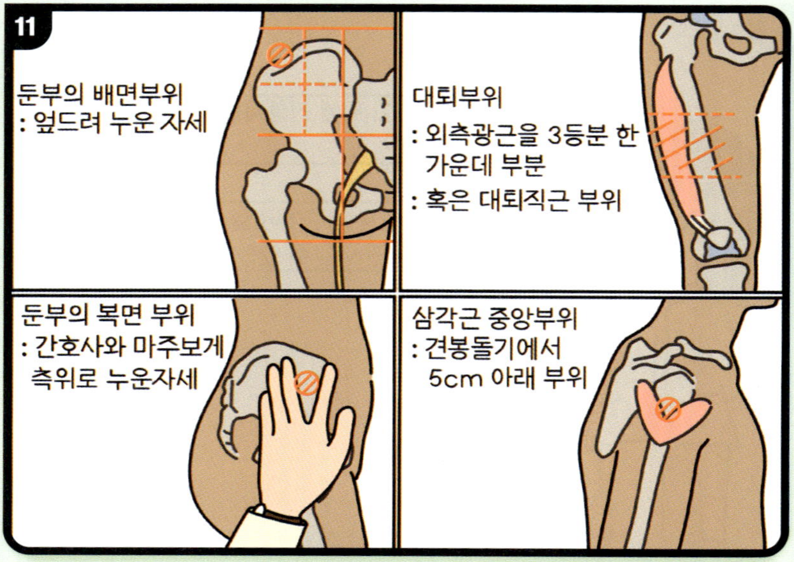

11. *처방된 약물의 용량과 간호대상자의 상태에 맞게 주사부위를 선택한 후 적합한 체위를 취하고, 주사부위를 노출하도록 한다.

① 둔부의 배면: 엎드린 자세로 좌골신경을 피하여 후상장골극과 대전자를 연결한 사선의 상외측부위 선정함.(둔근발달이 안된 3세 이하 아동은 금함)

② 둔부의 복면: 측위 혹은 앙와위로 대전자와 외측 사이를 주사부위로 선정함.(주요 신경과 혈관을 피할 수 있음)

③ 대퇴부(외측광근, 대퇴직근): 앉거나 누운 자세에서 대퇴부위를 노출시킨 다음 외측광근을 3등분한 가운데 부분, 또는 대퇴직근 부위를 주사 부위로 선정함.

④ 상박부위(삼각근, 삼두근): 삼각근 중앙부위 혹은 견봉돌기와 팔꿈치 머리돌기의 중간부위를 선정함.(신경과 인접하여 다른 부위를 쓸 수 없는 경우 사용함.)

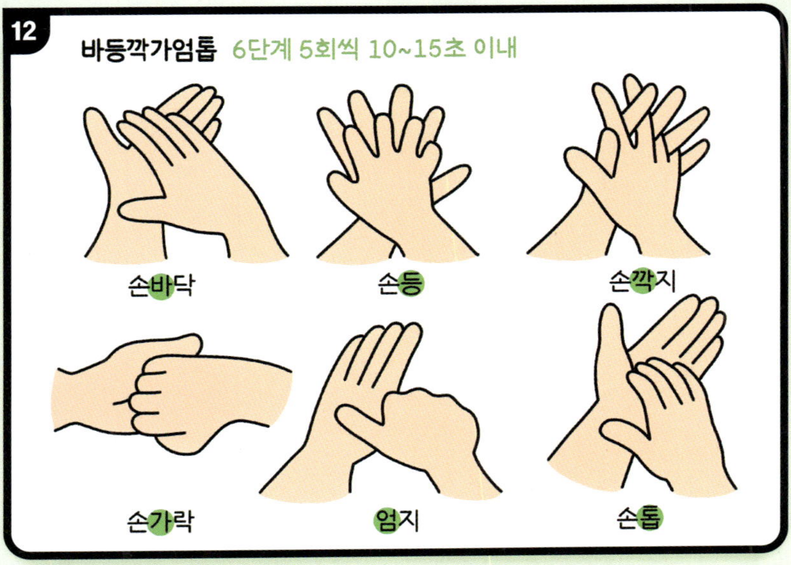

12. 6단계의 손위생을 수행한다.

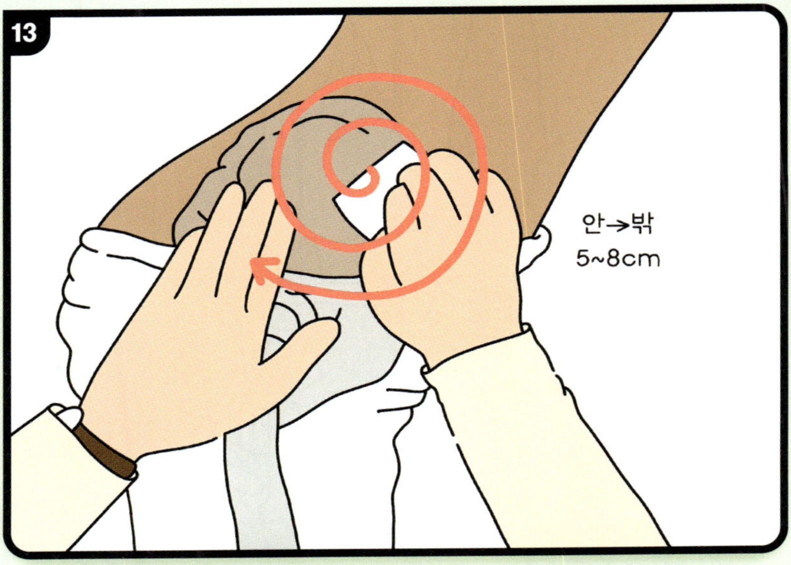

13. 주사부위를 알콜솜으로 중심에서 바깥으로 원으로 그리면서 5-8cm 크기로 소독한다.

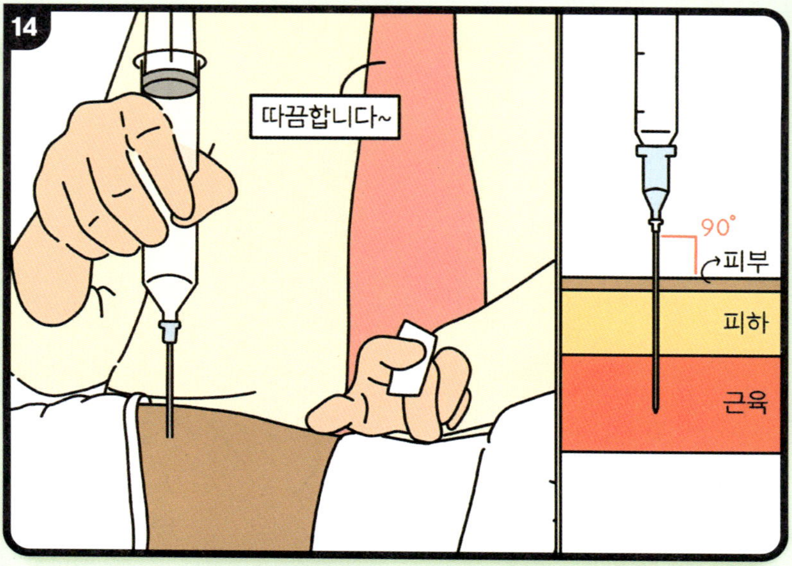

14. * 주사부위 피부의 표면과 주사침이 직각(90도)이 되도록 하고, 근육깊이까지 빠르게 삽입한다.

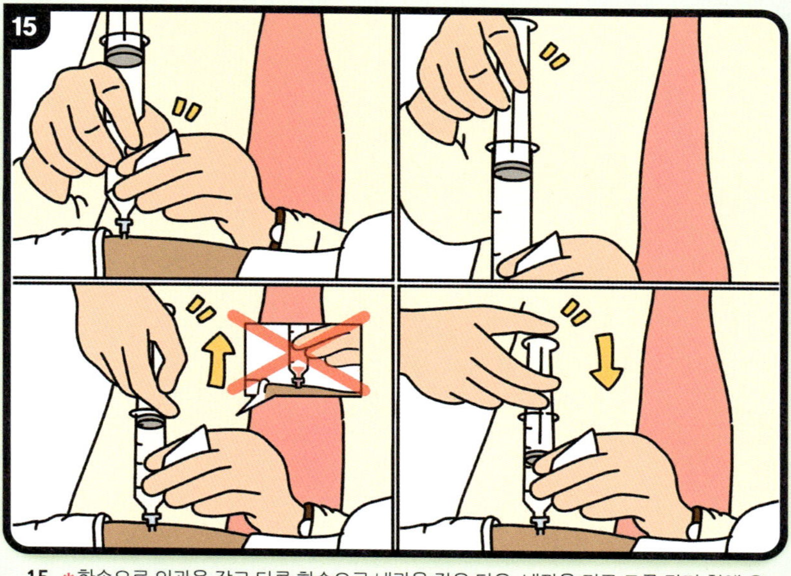

15. * 한손으로 외관을 잡고 다른 한손으로 내관을 잡은 다음, 내관을 뒤로 조금 당겨 혈액 유무를 확인 후 혈액이 없으면 천천히 약물을 주입한다.

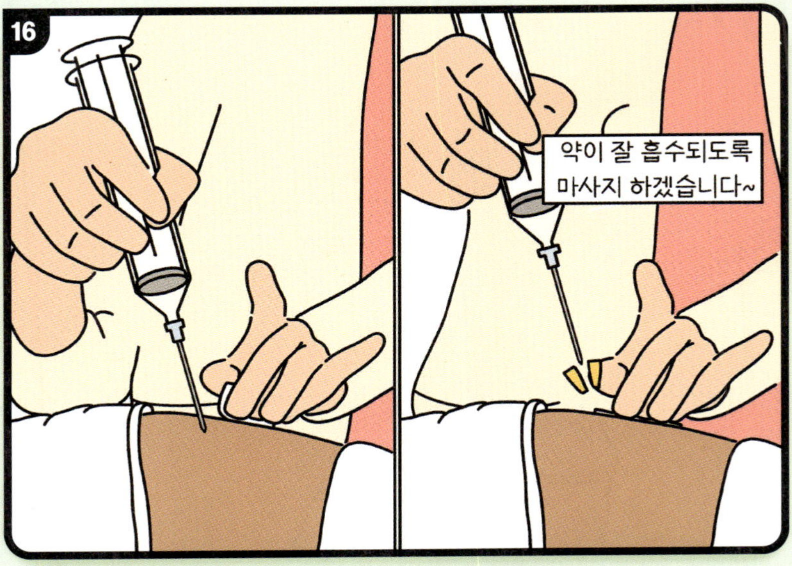

16. 약물이 완전히 주입되면 알콜솜을 주사침부위에 대면서 재빨리 주사침을 제거한 후, 주사부위를 손바닥으로 충분히 마사지한다.(출혈이 있는 경우엔 주사부위를 지혈될 때까지 압박함)

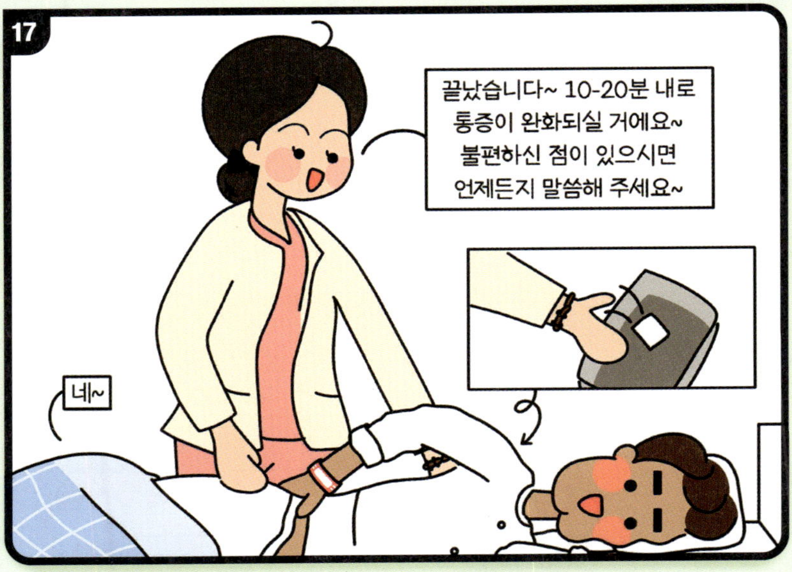

17. 주사 후 효과와 부작용을 다시 한번 더 설명 후 부작용 시 보고하도록 한다.

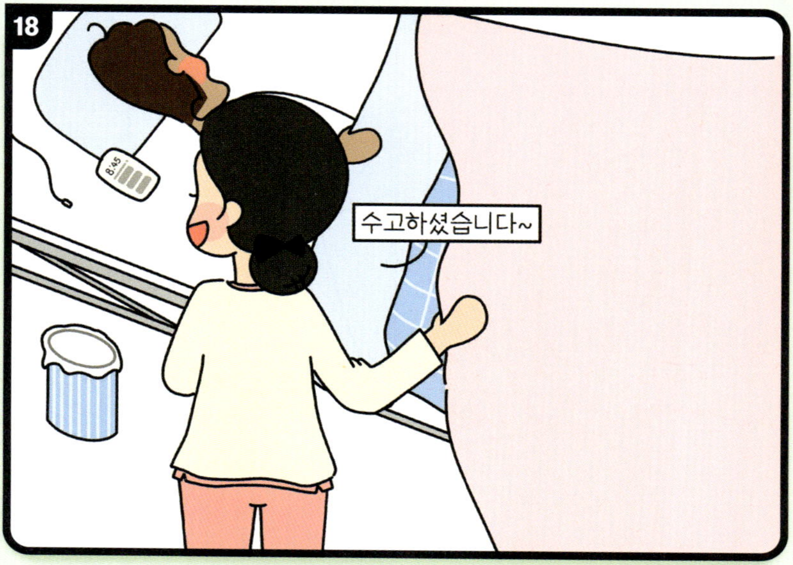

18. 간호대상자 주변을 편안하도록 정돈한다.

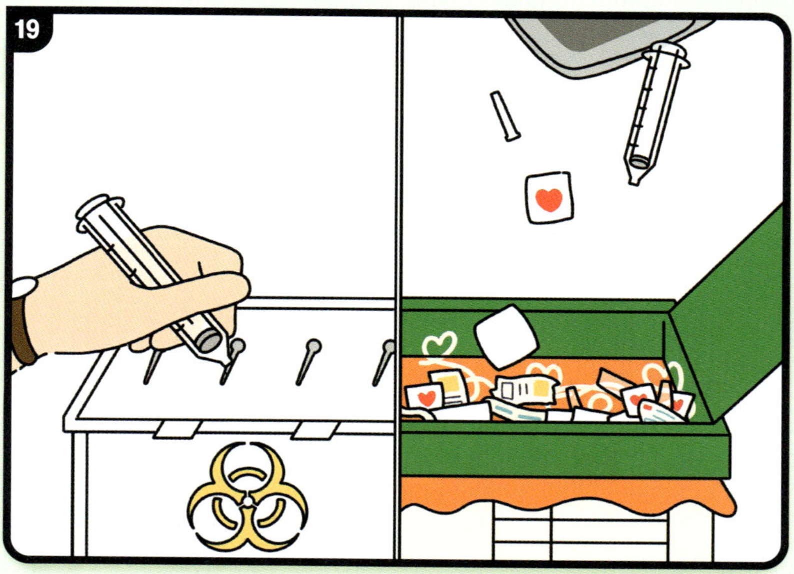

19. 주사 후 사용한 물품을 분리하여 정리한다.(손상성폐기물과 일반폐기물 구분)

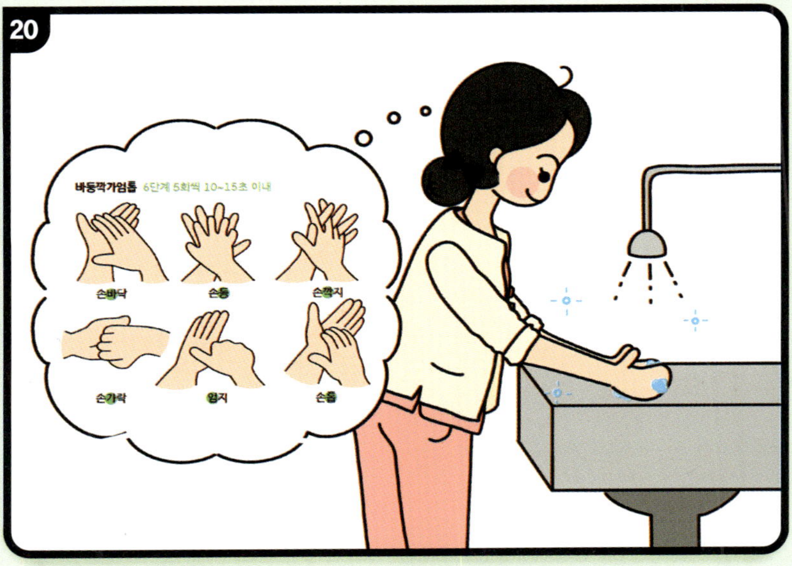
20
바동깍가엄톱 6단계 5회씩 10~15초 이내
손바닥
손등
손깍지
손가락
엄지
손톱

20. 6단계의 손위생을 수행한다.

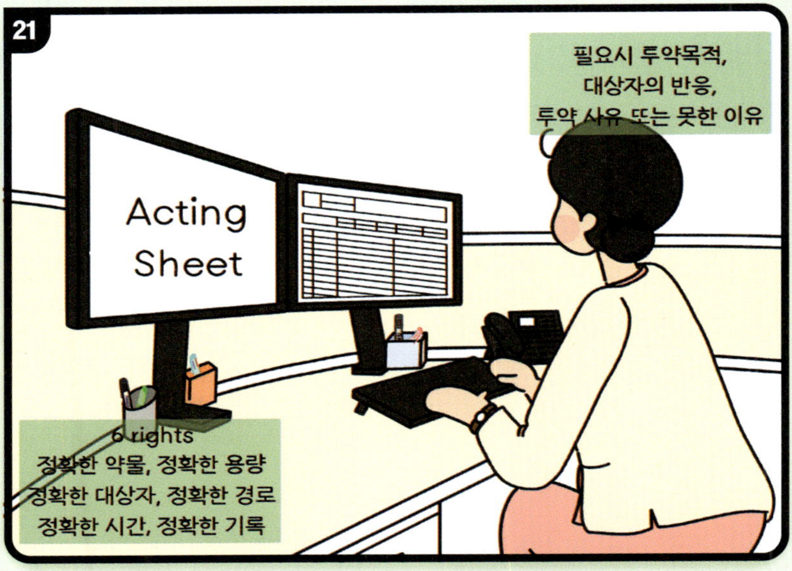
21
필요시 투약목적,
대상자의 반응,
투약 사유 또는 못한 이유
Acting
Sheet
6 rights
정확한 약물, 정확한 용량
정확한 대상자, 정확한 경로
정확한 시간, 정확한 기록

21. 투약한 결과를 nursing record지와 medication record지에 기입한다.

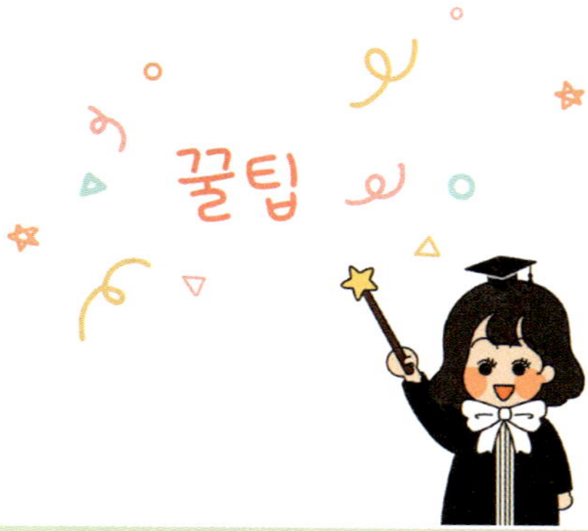

1. 투약 시 약물준비의 무균술 적용

〈앰플〉

* 앰플의 표시점이 앞으로 보이도록 하여 약물이 앰플의 목 부분 아래로 내려가면 알콜솜으로 감싸서 부러뜨림.
* 앰플의 가장자리에 닿지 않도록 하여 주사바늘의 사면이 아래로 향하도록 하여 주사기를 당겨 약물을 흡인함.
* 공기 방울을 빼기 위해서는 주사기의 바늘 끝을 위로 해서 공기가 윗부분으로 올라가도록 한 다음 밀대를 뒤로 살짝 당겨 주사바늘에 있는 약물이 주사기 내에 들어오도록 한 다음에 다시 밀어 공기를 제거함(약물 준비시 앰플 가장자리는 오염된 것으로 간주).

〈바이알〉

* 바이알의 고무마개를 알코올 솜으로 닦고 주사용 증류수로 희석한 다음(1g 기준 4cc), 바이알을 손바닥에 올려놓고 굴리면서 녹임. or 바닥에 8자를 그리면서 녹임.
* 바이알의 고무마개를 알코올 솜으로 닦고, 약물의 준비 양만큼 공기를 주입하여 바이알에 넣은 후 주사기의 밀대를 당겨 약물을 준비함.

2. 근육주사 부위 설명

① 둔부의 배면 부위

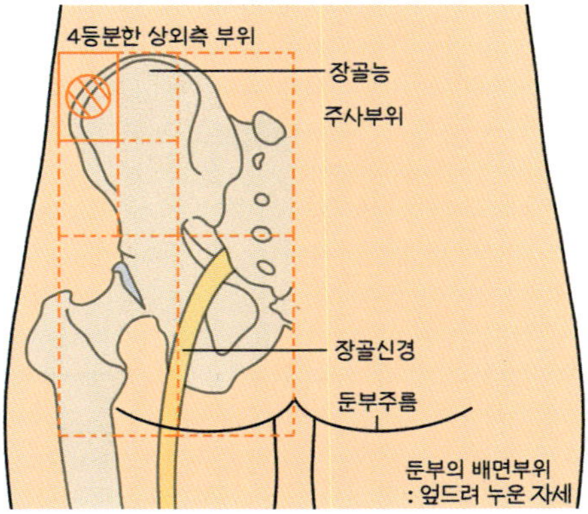

* 자세: 엎드린 후, 엄지발가락을 모은 자세
* 부위: 둔부의 가상의 사분위 상외측.(장골능과 대전자 사이 임의의 사선을 그은 상태에서 윗면)
* 다량의 약물주입이 가능. 다만 3세 미만의 아동에게는 부적절

② 둔부의 복면 부위

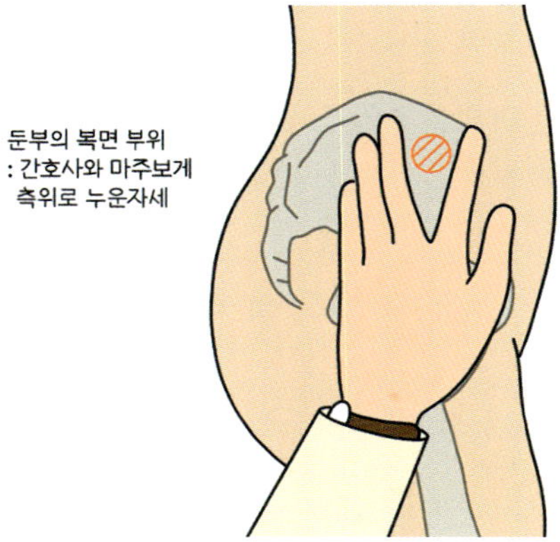

* 자세: 측위로 누운 후, 위쪽의 다리를 무릎을 굽힌 자세
* 부위: 검지를 대상자의 전상장골극에 올려 놓고 중지는 장골능에 따라 가능한 넓게 벌힌 안쪽 부위
* 장점: - 아동과 성인 모두 투약이 가능하며, 큰 혈관과 신경이 없어 가장 안전한 주사 부위
  - 실금이 있는 대상자에게 오염위험이 적은 주사 부위

③ 대퇴 부위

* 자세: 앉거나 누운 자세
* 부위: 대퇴직근 대퇴 전방의 가상의 3등분 중 가운데 부위
* 중요한 혈관과 신경이 지나가지 않음.
* 지방층 두께가 얇아 촉지가 잘되고 개인차가 많지 않음.

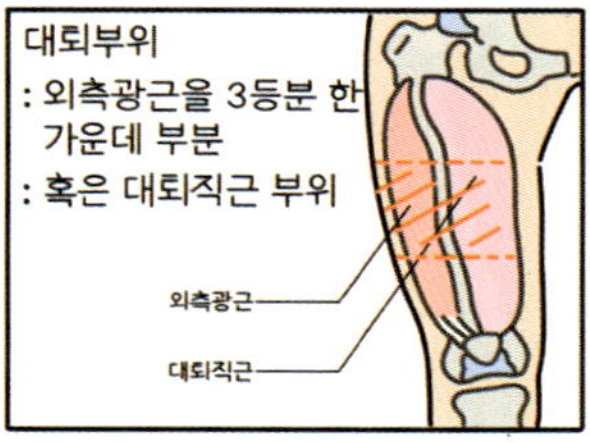

④ 삼각근 중앙 부위

* 자세: 앉거나 선 자세
* 부위: 어깨의 견봉돌기에서 5cm 아래의 가상의 삼각형 부위
* 1mL 이하의 소량의 약물 주입에 사용 근육주사 부위 중 약물 흡수율이 가장 좋음(1mL 이상 시 나누어 주입).
* 액와신경이 지나가므로 신경손상이 올 수 있음.

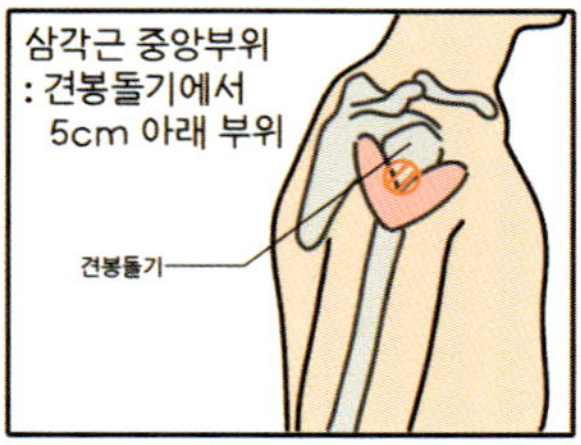

4. 근육주사 시 주의사항

* 주사침 삽입은 빠르게
* 약물 주입은 15초 이상 서서히
* 삽입된 주사침 바늘은 흔들리지 않도록 지지
* 주사바늘을 뺀 자리는 가볍게 마사지
* 장기투여 대상자는 부위를 돌려가면서 주사

5. 근육주사 합병증

* 통증, 신경과 뼈의 손상, 근육조직의 감염, 피하 및 근육조직의 경결, 조직괴사 및 덩어리
* 약물 주입 전 주사기 내관을 뒤로 잡아당겨 혈관으로 주입되는 것을 막아야 하며, 정확한 주사부위를 지키도록 한다.
* 기대이상으로 빠른 약물흡수(심박동 증가, 호흡 증가, 의식소실, 심혈관 수축)
* 근육조직 감염, 멍과 혈점, 혈관성부종 등

6. 근거기반 솔루션

Q 근육주사 시 통증을 완화하기 위한 간호 행위는?

① 약물의 종류와 주사부위에 적합한 가는 굵기와 길이의 주사침을 사용함.

② 주사 전 근육이 긴장되지 않게 이완되도록 함.

③ 자극적 약물의 경우 주사바늘에 약물이 묻지 않도록 함.

④ 근육 부위마다 정해진 용량을 주사함.

⑤ 주사침은 빠르게 삽입하고, 약물 주입은 천천히 함.

⑥ 지속해서 주사처방이 있는 경우, 주사 부위를 바꿔가며 주사 함.

Q CBC 결과 혈소판 수치가 낮은 경우 근육주사를 피해야 하는 이유는?

주사부위 모세혈관 지혈이 안되어 혈종을 형성하는 등의 불편감을 야기할 수 있음.

Q 주사 후 국소부위 모세혈관 순환을 자극하여 약물의 확산과 흡수를 돕기 위한 간호행위는?

주사부위 근육을 마사지 함.

Q 근육 주사 후 약물이 피하조직으로 스며들어 가는 것을 최소화하기 위한 방법은?

약물 주입 후 주사부위를 소독솜으로 누르면서 주사침을 제거함.

Q 근육 주사 후 조직의 열상을 제거하기 위한 주사침 제거 방법은?

주사침을 삽입할 때와 같은 각도로 재빨리 빼냄.

4장

피하주사

(SC: SubCutaneous injection)

10분 소요 | 난이도

성취목표

- 피하주사의 목적과 절차를 설명할 수 있다.
- 혈당 검사와 피하주사에 필요한 물품과 약물을 정확하게 준비할 수 있다.
- 피하주사 부위를 정확하게 선정하여 피하주사를 수행할 수 있다.
- 피하주사 수행 후 기록하고 인슐린을 투여한 경우 적절한 후 처치를 할 수 있다.

준비물

투약카드, 주사용 인슐린, 인슐린 주사기, 간이 혈당측정기,

채혈기(penlet), 채혈침(lancet), 소독솜, 손소독제,

피하주사 부위 순환 그림, 검사지(strip), 쟁반(tray), 혈당기록지,

손상성폐기물 전용용기, 일반 의료폐기물 전용용기

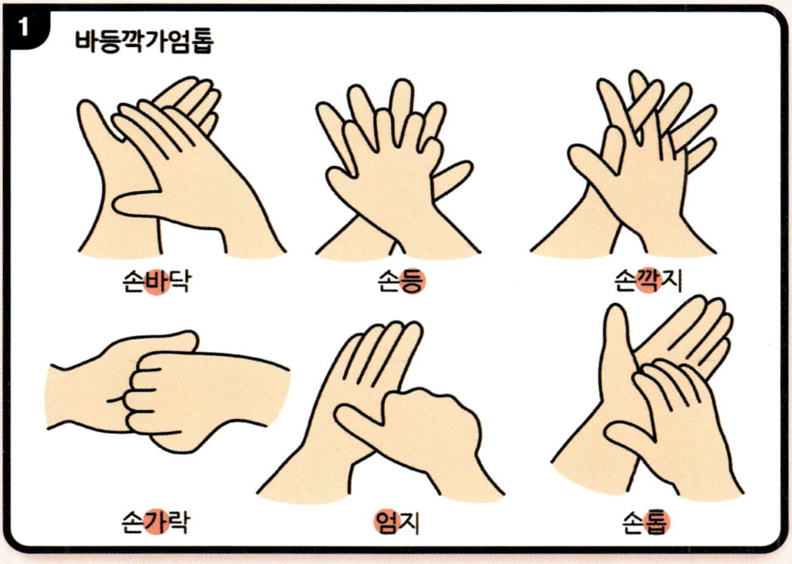

1. 6단계의 손 위생을 수행한다.

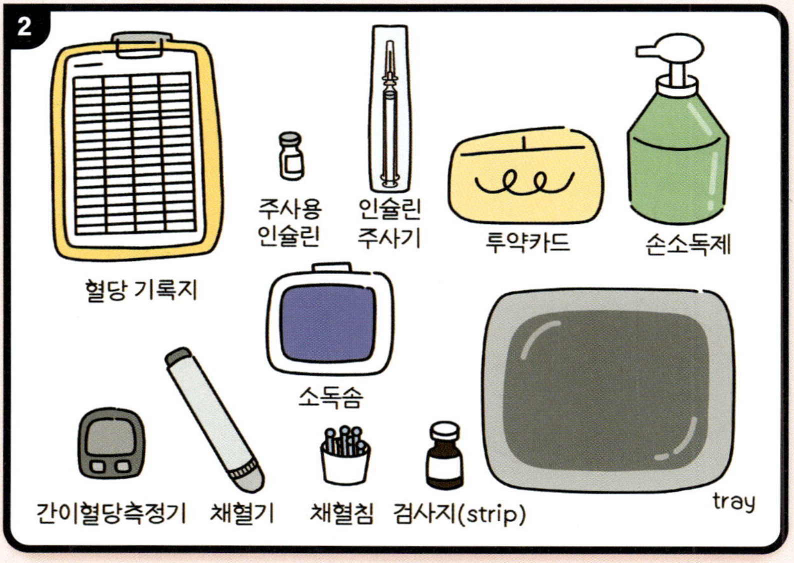

2. 혈당검사와 피하주사를 위해 필요한 물품을 준비한다.

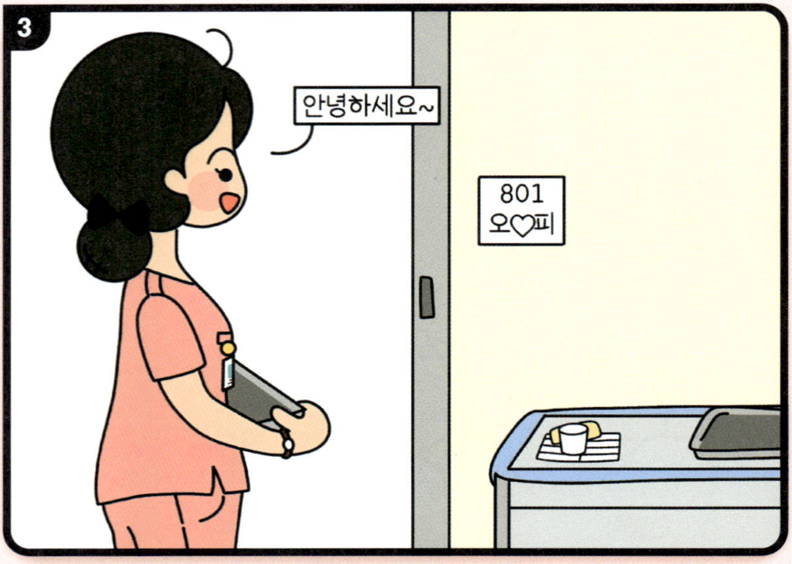

3. 수행 전에, 환자에게 인사 후 본인이 누구인지를 밝힌다.

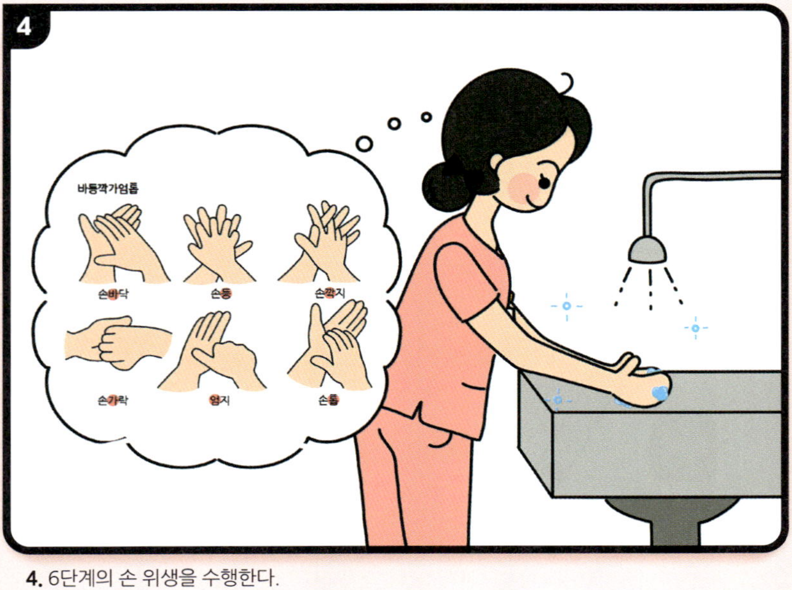

4. 6단계의 손 위생을 수행한다.

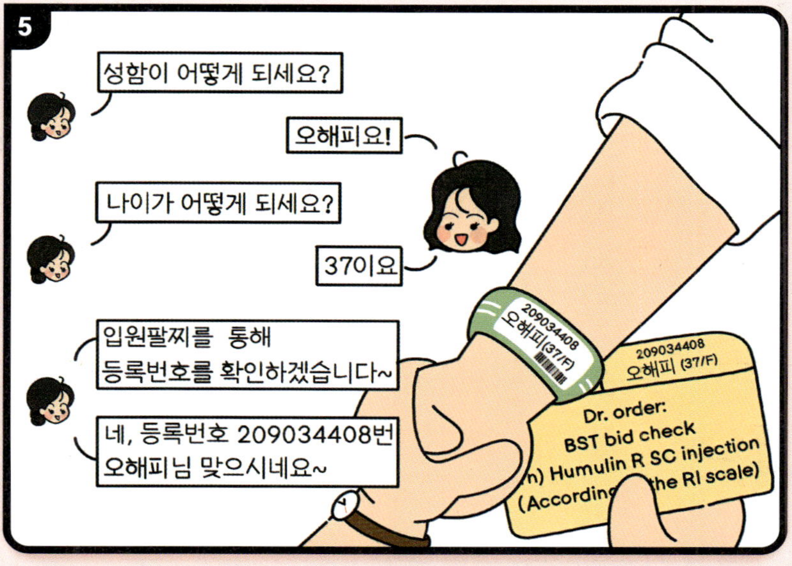

5. * 간호대상자에게 직접 성함을 물어보고(개방형 질문), 투약카드와 입원 팔찌 등으로 이중 확인한다.

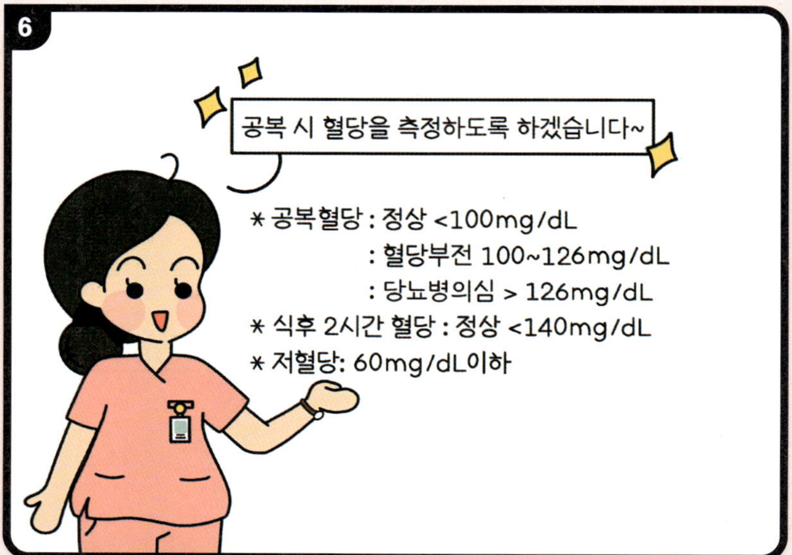

6. 대상자에게 인슐린 주사 전 혈당측정의 목적과 순서에 대해 설명한다.

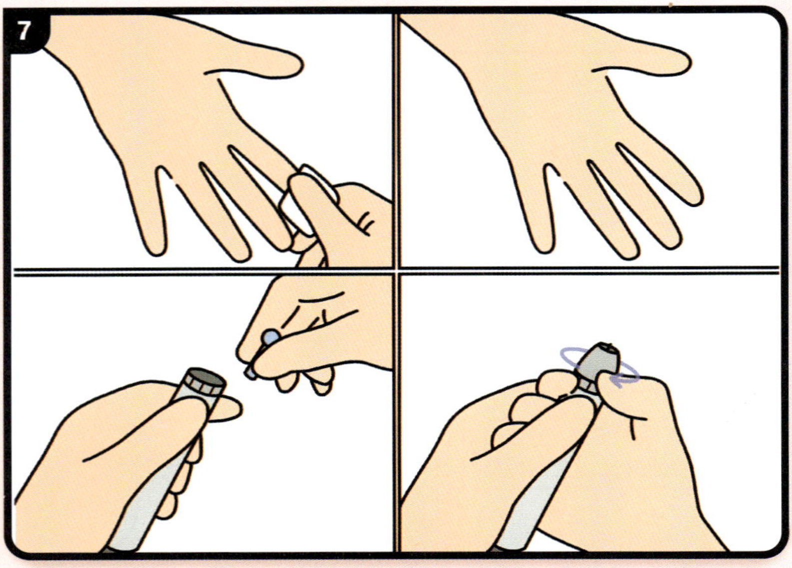

7. 채혈하기 적절한 손가락을 선정하여 알콜솜으로 소독하여 말린 후, 적당한 길이로 채혈침을 끼운다.

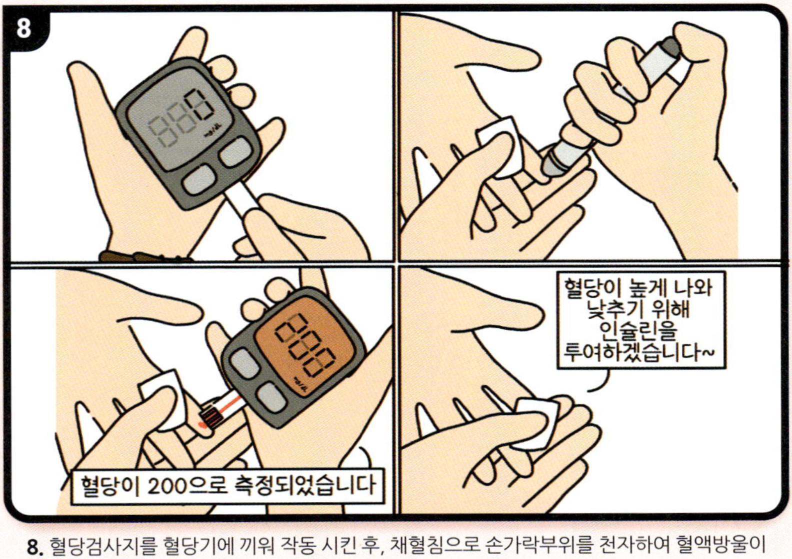

8. 혈당검사지를 혈당기에 끼워 작동 시킨 후, 채혈침으로 손가락부위를 천자하여 혈액방울이 자연스럽게 혈당검사지에 묻힌 후 알콜솜으로 압박하여 지혈한다.

➜ 결과수치를 확인 후 메모하고 대상자에게 알려준다.

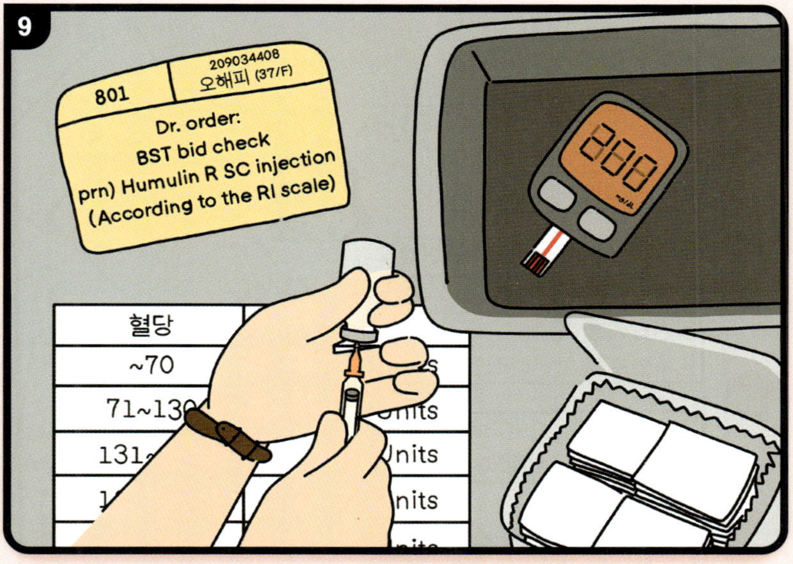

9. *처방된 용량의 인슐린을 1cc주사기에 정확한 방법과 정확한 용량으로 준비한다.

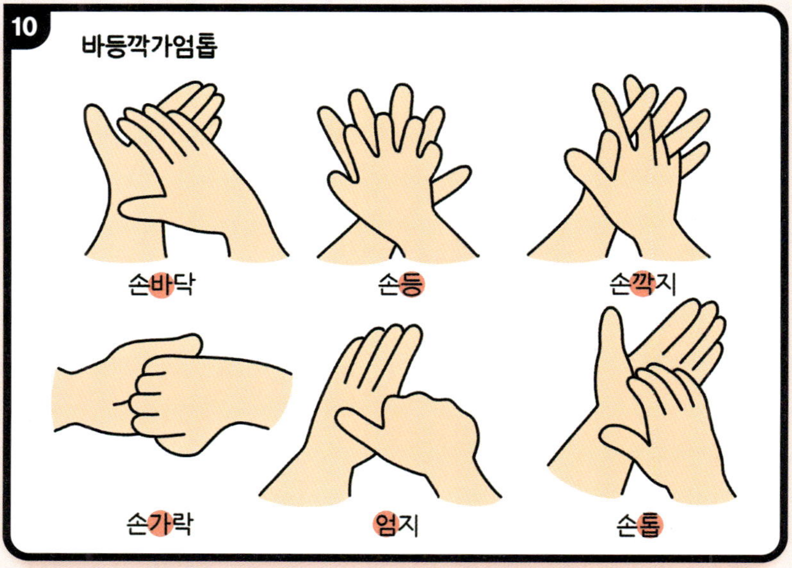

10. 6단계의 손 위생을 수행한다.

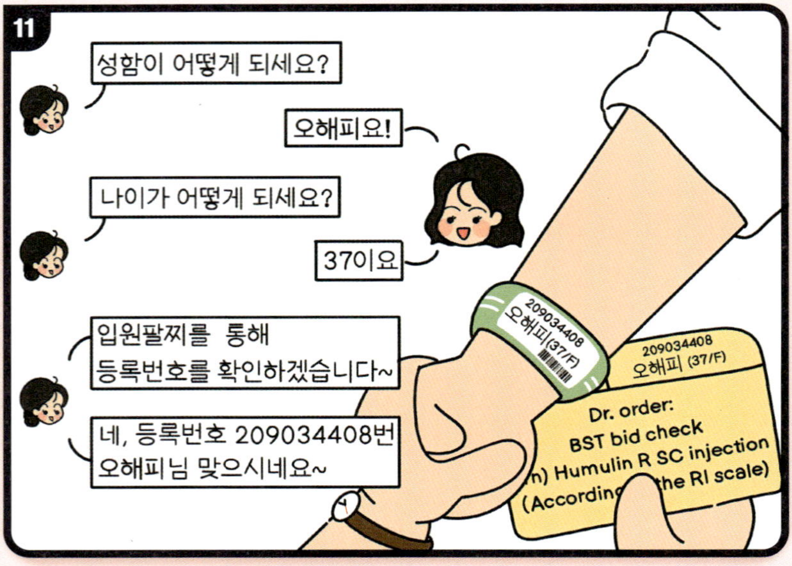

11. *간호대상자에게 직접 성함을 물어보고(개방형 질문), 투약카드와 입원 팔찌 등으로 이중 확인한다.

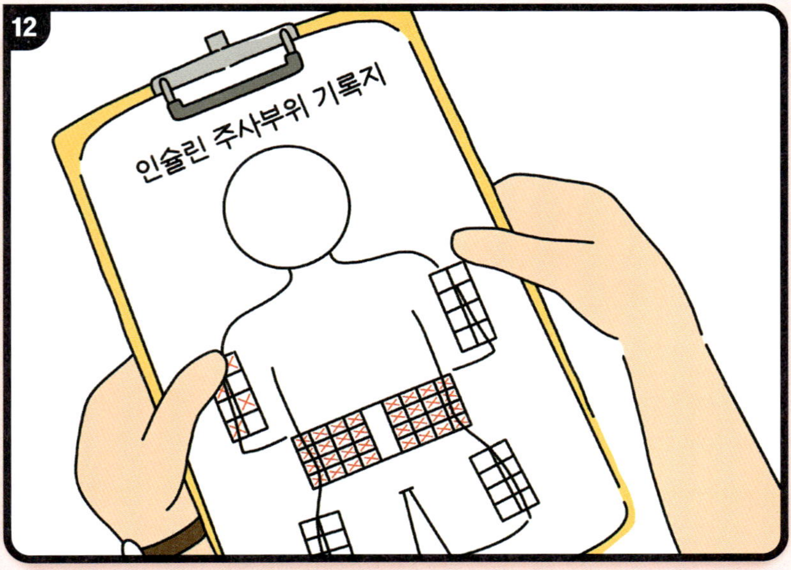

12. *인슐린주사부위기록지를 보고 주사부위를 확인 후 선정한다.

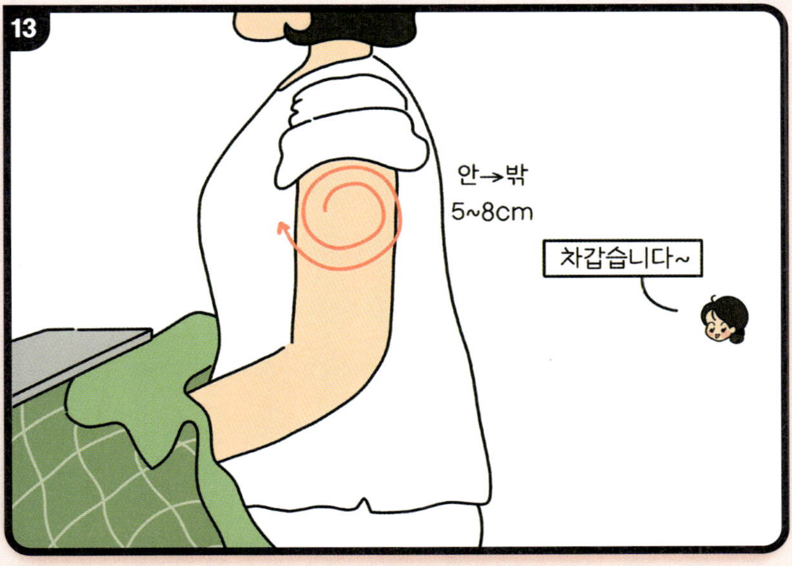

13. 주사부위를 알콜솜으로 중심에서 바깥으로 원으로 그리면서 5-8cm 크기로 소독한다.

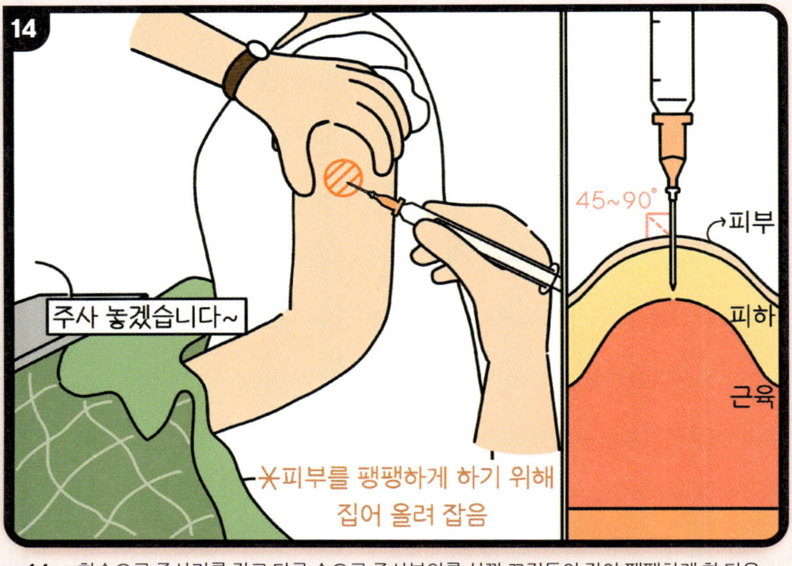

14. * 한손으로 주사기를 잡고 다른 손으로 주사부위를 살짝 꼬집듯이 잡아 팽팽하게 한 다음, 주사침이 피부면과 45-90도 각도로 피하조직까지 빠르게 삽입하여 약물을 주입한다.
* 주사침은 재빨리 제거하면서 동시에 제거부위를 알콜솜으로 살짝 압박하되 마사지하지 않는다.

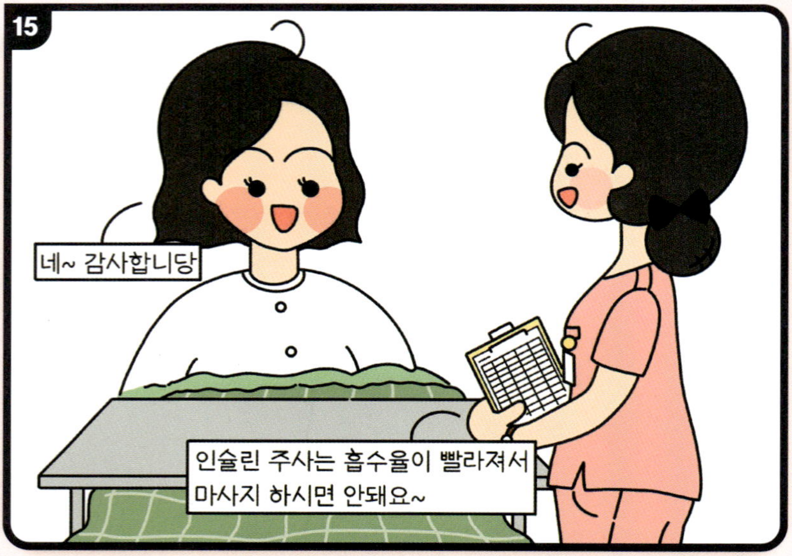

15. 피하주사후 마사지하지않는 이유를 설명한다.(마사지 시 약물흡수가 촉진되거나 조직손상이 올 수 있음)

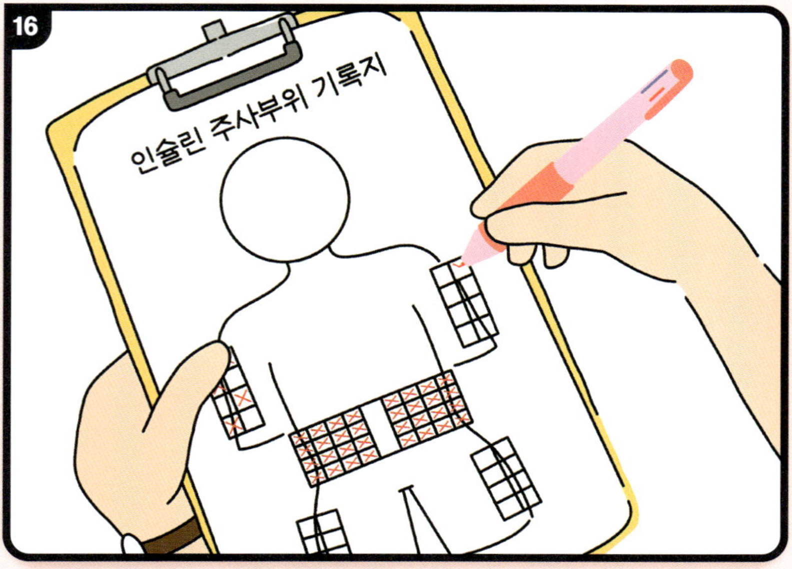

16. 인슐린주사부위기록지에 필요사항을 기입한다.(날짜, 시간, 서명)

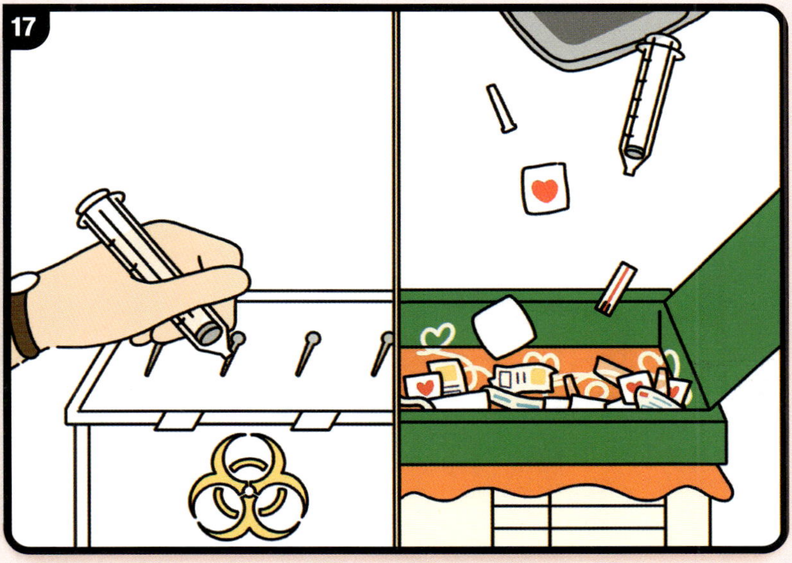

17. 주사 후 사용한 물품을 분리하여 정리한다.(손상성폐기물과 일반폐기물 구분)

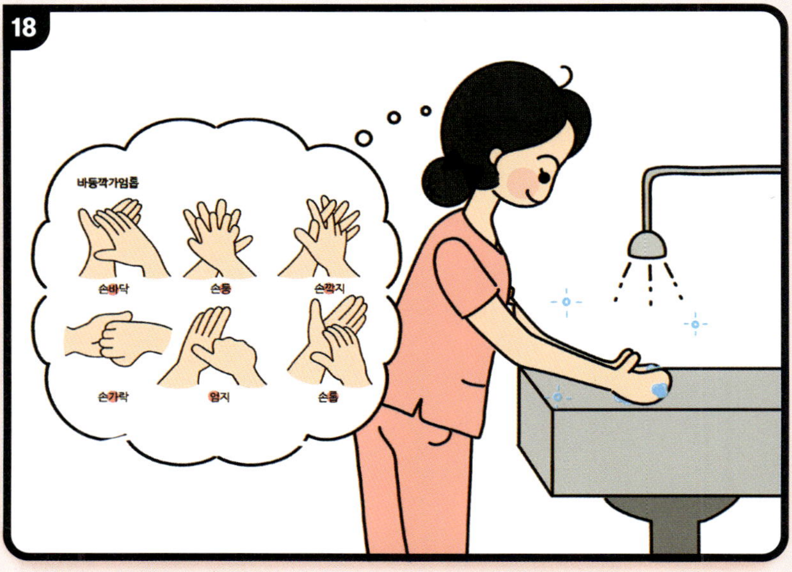

18. 6단계의 손위생을 수행한다.

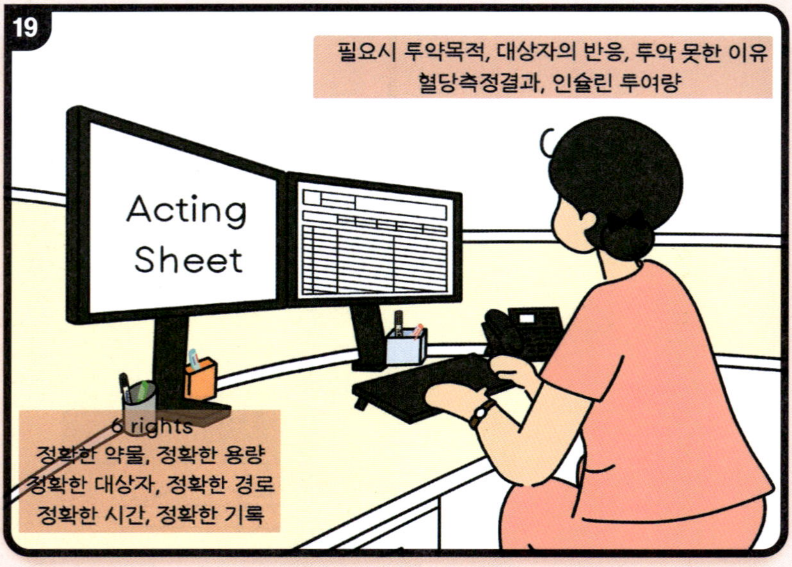
19
필요시 투약목적, 대상자의 반응, 투약 못한 이유
혈당측정결과, 인슐린 투여량
Acting
Sheet
6 rights
정확한 약물, 정확한 용량
정확한 대상자, 정확한 경로
정확한 시간, 정확한 기록

19. 투약한 결과를 nursing record지와 medication record지에 기입한다.

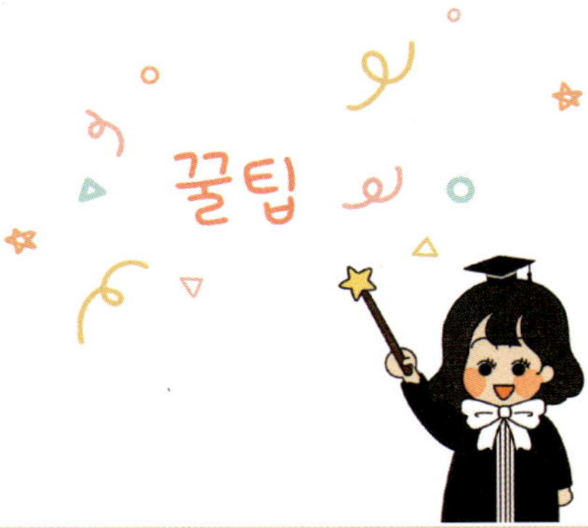

1. 투약 시 무균술의 적용

〈앰플〉

* 미생물 전파방지를 위해 무균술을 적용함.
* 내과적 무균술: 병원체의 수와 이동을 줄이기 위해 모든 절차에 사용하는 무균법
* 외과적 무균술: 병원성 미생물을 포함하여 모든 미생물을 사멸시키는 무균법
* 피하주사 준비 전, 대상자 처치 전/후 손씻기 실시
* 피하주사 시에는 항상 무균술을 적용
* 주사기의 주사바늘, 외관 연결부위 및 외관 내부는 무균적으로 유지함.
* 약물을 준비하기 전에 바이알의 고무마개를 알코올로 닦아야 함. (바이알은 고무마개의 오염 방지를 위해 뚜껑으로 포장되어 있으며, 알코올이 마르지 않는 상태에서 바늘로 찌르면 알코올이 묻어 약물이 오염됨.)

2. 피하주사 부위

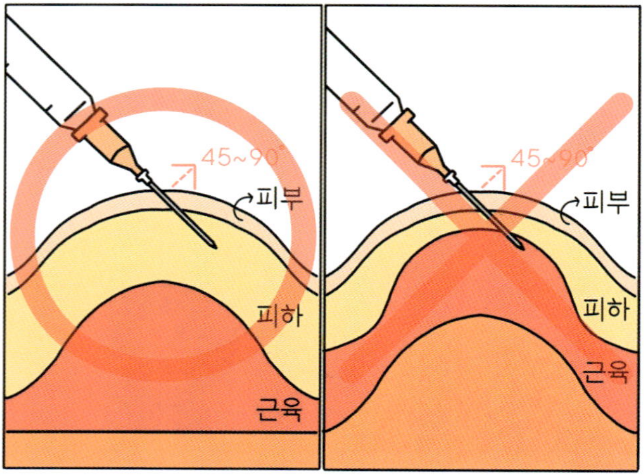

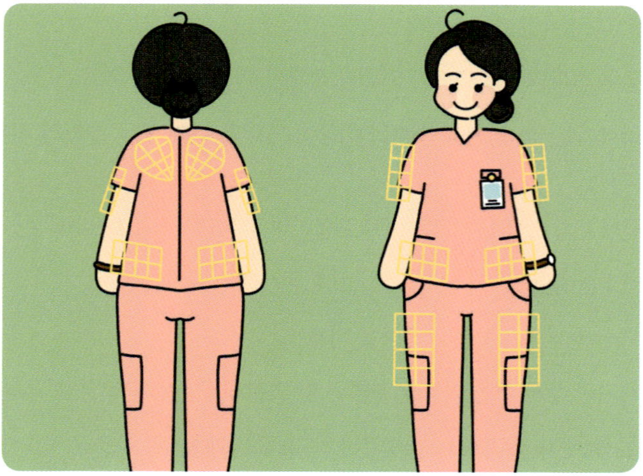

* 상완 외측 * 대퇴 전면 * 하복부

* 견갑골 부위 * 배둔근과 복둔근 부위

3. 피하주사 주의사항

* 혈관분포가 많은 곳은 피할 것.
* 배꼽 근처 직경 5cm 밖으로 주사.
* 약물 알레르기 여부와 약물의 부작용에 대한 사정
* 이전에 주사받은 부위에 피하 병소, 홍반, 부종, 멍, 염증, 조직손상이 있는지 확인
* 주사에 적절한 부위를 대상자와 함께 선정
* 피하지방의 손상과 위축을 방지하기 위하여 주사 부위를 순환식으로 선정
* 주사 부위별 흡수율: 복부 → 팔 → 둔부 → 대퇴부

4. 혈당 측정순서

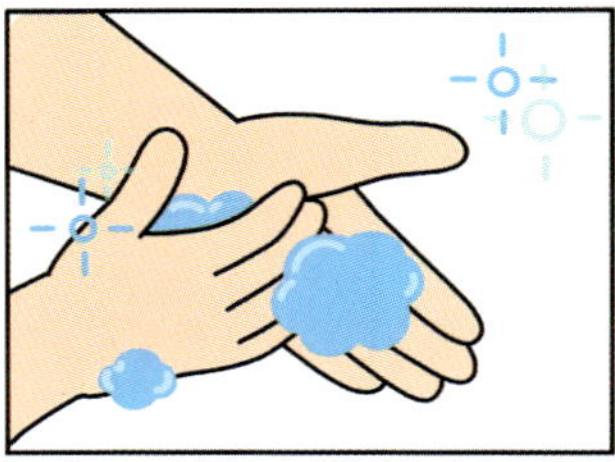

1. 손씻기

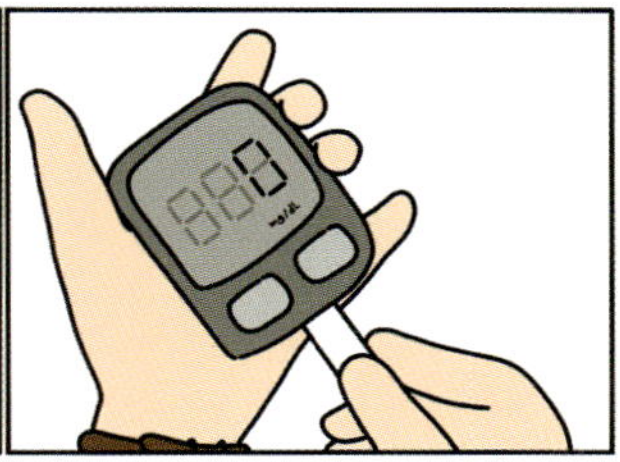

2. 스트립 삽입

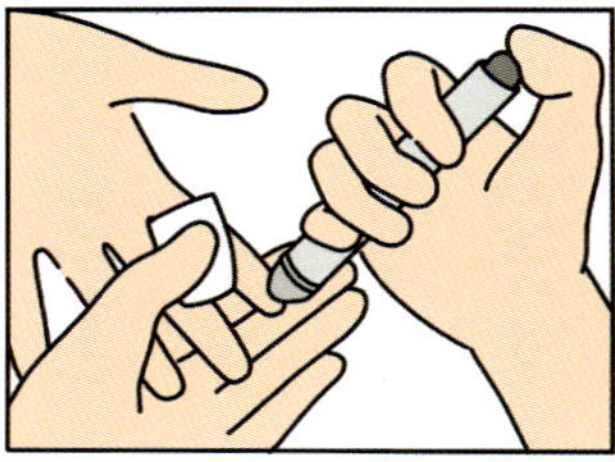

3. 채혈

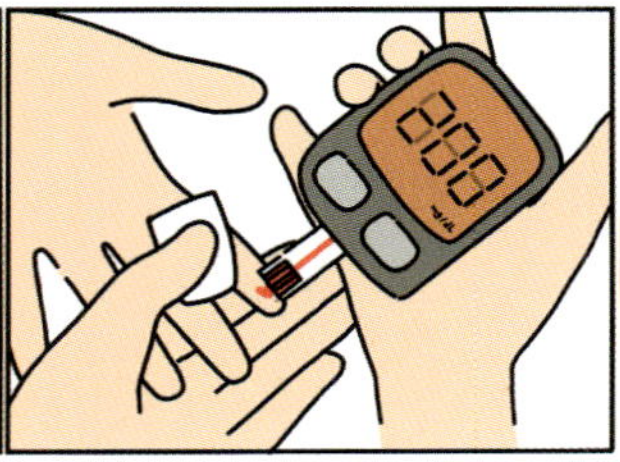

4. 혈액주입

5. 혈당검사 결과

다음 네 가지 항목 중 어느 한 가지에 해당될 경우 당뇨병이라고 진단할 수 있습니다.

① 8시간 이상 금식한 상태에서 측정한 혈당(공복혈당)이 126mg/dL 이상인 경우

② 포도당 75g을 물 300cc에 녹여 5분에 걸쳐 마신 후(경구당부하검사) 2시간 째 측정한 혈당이 200mg/dL 이상인 경우

③ 당화혈색소 검사결과가 6.5% 이상인 경우 위의 세 가지 검사는 명백한 고혈당이 아니라면 다른 날에 반복 검사를 시행합니다.

④ 다뇨, 다음, 체중감소와 같은 당뇨병의 전형적인 증상이 있으면서 식사시간과 무관하게 측정한 혈당이 200mg/dL 이상인 경우

6. 비정상 혈당의 증상과 대처법

〈고혈당〉

* 증상: 갈증, 시야 흐려짐, 체중감소, 다뇨, 빈뇨, 구토 등
* 대처: 정기적인 혈당검사, 평소 가벼운 운동, 진료 후 약물 및 식이요법 변경 등

〈저혈당〉

* 증상: 식은 땀, 두통, 손떨림, 혈압상승 등
* 대처: 즉시 단 것을 섭취한다.(초콜릿, 사탕 등) 의식이 없는 경우 즉시 병원으로 이송 후 고농도 포도당을 정맥주사로 맞는다.

7. 인슐린 종류

분류	종류	효과발현	최대효과	지속시간
초속효성	Humalog, Novorapid	15분 이내	1~1.5시간	3~4시간
속효성	Humulin R(HR), Novolin R, Regular(RI), Actrapid, DSInsulin, Apidra	30~60분	2~4시간	6~8시간
중간형	Humulin N, Novolin N, Insulatard, NPH, Monotard	1~4시간	6~12시간	12~18시간
지속형	Levemir Lantus	6~10시간 2~4시간	10~16시간 연속	18~24시간 20~24시간
혼합형	Mixtard, Novolin	혼합	혼합	혼합

8. 근거기반 솔루션

Q 피하주사 시 약물 흡수를 방해하고 염증을 일으킬 수 있기 때문에 피해야 하는 피부상태는?

딱딱한 피부, 반흔, 소양감, 멍, 염증, 부종, 작열감 있는 피부는 피해야 함.

Q 의식이 있는 당뇨병 환자의 경우 저혈당 증상 시 필요한 간호중재는?

다음 중 하나를 선택함.

① 당질 10~15g 함유된 응급 식품 섭취

② 1/2컵의 순수 과일주스나 탄산수 섭취

③ 2~3개의 사탕 섭취

④ 2~3 티스푼의 설탕물이나 꿀물 섭취

Q 혈당을 측정할 때, 혈액이 손가락 끝 쪽으로 몰려 피가 충분히 나와 채혈을 용이하게 하기 위한 방법은?

채혈할 손을 심장 아래로 내리도록 함.

Q 인슐린 주사 시 지방비대로 인해 단단해져 약물의 흡수가 방해되지 않도록 하기위한 간호행위는?

인슐린 주사부위지를 활용하여 주사부위를 교대로 선택함.

5장

피내주사

(ID: IntraDermal injection)

전완 내측면

⏱10분 소요 | 난이도

성취목표

- 피내주사의 목적과 절차를 설명할 수 있다.
- 피부반응 검사에 필요한 용액과 필요한 물품을 준비할 수 있다.
- 피내주사를 정확히 수행할 수 있다.
- 피내주사 결과를 판독하고 기록할 수 있다.

준비물

투약카드, 1mL 주사기 2개, 5mL 주사기, 소독솜,
주사용 증류수(혹은 생리식염수) 앰플, 쟁반(tray),
손상성폐기물 전용용기, 일반 의료폐기물 전용용기,
손소독제, 주사용바이알

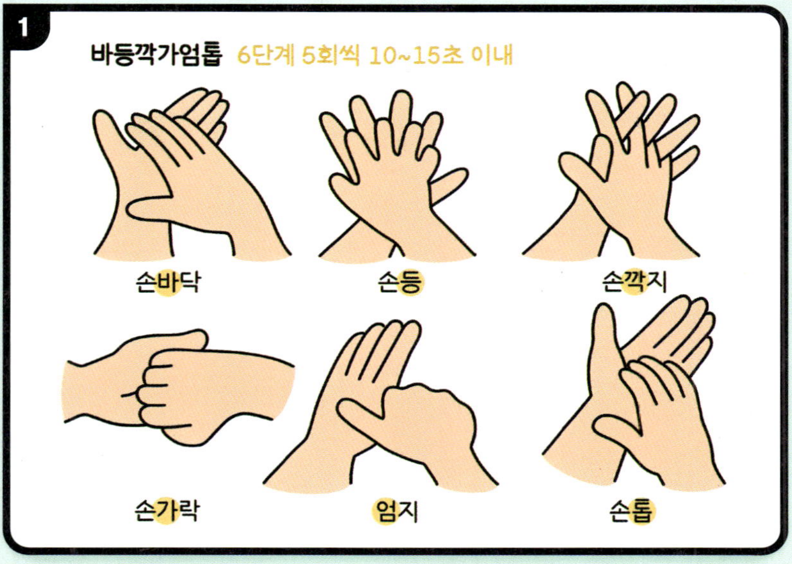

1. 6단계의 손 위생을 수행한다.

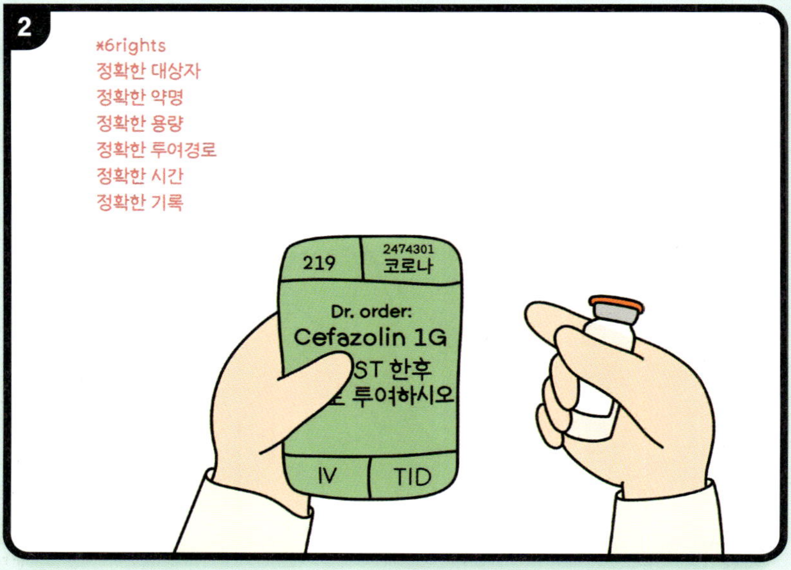

2. *대상자의 투약처방과 일치하는 지 투약원칙(5R: 등록번호, 대상자명, 약명, 용량, 투여경로, 시간)에 맞춰 확인한다.

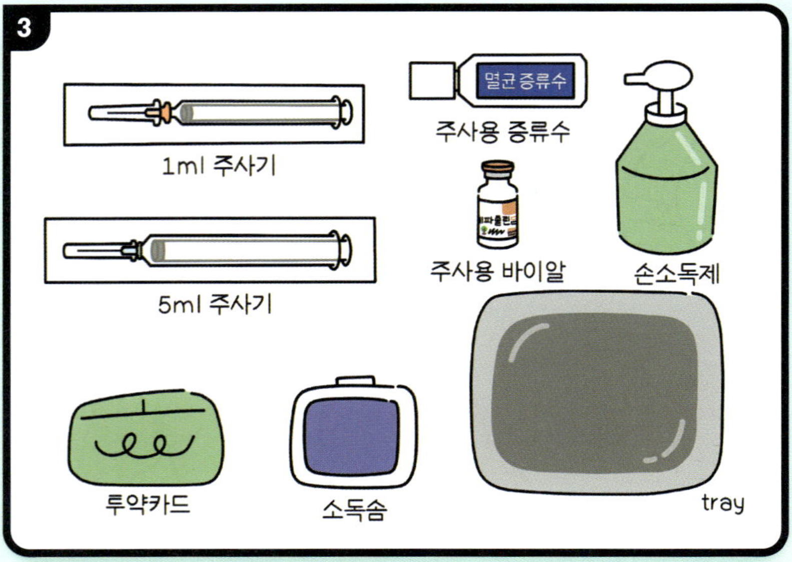

3. 피내주사 시 처방된 주사약물을 준비하기 위한 필요한 물품을 준비한다.

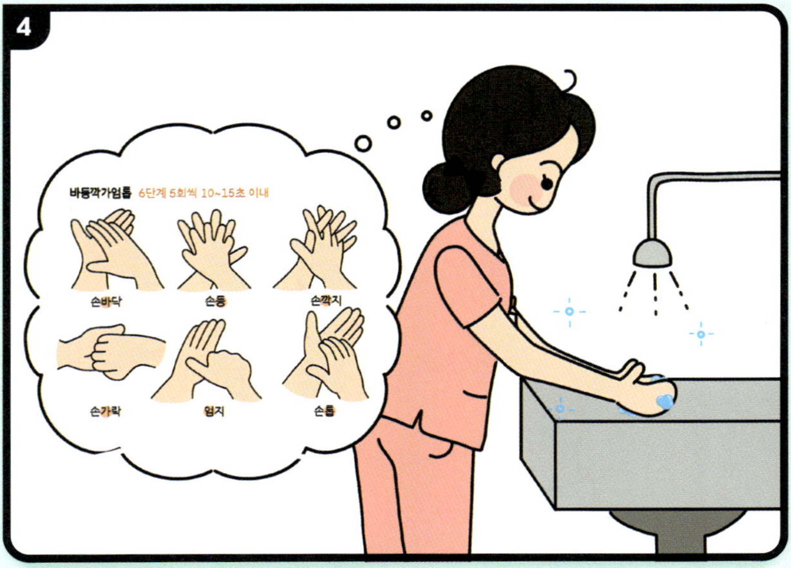

4. 6단계의 손 위생을 수행한다.

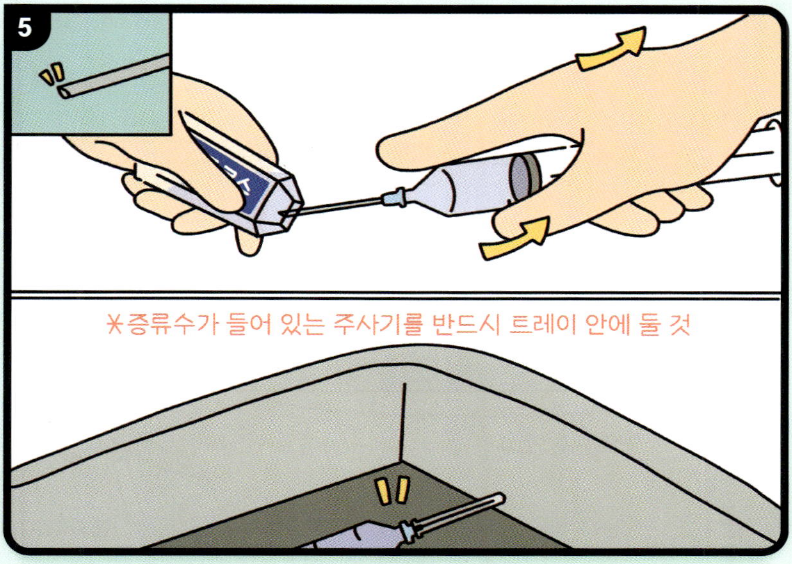

5. 주사용 증류수 5cc를 주사기에 빼내어 준비한다.

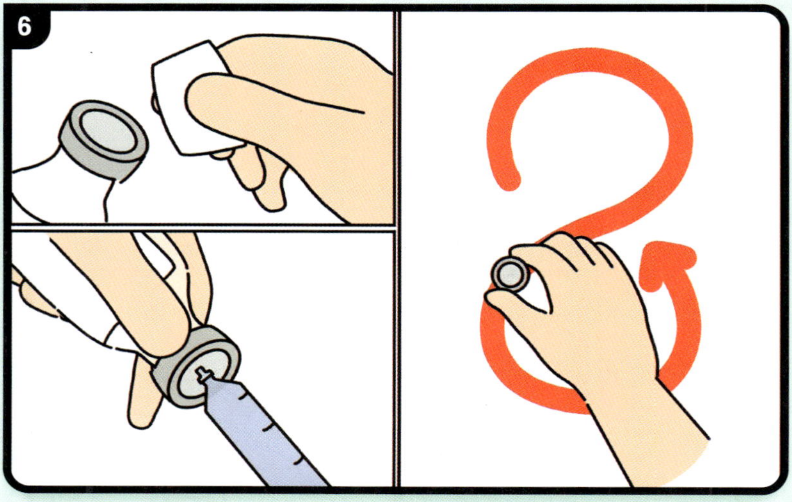

6. 처방된 약물이 든 바이알의 뚜껑을 제거하고 고무마개 부분을 알콜솜으로 소독한다.

① * 바이알에 증류수 또는 생리식염수 5mL를 멸균적으로 주입한다(1000mg/5mL). (200mg/mL, ※ 참고 0.5g/V-2.5mL, 1g/V-5mL, 2g/V-10mL mix)

② 바이알에 들어있는 분말이 완전히 녹을 때까지 기포가 생기지 않게 조심스럽게 바이알을 흔든다.

- 바이알 몸통을 엄지와 검지 손가락을 잡고, 바닥에 두고 위아래나 8자를 그리며 녹인다.

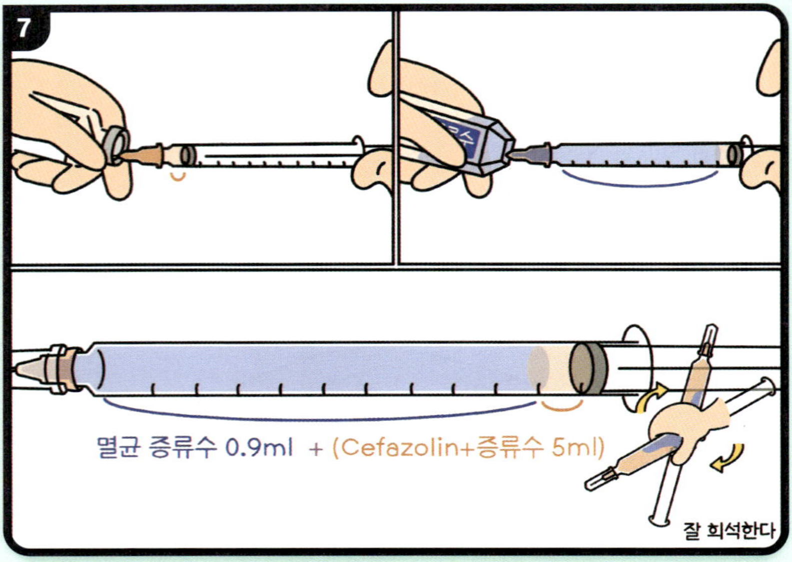

7. *1cc 멸균주사기에 바이알 약물 0.1cc를 뺀 다음, 증류수 0.9cc로 총 1cc로 희석한다. (순서지키기)

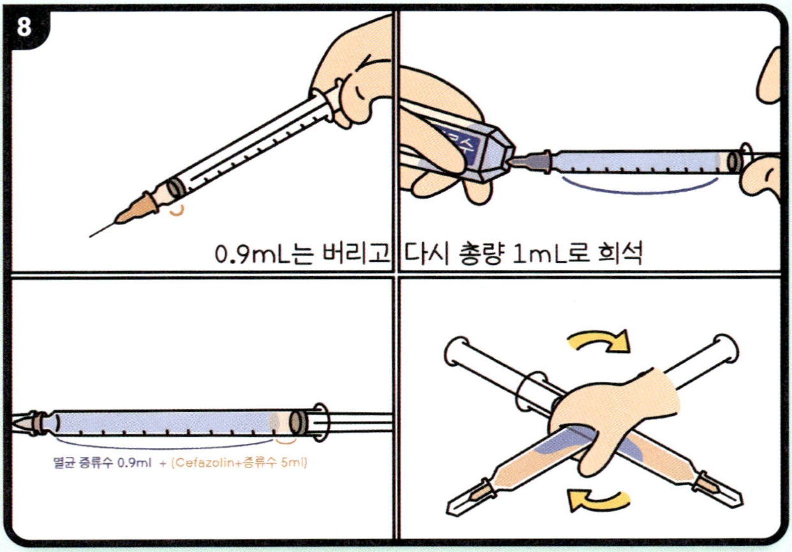

8. *주사기 안 희석된 1cc 약물 중 0.9cc를 버리고, 다시 증류수 0.9cc로 총 1cc가 되도록 희석한다.

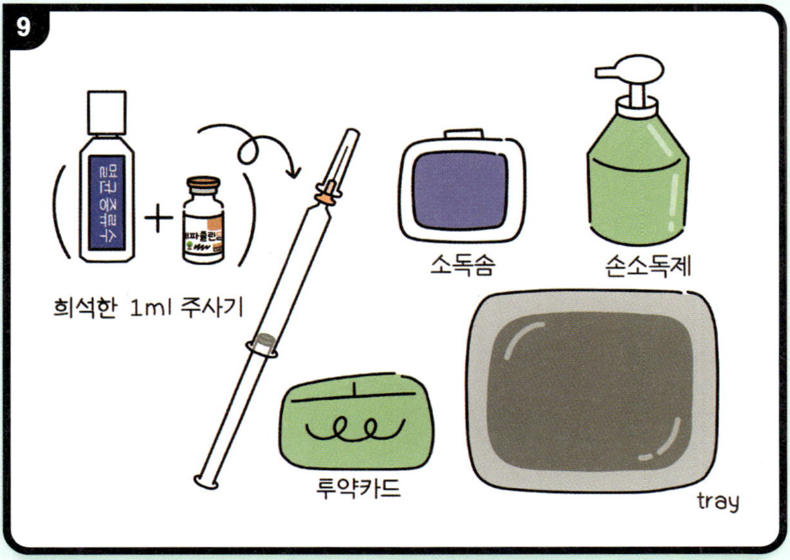

9. 준비된 약물과 함께 피내주사를 위해 필요한 물품을 준비한다.

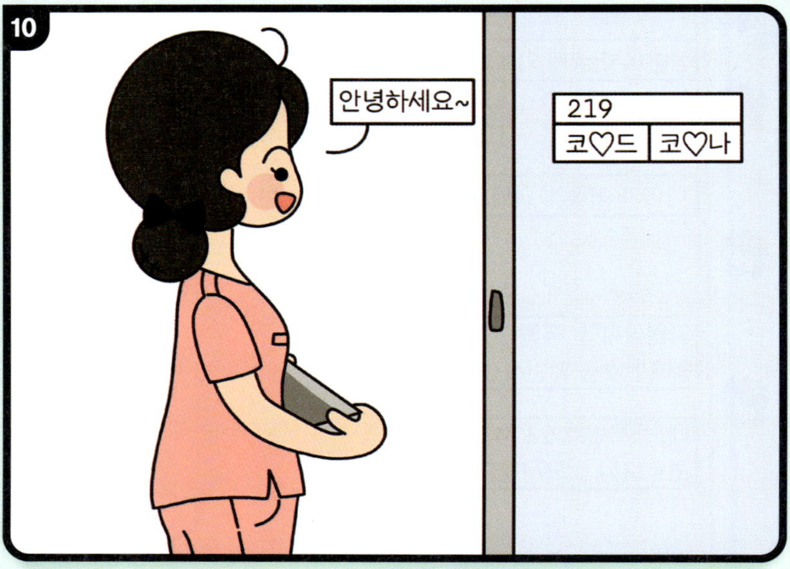

10. 수행 전에, 환자에게 인사 후 본인이 누구인지를 밝힌다.

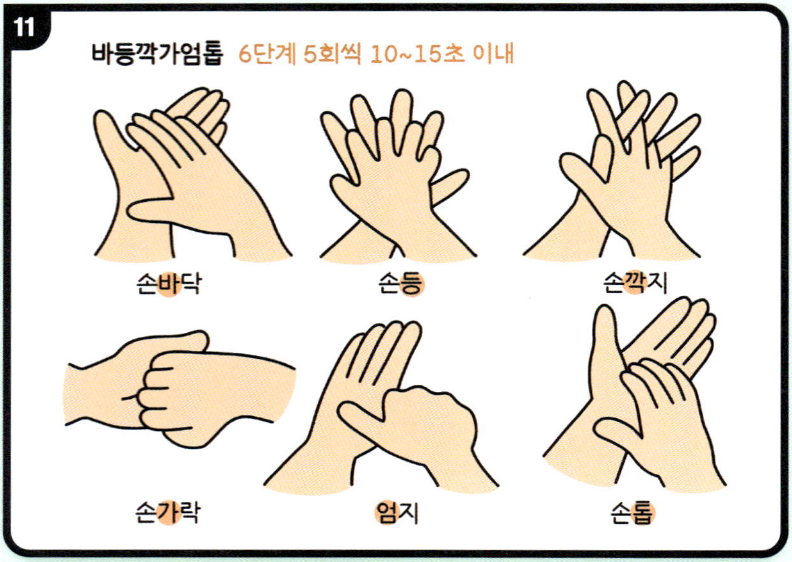

11. 6단계의 손 위생을 수행한다.

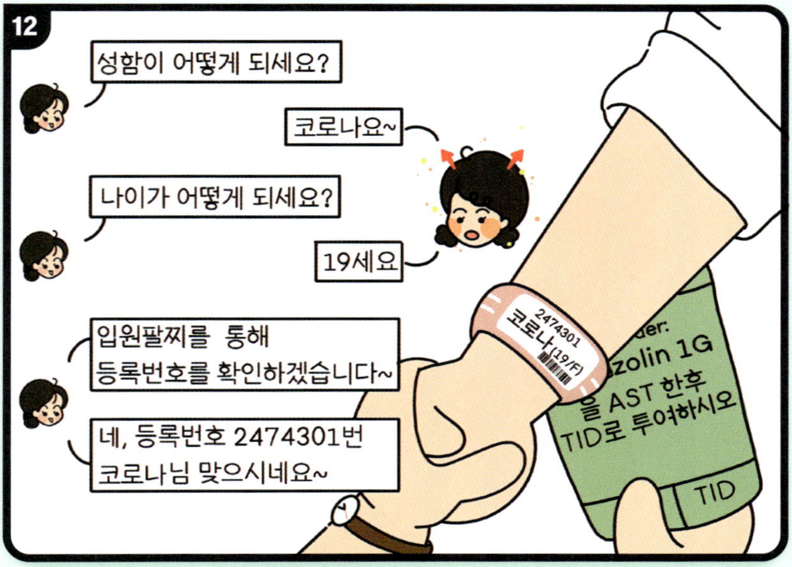

12. *간호대상자에게 직접 성함을 물어보고(개방형 질문), 투약카드와 입원 팔찌 등으로 이중 확인한다.

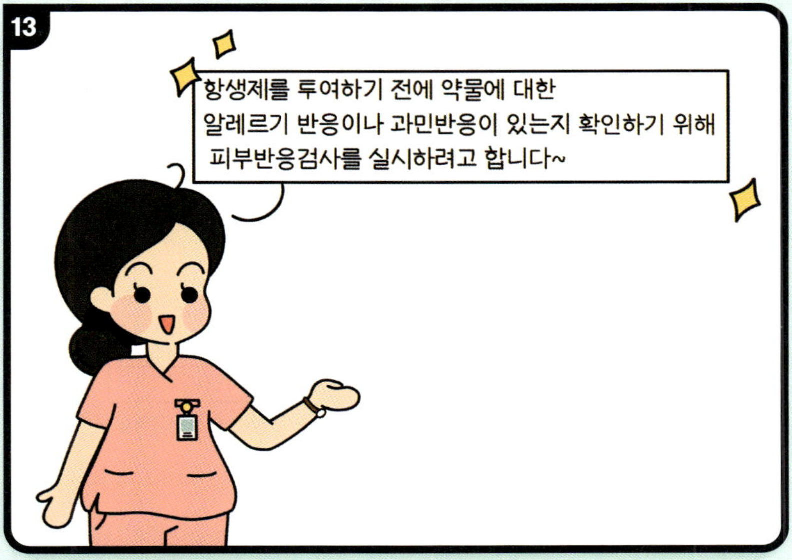

13. 투여하는 주사약물의 목적과 순서를 설명한다.

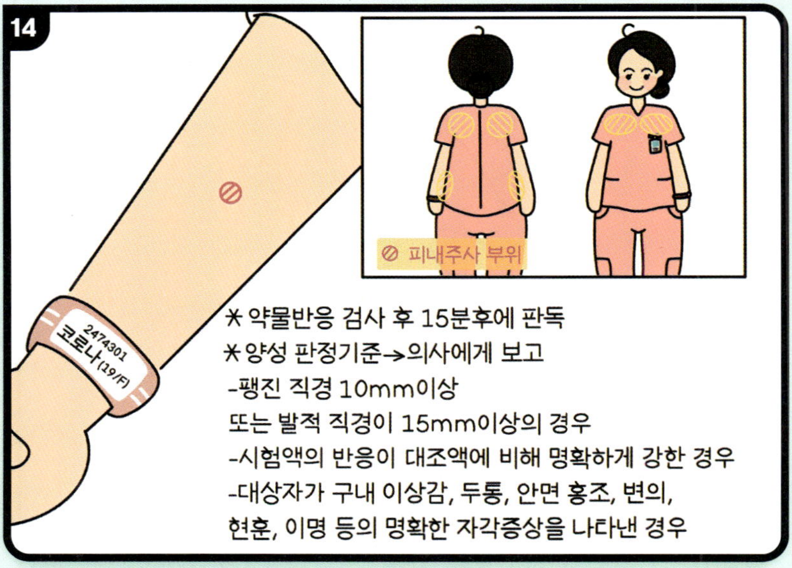

14. *피내주사에 적합한 부위를 선정한다.(전완의 내측부위)

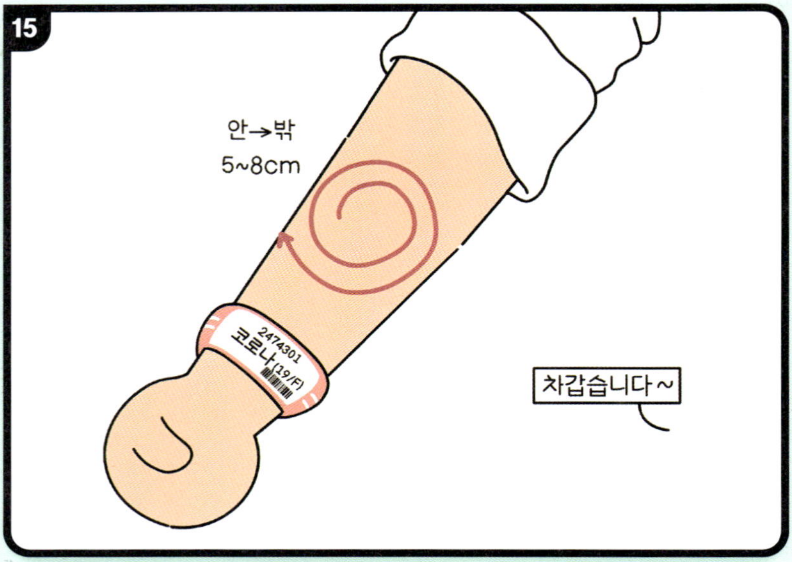

15. 주사부위를 알콜솜으로 중심에서 바깥으로 원으로 그리면서 5-8cm 크기로 소독한다.

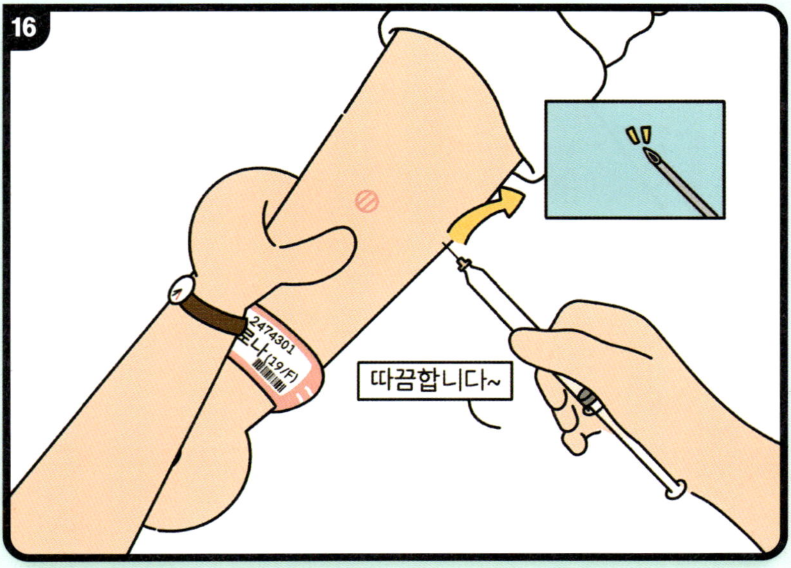

16. 주사부위가 팽팽해지도록 한손으로 주사침이 들어갈 아래쪽 피부를 살짝 잡아당기면서 팔을 잡는다.

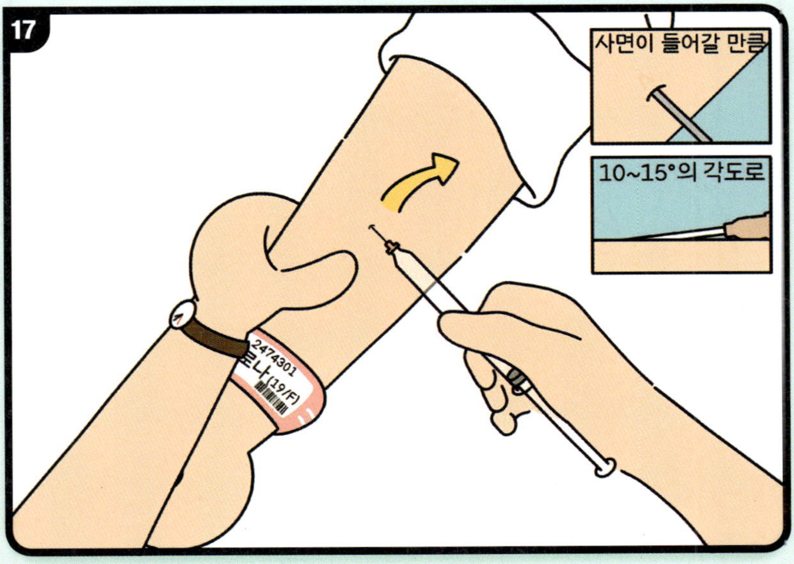

17. * 주사기를 잡은 손으로 주사침의 사선면이 위로 오도록 잡은 뒤, 피부면과 10-15도의 각도를 유지하면서 표피아래 진피층에 약물이 주입될 수 있도록 주사침을 삽입한다.

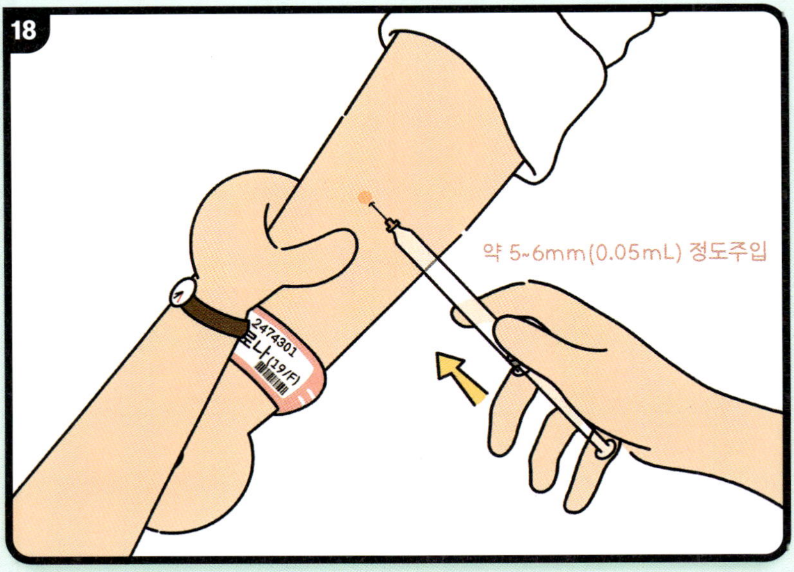

18. * 주사침이 삽입되면 피부를 당겼던 손으로 주사내관을 밀어 약물이 약 5-6mm 정도의 낭포가 되도록 천천히 주입한다.

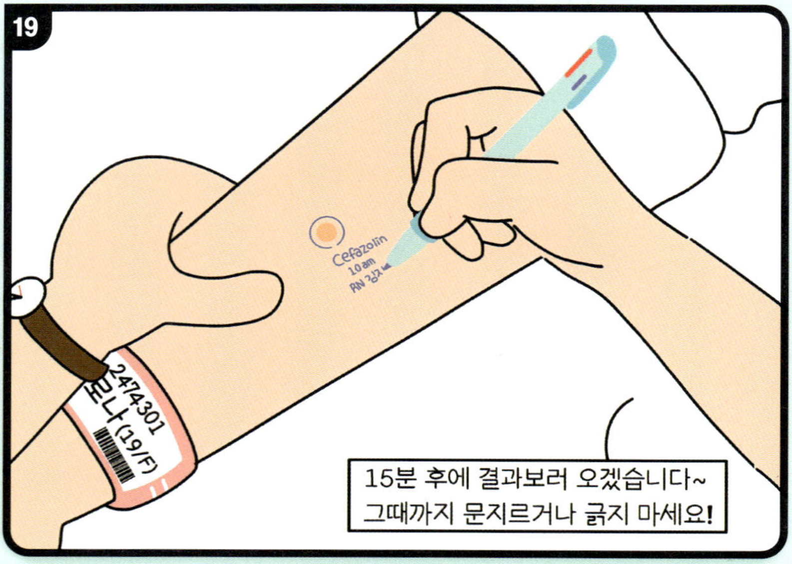

19. * 낭포의 둘레를 볼펜으로 원을 그린 다음, 약물명과 시간을 기록하며, 정확한 결과를 위해 주사부위는 절대 마사지하지 않도록 대상자에게 설명한다.

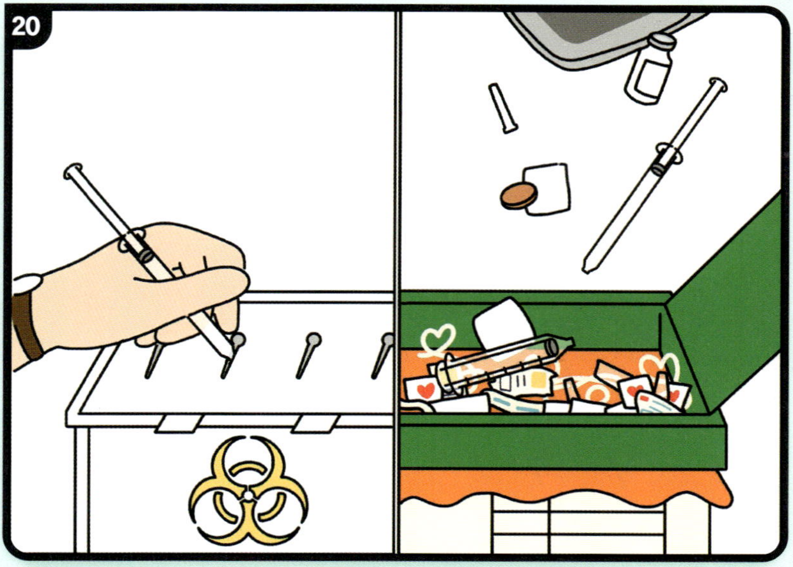

20. 주사 후 사용한 물품을 분리하여 정리한다.(손상성폐기물과 일반폐기물 구분)

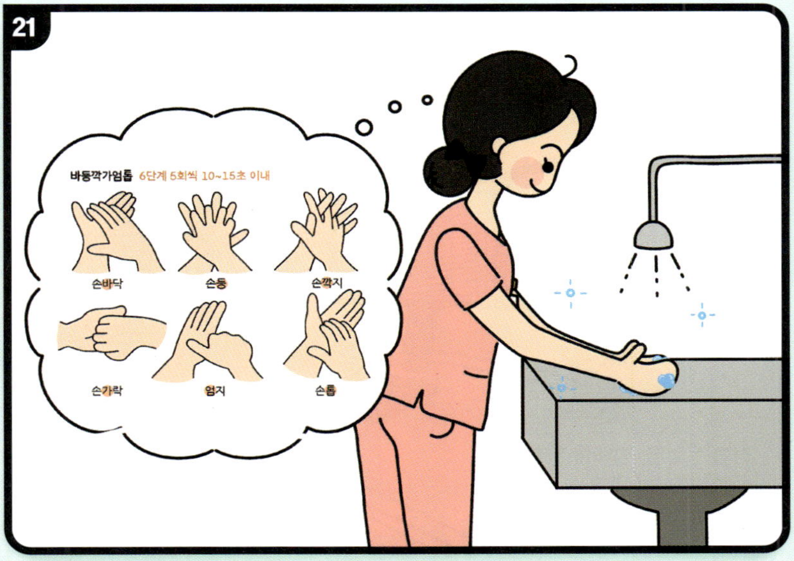

21. 6단계의 손위생을 수행한다.

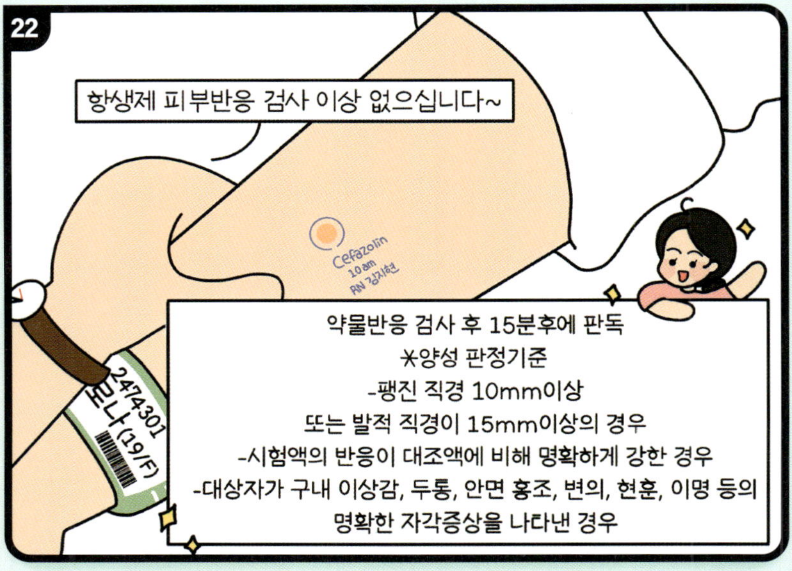

22. * 15분 후 약물반응검사에 대한 결과를 판독한다.

23

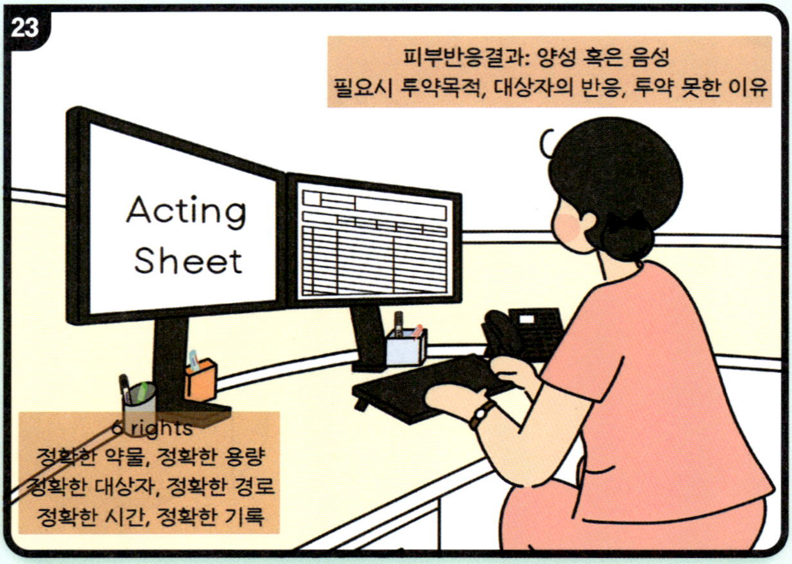
피부반응결과: 양성 혹은 음성
필요시 투약목적, 대상자의 반응, 투약 못한 이유
Acting Sheet
6 rights
정확한 약물, 정확한 용량
정확한 대상자, 정확한 경로
정확한 시간, 정확한 기록

23. 투약한 결과를 nursing record지와 medication record지에 기입한다.

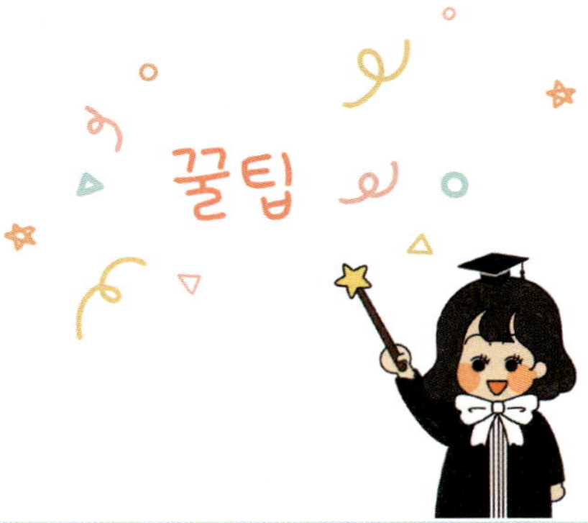

1. 피내주사의 목적

* 진단 목적: 약물에 대한 알레르기 반응이나 과민반응을 알아보기 위함.
* Shock Test

  항생제를 쓰게 됐을 경우 자주 아나필라 시스 shock이 나타남.

  반드시 IV 실시하기 전 AST(After Skin Test)를 할 것.

2. 피내주사 부위

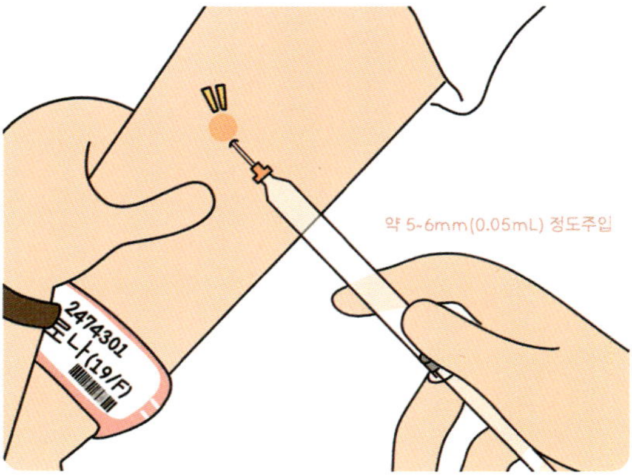

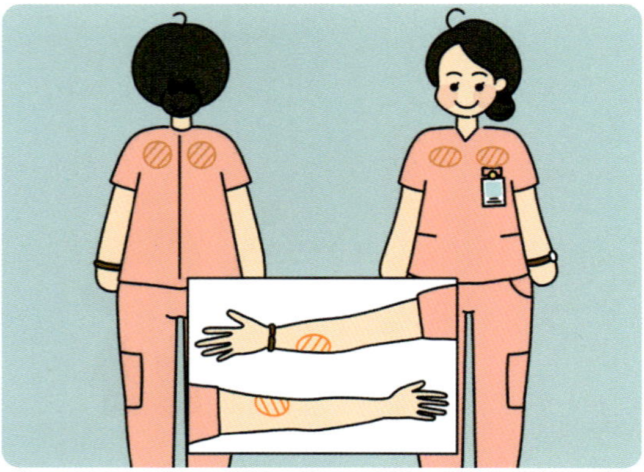

* 전박의 내측면, 흉곽의 상부, 견갑골(어깨뼈) 아래

3. 피내주사 결과 판독법

① 주사 후 낭포가 만들어지지 않거나 주사바늘을 뺀 후 약물이 새어 나온다면 약물이 피하로 들어갔을 확률이 크므로, 이런 경우 피부반응검사(skin test)의 결과는 정확하지 않을 수 있음.

② 약물(알레르기)반응검사: 10~15분 후 판독

* 양성: 피부 발적부위의 지름이 10mm 이상, 가렵고, 호흡곤란, 천명음, 빈맥 등이 나타나면 해당 약물에 알레르기가 있다고 판단
* 의양성: 피부발적부위 크기가 5~9mm, 주사부위 반대쪽 부위에 생리식염수 0.1ml를 피내주사 후 그 결과와 비교
* 음성: 피부발적부위 지름이 5mm 미만

③ 투베르쿨린 반응검사: 48~72시간 뒤 피부의 경화 정도를 파악함.

* 피부 경결 부위 15mm 이상: 현재 결핵균 감염자
* 피부 경결 부위 10mm 이상: 최근에 이주한 사람, 주사용 마약 사용자, 결핵 고위험 환경 거주자, 만성질환이 있거나 4세 이전의 영유아, 고위험 성인에게 노출된 신생아·영유아·미성년자
* 피부 경결 부위 5mm 이상: HIV 양성자, 과거 결핵 감염으로 인한 흉부 엑스레이 상의 섬유증성 변화 존재, 장기이식수술 대상자, 면역력 저하 대상자

4. 피내주사 바늘 삽입 각도

* 10-15° 내외
* 피부에 회를 뜨듯이 얇게 주사바늘을 삽입
* 주사기의 사면이 위로 가게 해서 찌를 것.

5. 근거기반 솔루션

Q 피내주사 후 주사부위를 문지르면 안되는 이유는?

문지르면 약물 물집이 터지거나, 결과가 정확하게 나오지 않을 수 있음.

Q 피내주사 시 주사바늘의 통과를 쉽게 하기 위해 취하는 간호행위는?

손으로 주사부위 위쪽 또는 아래쪽 2~3cm 떨어진 부위의 피부를 팽팽하게 잡아당김.

Q 다른 부위에 비해 털이 적어 결과 판독에 영향을 미칠 가능성이 적고, 피부가 팽팽하여 주사바늘이 통과하기 쉬워 피내주사 부위로 주로 사용되는 부위는?

전완의 내측부위

6장

정맥 수액 주입

(IV: IntraVenous medication)

10분 소요 | 난이도

성취목표

- 수액주입의 목적과 절차를 설명할 수 있다.
- 수액과 정맥주입 기구와 약물을 준비할 수 있다.
- 혈관 카테터 삽입(정맥천자)과 수액연결, 수액주입을 수행할 수 있다.
- 정맥 수액 주입 용량과 속도를 조절할 수 있다.
- 정맥 수액 주입 후 기록할 수 있다.

준비물

5% Dextrose Water 500mL(수액백), 수액세트,

22~24G 혈관 카테터(angio catheter),

지혈(tourniquet), 소독솜, 수액 걸대(IV pole),

투명 필름 드레싱(tegaderm 또는 IV 3000 카테터 고정용 반창고),

쟁반(tray), 손소독제, 손상성 폐기물 전용용기,

일반 의료폐기물 전용용기

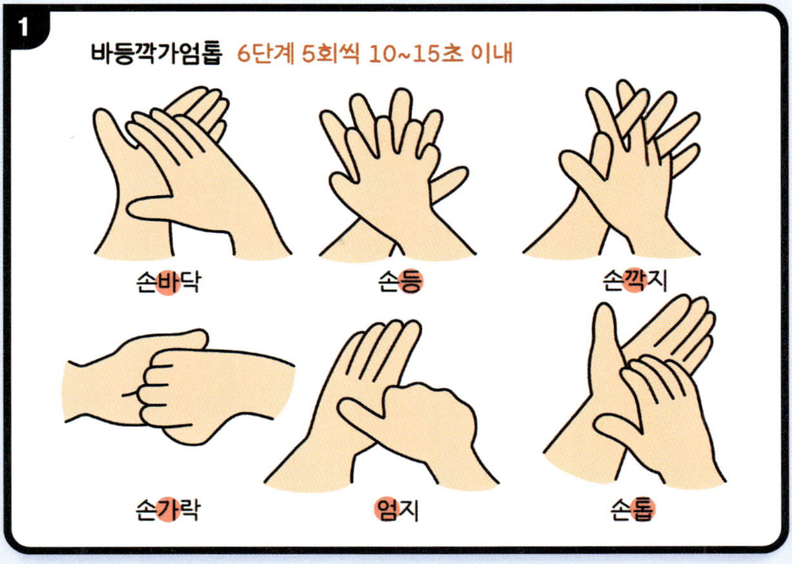

1. 6단계의 손 위생을 수행한다.

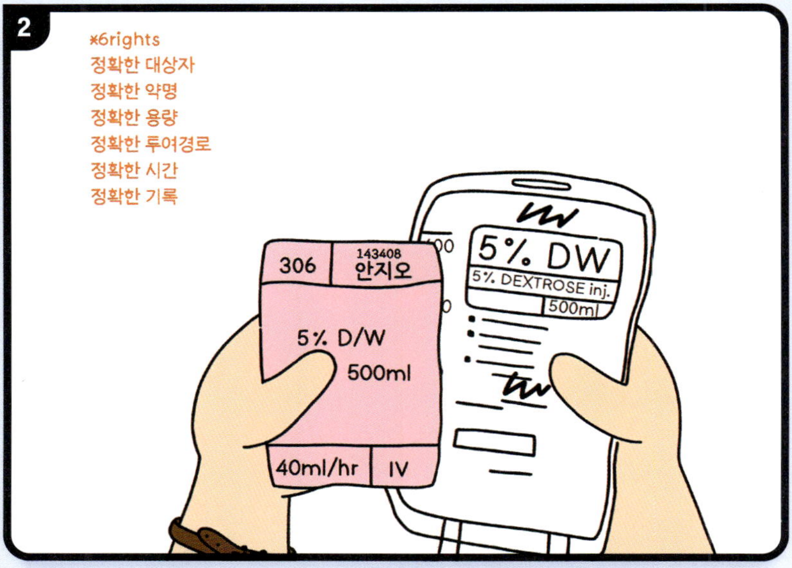

2. * 대상자의 투약처방과 일치하는 지 투약원칙(5R: 등록번호, 대상자명, 약명, 용량, 투여경로, 시간)에 맞춰 확인한다.

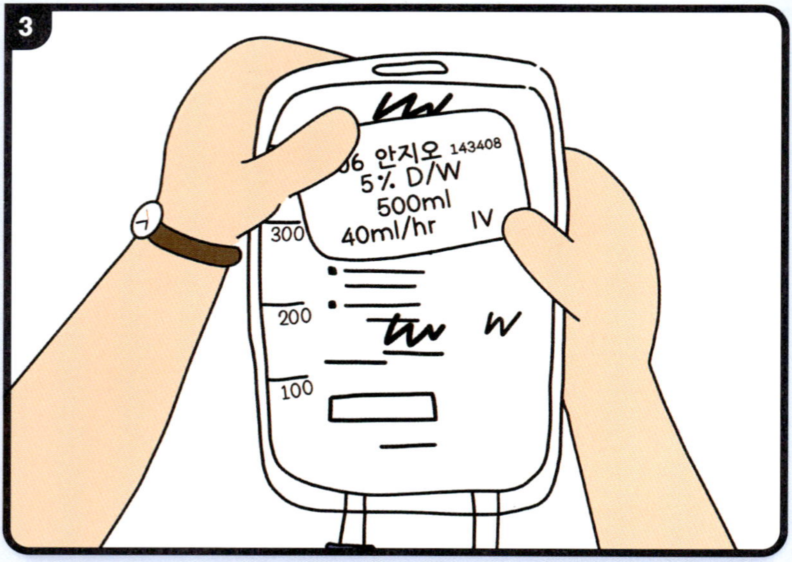

3. *처방된 종류의 수액상태 이상유무(이물질, 유효기간 등)를 확인 후, 수액투약라벨(투약일자, 등록번호, 대상자이름, 성별, 나이, 용량, 속도, 혼합 약물 등)을 부착한다.

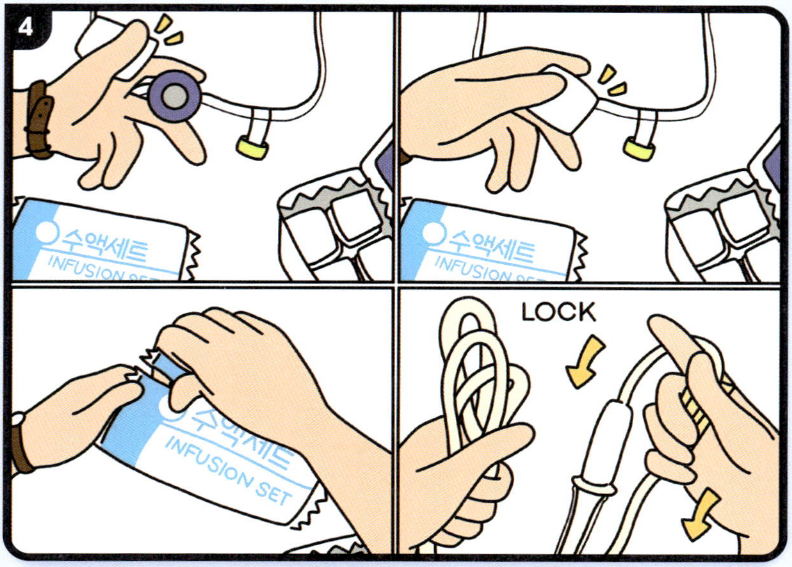

4. *수액세트와 수액백을 세팅한다.
- 수액세트를 개봉하여 수액정량조절기를 잠근다.
- 수액백 수액배출구 보호뚜껑을 제거 후 알콜솜으로 고무마개를 소독한다.

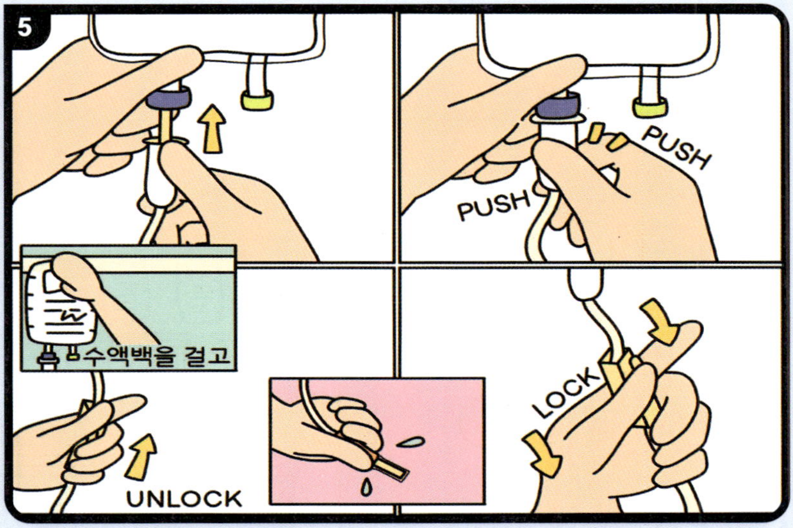

5. 수액세트와 수액백을 세팅한다.(계속)
- 수액세트 도입침 보호덮개를 제거하고, 소독된 수액백 수액배출구에 도입침을 꽂는다.
- 연결된 수액세트 점적통을 엄지와 검지로 짜서(squeezing)에 1/2 정도 수액을 채운다.
- 수액정량조절기를 풀고(unclamping) 수액세트 줄에 수액을 통과 시켜 공기를 뺀 후, 수액정량조절기를 잠근다.

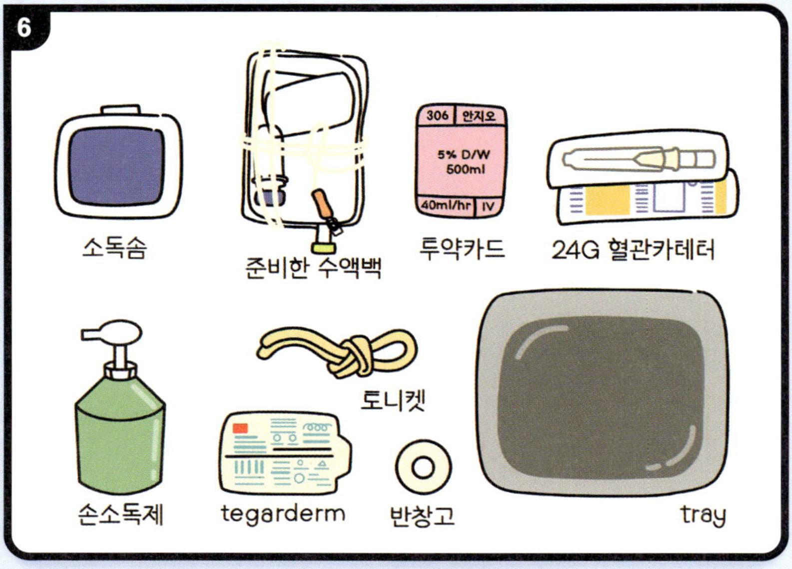

6. 준비된 수액과 함께 정맥주사요법을 위해 필요한 물품을 준비한다.

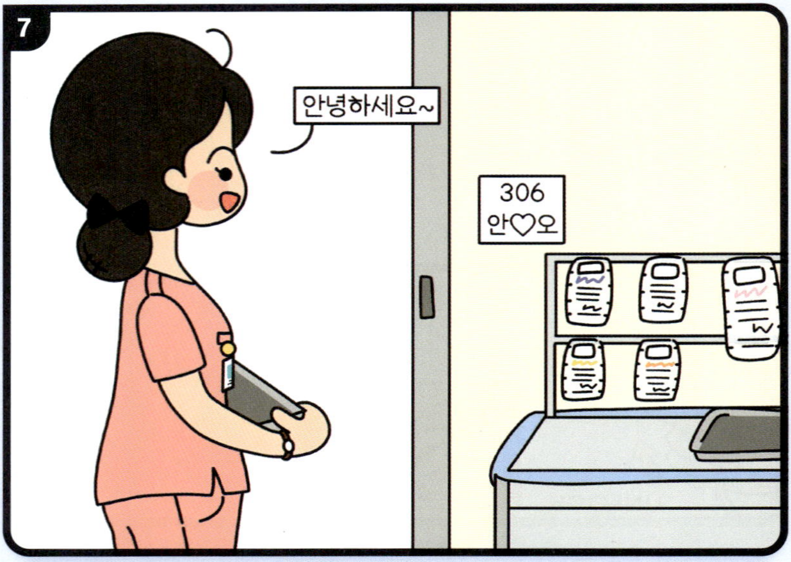

7. 수행 전에, 환자에게 인사 후 본인이 누구인지를 밝힌다.

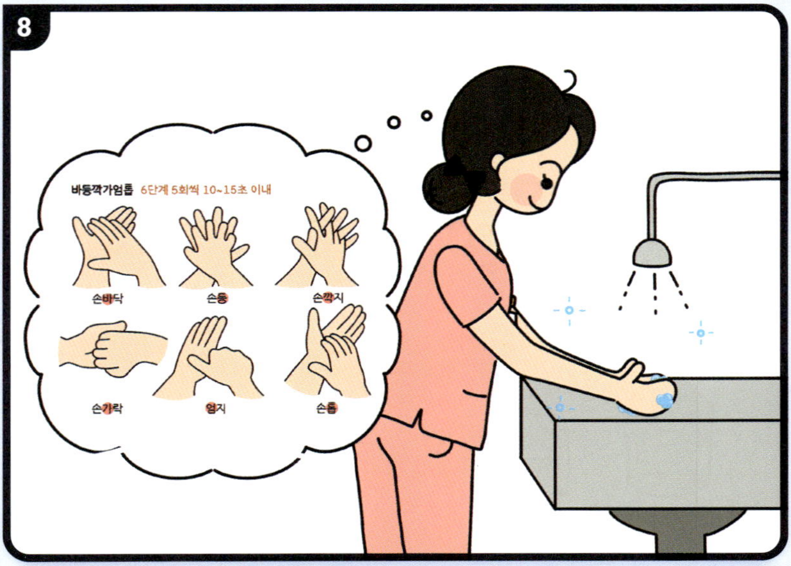

8. 6단계의 손 위생을 수행한다.

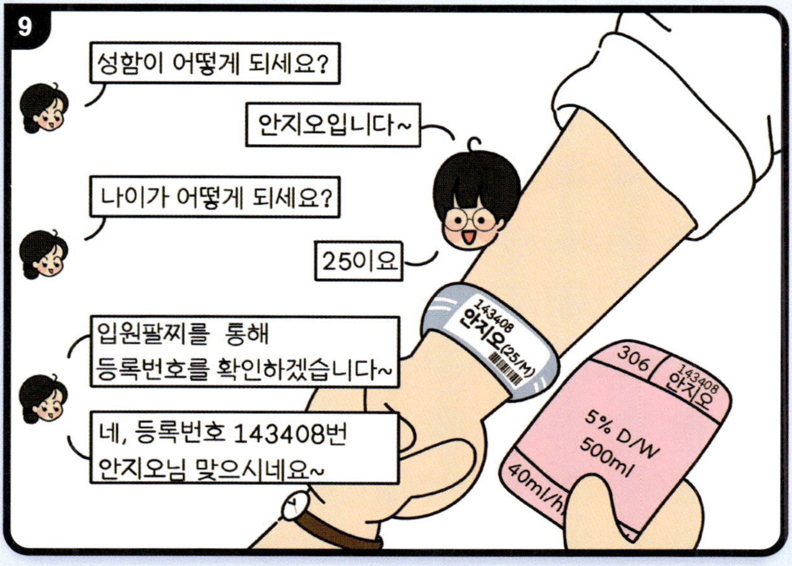

9. * 간호대상자에게 직접 성함을 물어보고(개방형 질문), 투약카드와 입원 팔찌 등으로 이중 확인한다.

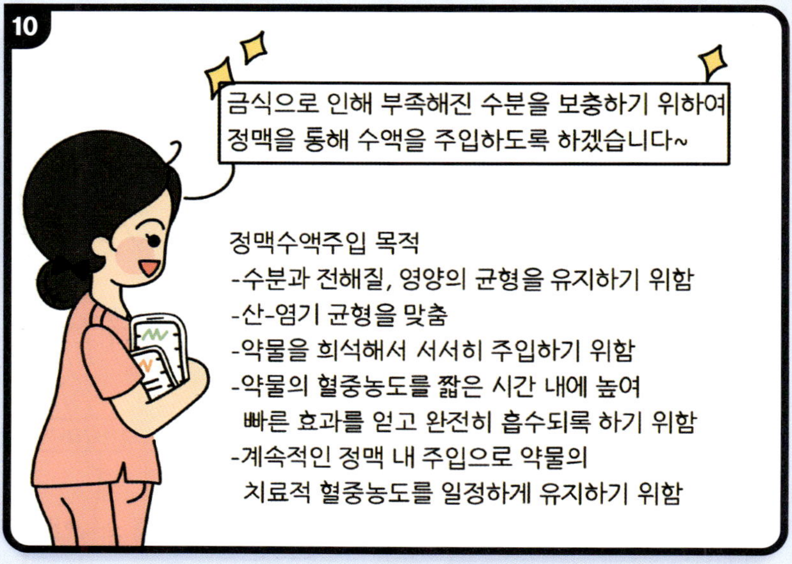

10. 투여하는 수액의 목적과 부작용 등 유의사항을 설명하고 부작용 증상 시 보고하도록 한다.

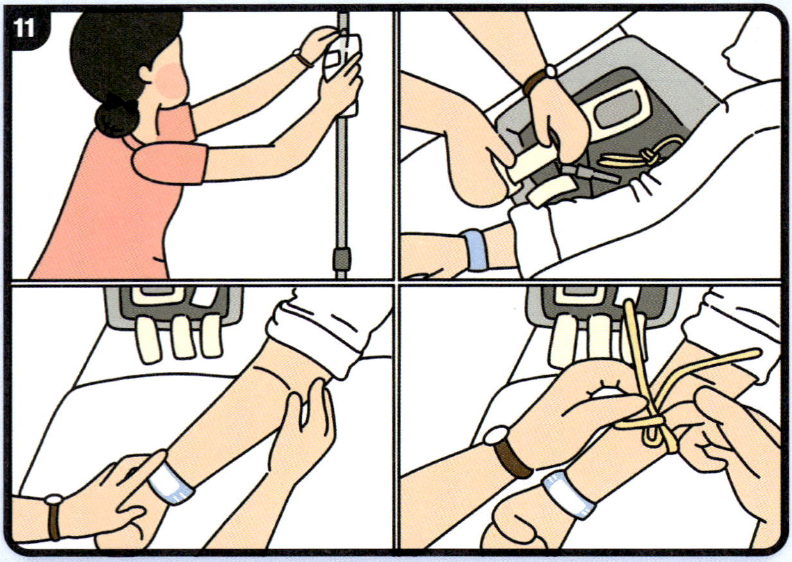

11. * 정맥상태 확인 후 천자할 주사부위보다 위로 12~15cm 위치에 지혈대를 적용한다.
- 수액백을 걸어 주사부위쪽에 수액세트 위치를 정하고, 주사 후 필요한 반창고를 미리 잘라둔다.

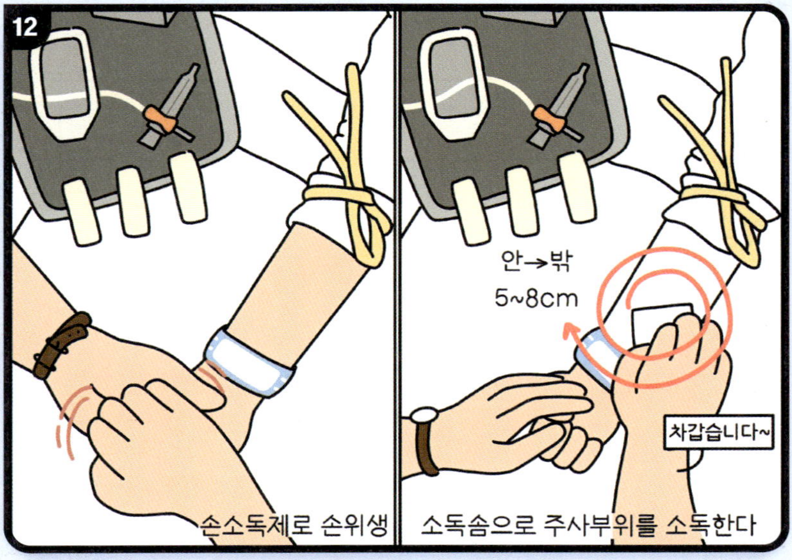

12. 주사침 천자부위를 알콜솜으로 중심에서 바깥으로 원으로 그리면서 5-8cm 크기로 소독한다.

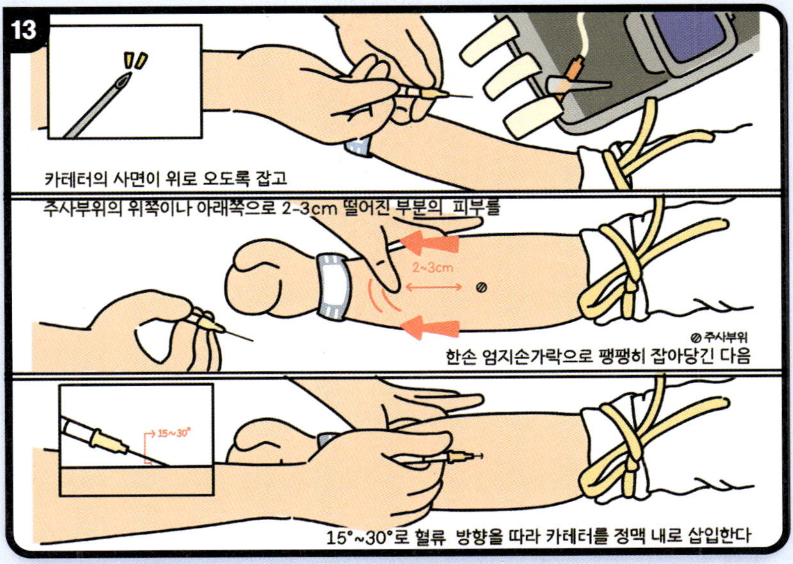

13. * 주사부위가 팽팽해지도록 한손으로 주사침이 들어갈 아래쪽이나 위쪽 피부를 살짝 잡아당기면서 팔을 잡고, 다른 손으로 카테터 사면이 위로 오게 잡은 후 주사부위 피부의 표면과 주사침이 15~30도 정도 유지하면서 정맥혈류방향을 따라 정맥 내로 삽입한다.

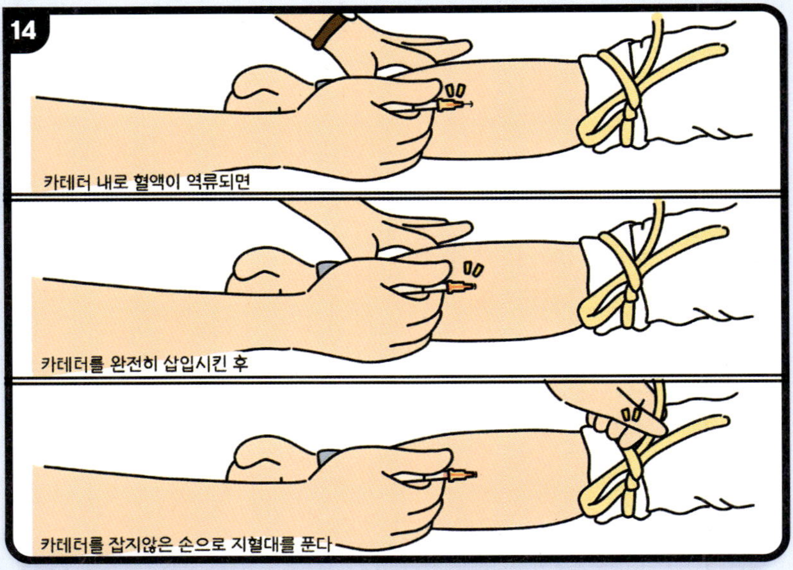

14. * 정맥 내로 카테터 삽입 중 카테터로 혈액이 역류(regurgitation)되면 삽입각도를 살짝 내리면서 카테터 내관탐침을 뒤로 빼면서 외관을 완전히 삽입한다.

- 카테터 삽입 후 카테터를 잡지않은 손으로 지혈대를 푼다.

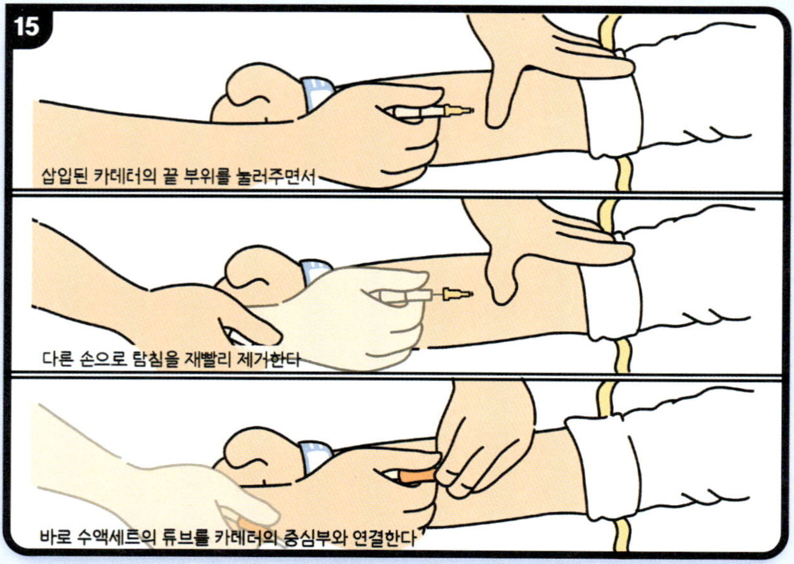

15. 지혈대를 푼 손으로 정맥 내 삽입된 카테터 끝부분을 눌러 지혈하면서 탐침을 제거하고, 수액세트의 끝 튜브와 탐침이 제거된 카테터 뒤 중심부를 서로 연결한다.

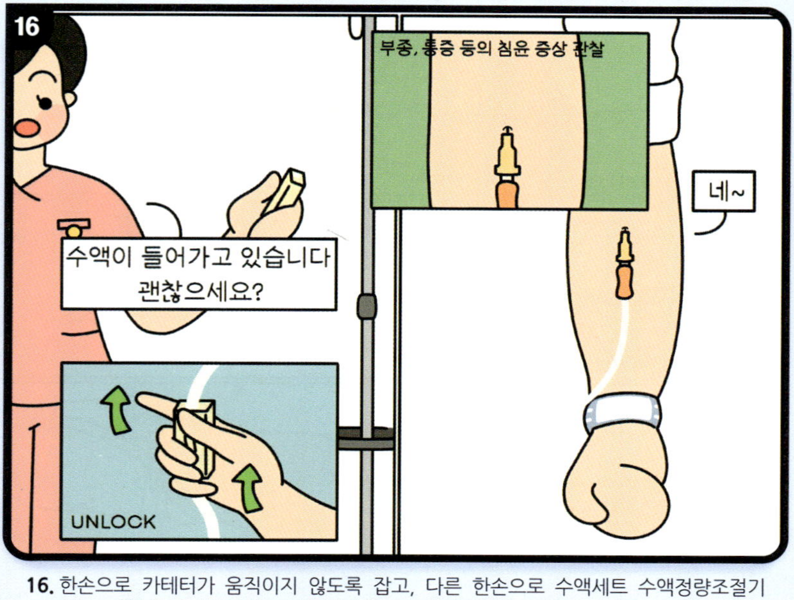

16. 한손으로 카테터가 움직이지 않도록 잡고, 다른 한손으로 수액세트 수액정량조절기(clamp)를 풀어 수액주입이 되는지와 주사부위의 이상유무(부종, 통증, 침윤 등)를 관찰한다.

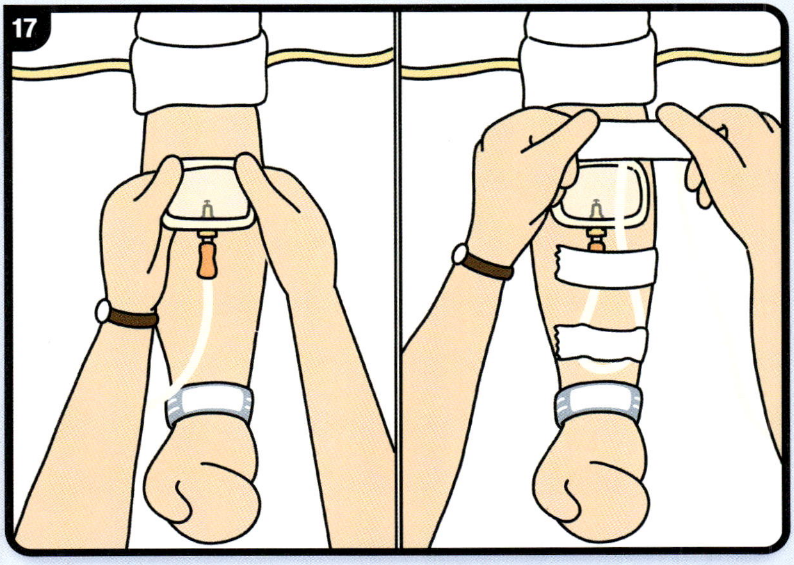

17. 한손은 계속 카테터가 빠지지 않도록 잡고 있으면서 다른 손으로 카테터를 고정할 반창고를 붙인다.

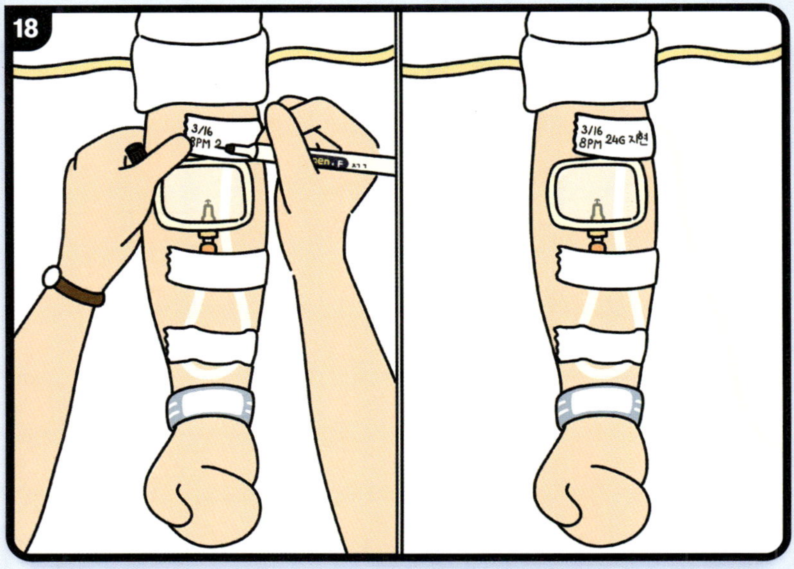

18. *고정용 반창고나 드레싱에 카테터 삽입 날짜와 시간, 카테터의 크기를 기입한다.

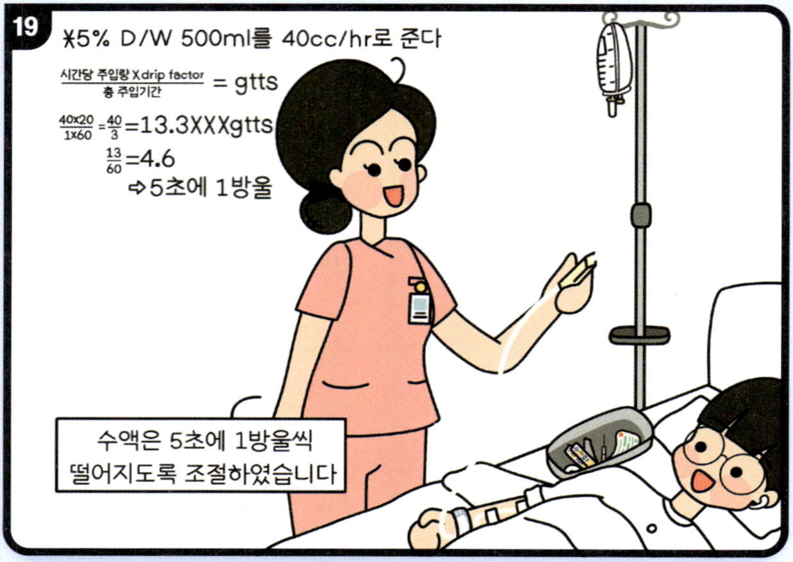

19. * 처방에 따라 주입하는 수액의 속도를 조절한다.

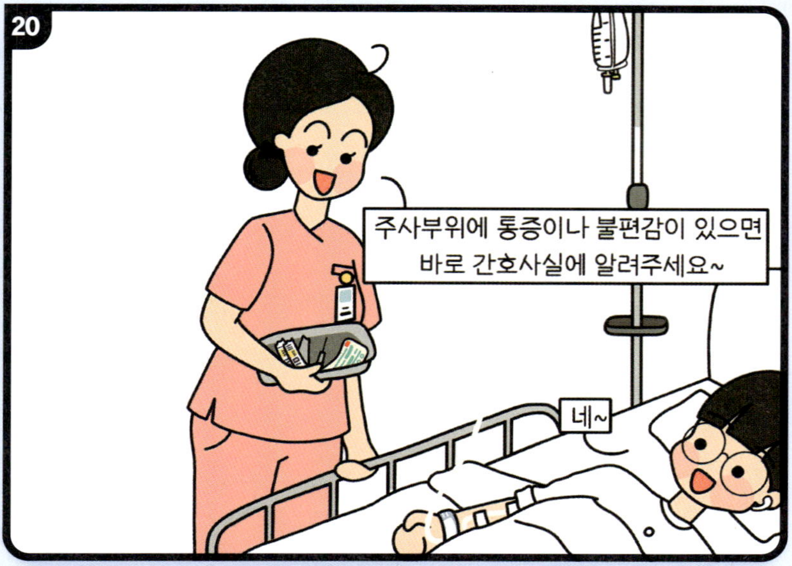

20. 주사부위 통증이나 불편감이 있으면 알려달라고 설명한다.

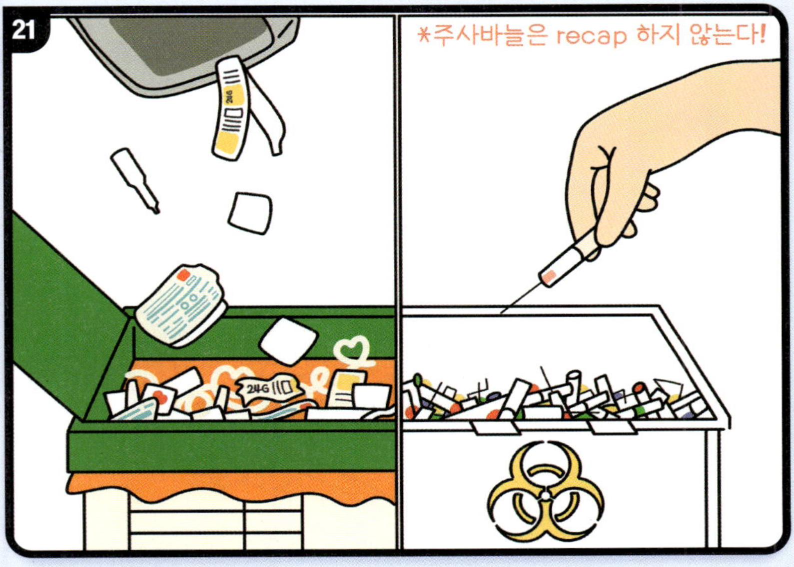

21. 주사 후 사용한 물품을 분리하여 정리한다.(손상성폐기물과 일반폐기물 구분)

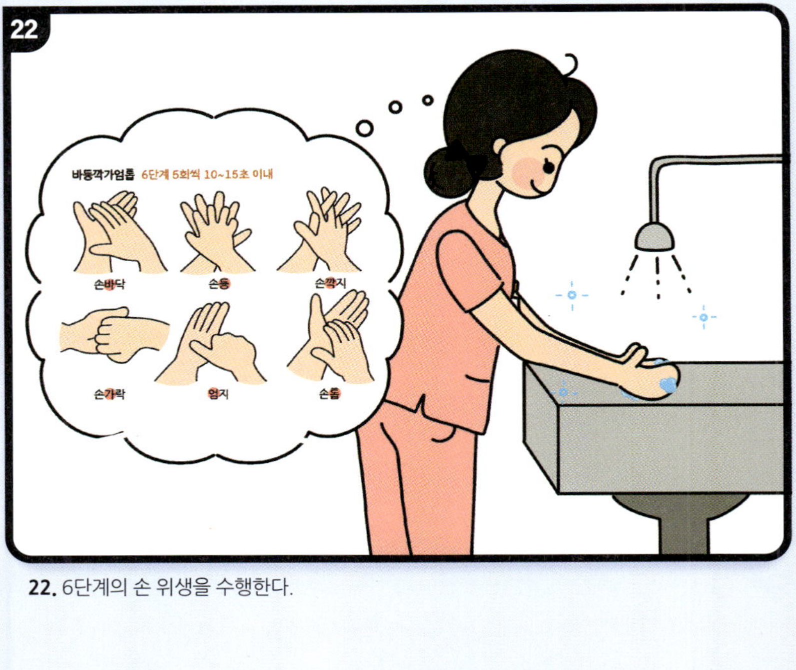

22. 6단계의 손 위생을 수행한다.

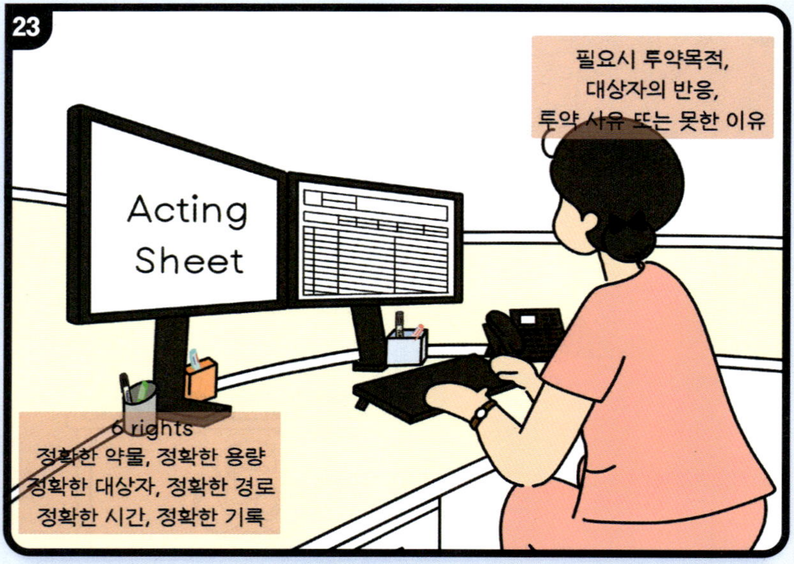

23. 투약한 결과를 nursing record지와 medication record지에 기입한다.

① 6 rights(대상자명, 약명, 용량, 투약경로, 투약시간, 기록)

② 필요시 투약목적, 상자의 반응, 투약 못한 이유

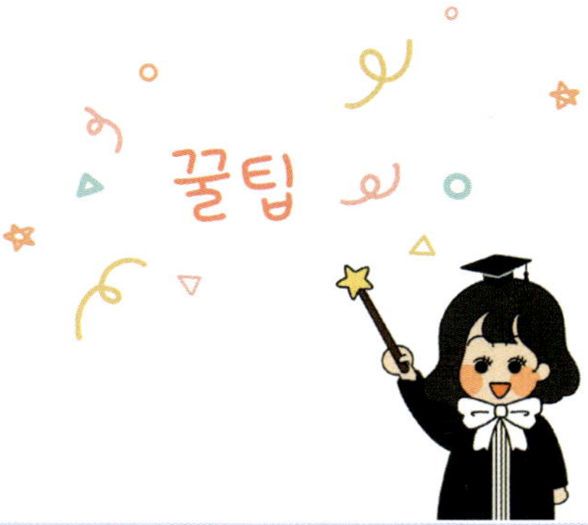

1. 투약 시 무균술 적용

* 대상자를 위한 수액 준비전후에는 반드시 손위생을 실시.
* 주사기의 멸균포장 유통기간확인, 주사바늘 연결내외관 무균 유지
* 수액세트의 혈관바늘 연결부위, 주입포트 무균 유지
* 주사 부위는 알코올 솜으로 안쪽에서 바깥쪽으로 둥글게 닦아 무균 유지
* 수액세트의 삽입침, 연결 부위, 주입포트 등은 무균적으로 유지
* 바이알 약물은 뚜껑을 벗긴 후 고무마개를 알코올 솜으로 닦아 무균 유지
* 앰플은 개방된 입구 주변에 주사바늘이 닫지 않도록 주의

2. 말초정맥 주사부위

〈정맥의 상태〉

* 곧고 부드러우며 탄력 있는 혈관

〈정맥의 위치〉

* 가능한 정맥천자부위는 말초정맥 사용
* 반복적인 정맥천자가 필요할 경우 근위부 정맥 사용

* 부위: - 손등의 중수정맥(Dorsal metacarpal vein)

- 팔의 요측피정맥(Cephalic vein)
- 척측피정맥(basilic vein)
- 정중 전 척측피정맥(median cubital vein)
- 요골정맥(Radial vein)

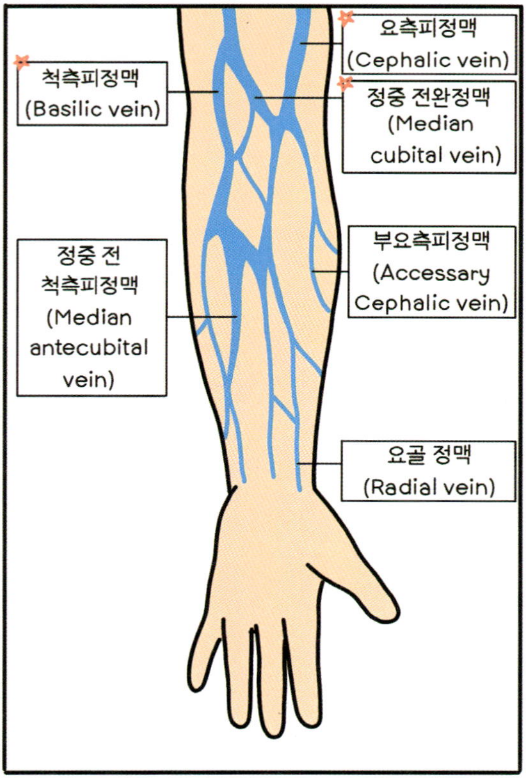

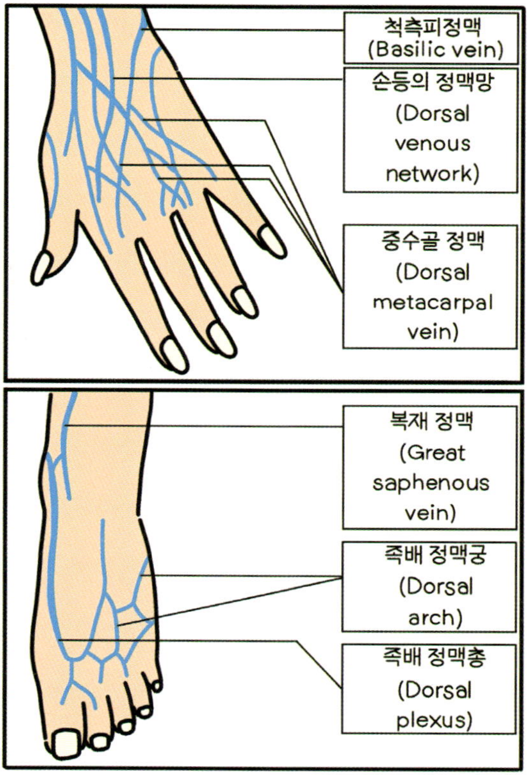

3. 수액용량 계산

① 주입속도 계산(20gtt당 1ml의 set 사용 시)

* 분당 방울수 = $\dfrac{\text{1일 주입량(mL)} \times \text{방울/mL}}{\text{24시간} \times \text{60분}}$

* 1방울 점적에 걸리는 시간(초)= $\dfrac{\text{24시간} \times \text{60분} \times \text{60초}}{\text{1일 주입량(mL)} \times \text{방울/mL}}$

예시) 1일 1000mL 수액 주입시 13.8방울/ 분(4.32초에 1방울 주입)

- 분당 방울수= 1,000 × 20/24 × 60 = 13.8 방울/분
- 1방울 점적에 걸리는 시간(초)=
  24 × 60 × 60 / 1,000 × 20 = 4.32 초에 1방울

② 시간당 주입량에 따른 방울 점적수 모니터링 방법

1일 총 주입량(ml)	mL/hr	gtt	drop 간격
500	20	6.6	9초마다
1,000	40	13.3	4.5마다
1,500	60	20	3초마다
2,000	80	26.6	2.2초마다
2,500	100	33.3	1.8초마다
3,000	120	40	1.5초마다
3,500	140	46.6	1.2초마다
4,000	160	53.3	1.1초마다

4. 말초정맥 수액 종류는?

① 등장액(isotonic solution): 체액과 삼투압농도가 같은 용액

(1) 5% Dextrose in water(5% D/W): 리터당 약 170cal 공급, 50g의 포도당 함유(열량 공급 효과), 나트륨을 함유하고 있지 않아 수분이 혈청의 나트륨 양을 희석하기 때문에 과한 용량은 사용하지 않음.

(2) 0.9% NaCl(NS): 수분과 전해질 공급, 급성 출혈, 탈수증상 있을 때 혈장량 보충

(3) Lactated Ringer's solution: 혈장과 거의 같은 농도의 다양한 전해질을 포함한 저장성 용액, 수술시, 저혈량증, 화상, 담즙 혹은 설사로 인한 수분 소실 시 보충

② 저장액(hypotonic solution): 체액보다 삼투압 농도가 낮은 용액, 혈관 → 조직으로 수분이동

(1) 0.33% NaCl: 나트륨, 염소, 유리수를 공급하는 저장성 용액, 나트륨과 염소가 신장에 필요한 양을 선택, 보유할 수 있게 함.

(2) 0.45% NaCl(H/S: half saline solution): 나트륨, 염소, 유리수를 공급하는 저장성 용액

③ 고장액(hypertonic solution): 체액보다 삼투압 농도가 높은 용액, 조직 → 혈관으로 수분 이동.

(1) 5% Dextrose in 0.45% NaCl: 세포외액 보충, 구토, 에너지 보급, 수술 전후 수분 전해질 공급

(2) 10% Dextrose in water(10% D/W): 리터당 340cal 공급, 말초경구영양(PPN)시 이용

5. 말초정맥 수액의 부작용은?

① 침윤

* 원인: 일혈(혈관외 유출)로 인해 주사액이 피하조직으로 새어나옴
* 증상: 주사부위 통증, 종창, 혈관막힘, 멍, 혈점 등

* 간호중재: 징후가 나타나는지 주사 부위 확인, 징후가 나타나면 주입 중지, 정맥주사 놓은 사지의 움직임 제한, 해당 부위 상승, 냉.온 찜질 적용

② 정맥염

* 원인: 바늘 또는 카테터로 인한 기계적 손상, 용액에 의한 화학적 손상, 오염

* 증상: 국소적 급성 압통, 발적, 열감, 주입부위의 정맥에 가벼운 부종
* 간호중재: 즉시 주입을 정지, 불편감 감소를 위해 냉요법 후 온요법을 적용, 정맥사용금지

③ 공기색전

* 원인: 공기가 주입선을 통해 정맥으로 들어옴.
* 증상: 호흡곤란, 빈맥, 청색증, 혈압하강, 의식소실
* 간호중재: 주입선으로 공기가 들어가지 않도록 함, 좌측을 향한 트렌델렌버그 체위(우심방으로 공기가 올라가게 함으로써 폐동맥으로 공기가 들어가는 것을 예방)

④ 혈종

* 원인: 주사바늘의 삽입이나 제거 시 혈관 벽 손상
* 증상: 삽입 부위 조직에 혈액이 고이고 변색되는 증상, 삽입부위 부종, 멍, 통증
* 간호중재: 수액 주입 즉시 중단, 주사부위 상승, 멸균거즈로 적절한 압박 가해 지혈

⑤ 감염

* 원인: 부적절한 손 씻기, 오랫동안 한 부위에 혈관카테터 유지하거나 무균술 준수하지 않은 경우
* 증상: 홍반, 열감, 화농성 삼출물, 열, 오한, 백혈구 증가
* 간호수행: 수액 주입 즉시 중단, 혈관카테터 끝을 배양검사하고 혈액배양검사 실시, 적절한 항생제 투여

7. 근거기반 솔루션

Q 정맥수액주입의 목적은?

① 체내의 수분과 전해질, 영양의 균형을 유지하기 위함
② 체내의 산-염기 균형을 맞추기 위함.
③ 약물의 혈중 농도를 높여 빠른 시간 내 효과를 나타내며, 완전 흡수 효과가 있음.
④ 약물의 치료적 농도를 일정하게 유지하기 위함.

Q 정맥 주사 시 정맥혈관을 잡기 용이하게 하기위한 방법은?

다음 중 가능한 방법을 선택함.
① 주사 맞는 팔의 위치를 심장보다 낮게 위치함.
② 지혈대를 묶은 상태에서 주먹을 쥐었다 폈다 함.
③ 지혈대로 묶은 상태에서 천자부위를 손가락으로 부드럽게 두드림.
④ 천자부위에 온습포를 제공함.

Q 정맥 주사 시 천자할 피부부위를 소독 솜으로 닦은 후 완전 건조시키는 이유는?

알콜이 증발하면서 세균을 용해하기 때문이며, 또한 알코올이 들어가면 혈관경련이 일어날 수 있음.

Q 정맥천자 후 반창고에 기록해야 할 사항과 그 이유는?

기록사항: 날짜, 시간, 크기

기록이유: 주사부위 교환시기(72~96시간)를 확인하기 위함과 주사 카테터의 크기에 따라 사용수액의 종류가 다름.

7장

간헐적 위관영양

(FEEDING: NG tube feeding)

10분 소요 | 난이도

성취목표

- 간헐적 위관영양의 목적과 절차를 설명할 수 있다.
- 간헐적 위관영양액과 물품을 준비할 수 있다.
- 간헐적 위관영양을 정확하게 수행할 수 있다.
- 간헐적 위관영양 수행을 정확하게 기록할 수 있다.

준비물

처방된 위관영양액, 관장용 주사기(50mL), 영양액 주입 용기와 세트, 물, 쟁반(tray), 곡반(폐기물 용도), 소독제

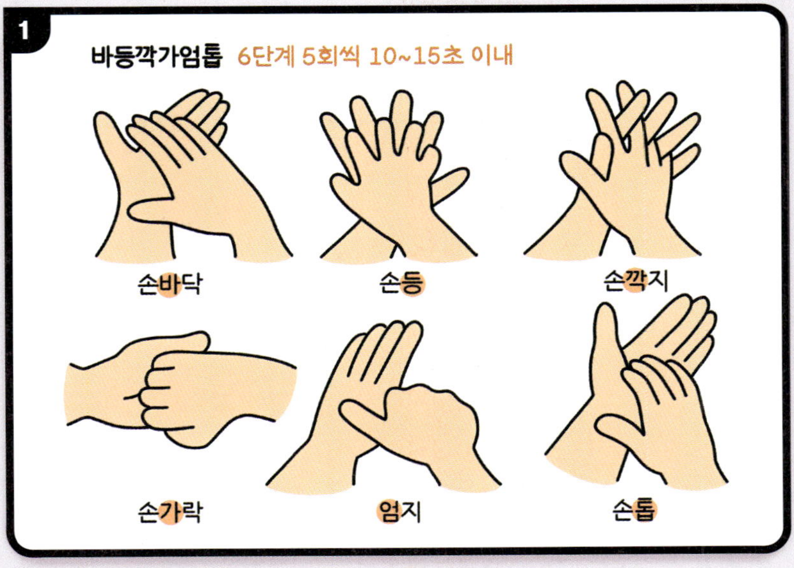

1. 6단계의 손 위생을 수행한다.

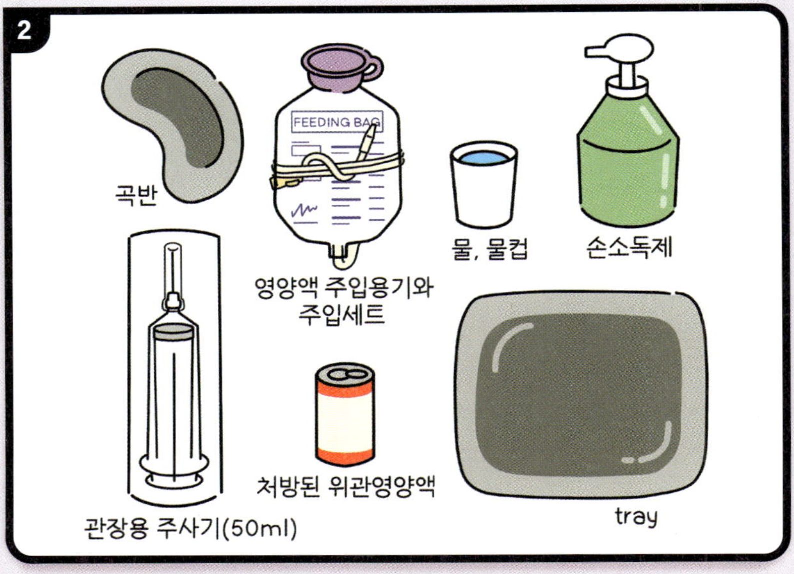

2. 위관영양에 필요한 물품을 챙긴다.

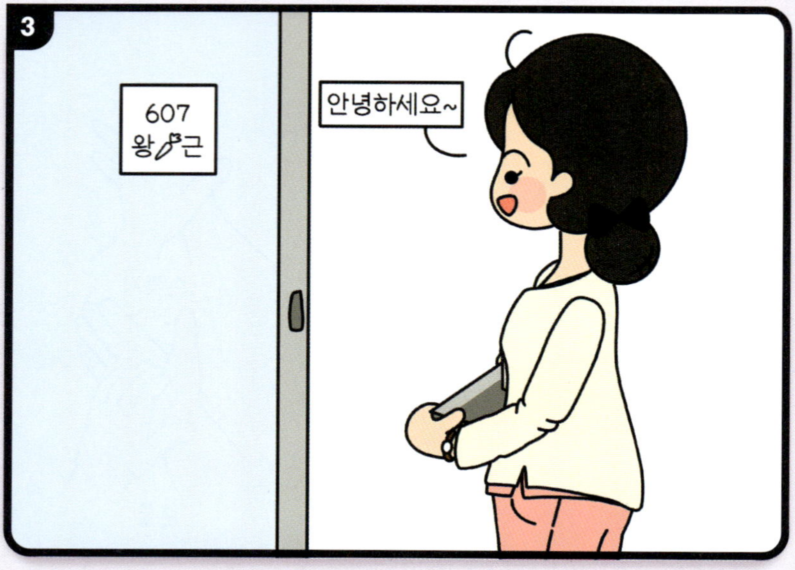

3. 위관영양 전에, 환자에게 인사 후 본인이 누구인지를 밝힌다.

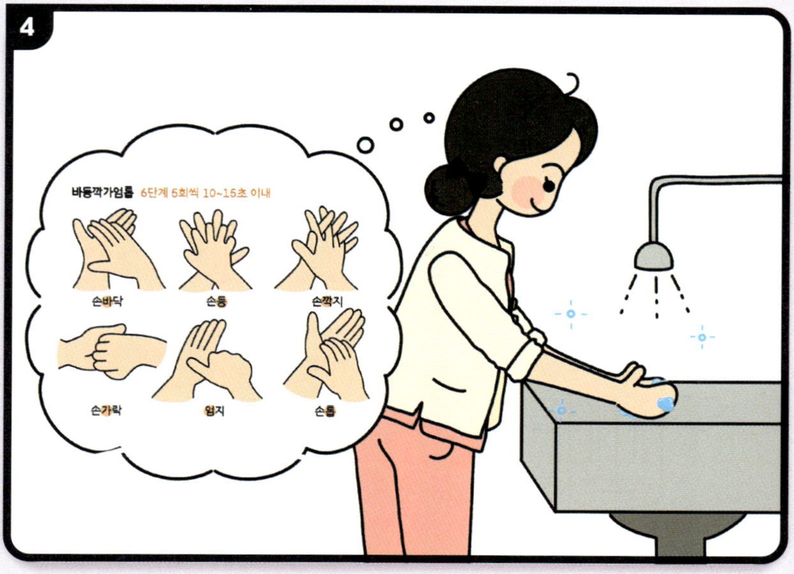

4. 6단계의 손 위생을 수행한다.

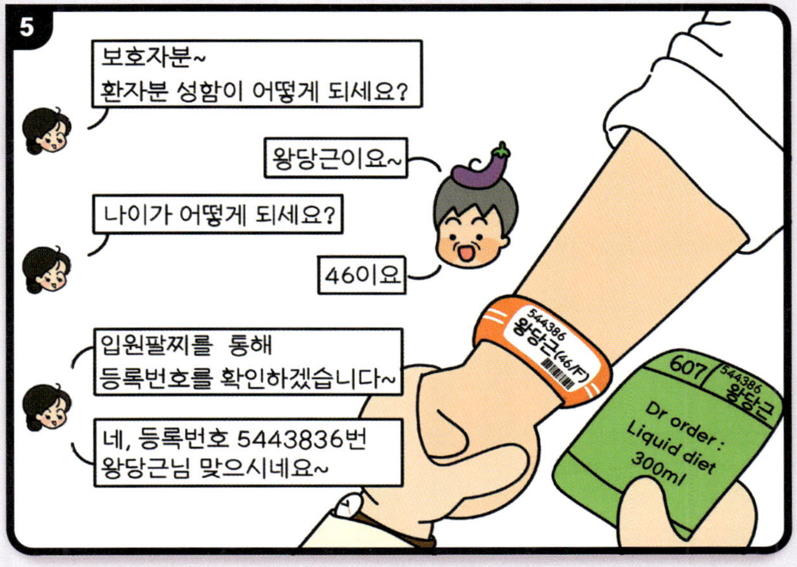

5. * 간호대상자에게 직접 성함을 물어보고(개방형 질문), 환자리스트와 입원 팔찌 등으로 이중 확인한다.

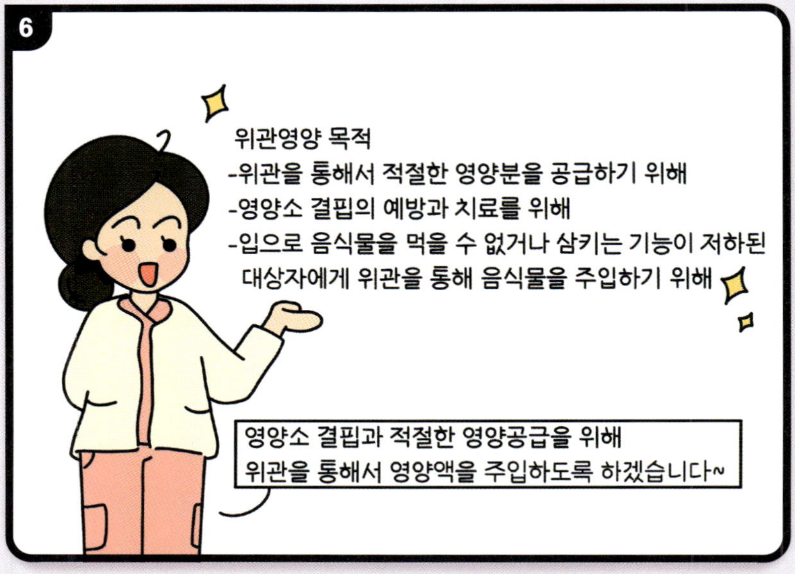

6. 간호대상자에게 위관영양을 하는 목적과 순서에 대해 미리 설명한다.

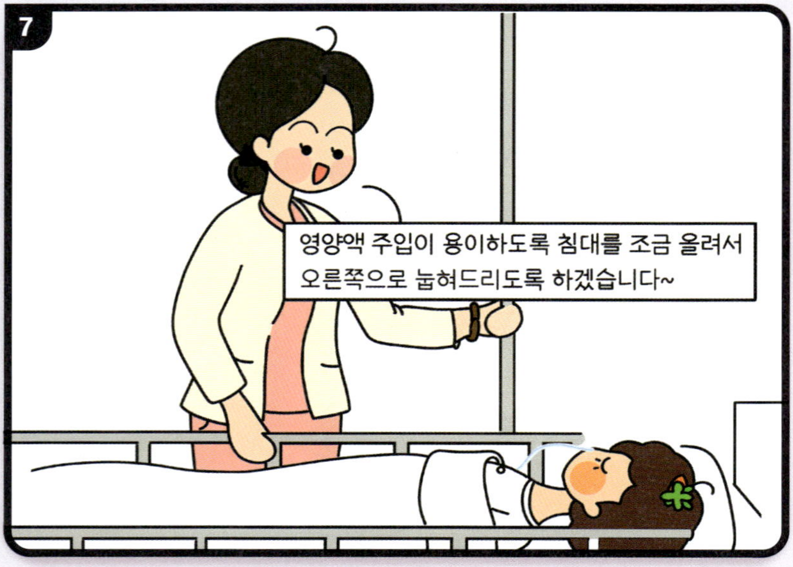
7
영양액 주입이 용이하도록 침대를 조금 올려서
오른쪽으로 눕혀드리도록 하겠습니다~

7. 대상자에게 위관영양 시 안전한 체위(30~45도 앉은 자세)를 잡아준다.
- 일어날 수 없는 환자의 경우엔 위가 눌리지 않도록 우측위를 취한다.

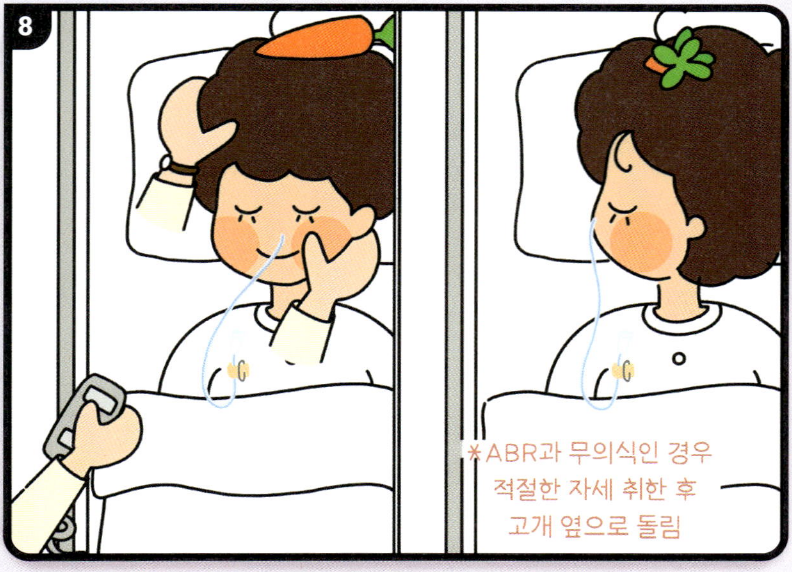
8
*ABR과 무의식인 경우
적절한 자세 취한 후
고개 옆으로 돌림

8. 침상 절대안정이나 무의식환자의 경우엔 안전한 자세 후, 고개를 옆으로 돌려 준다.

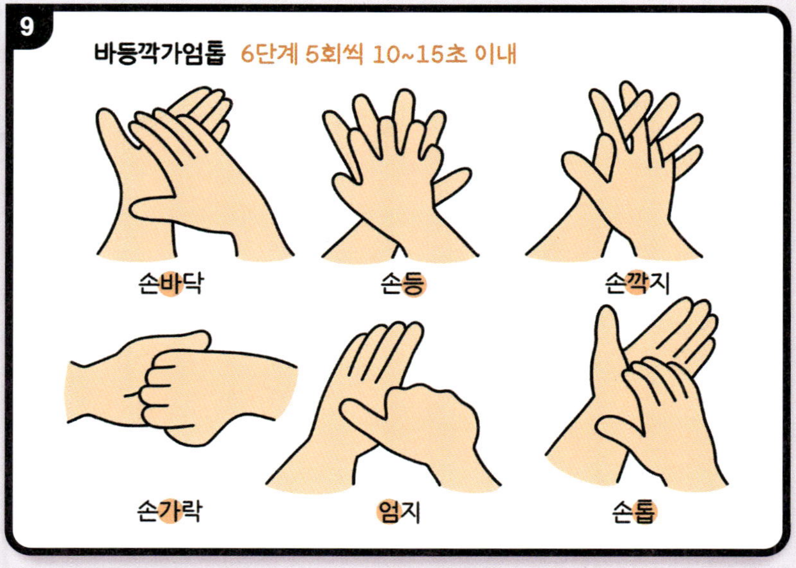

9. 6단계의 손 위생을 수행한다.

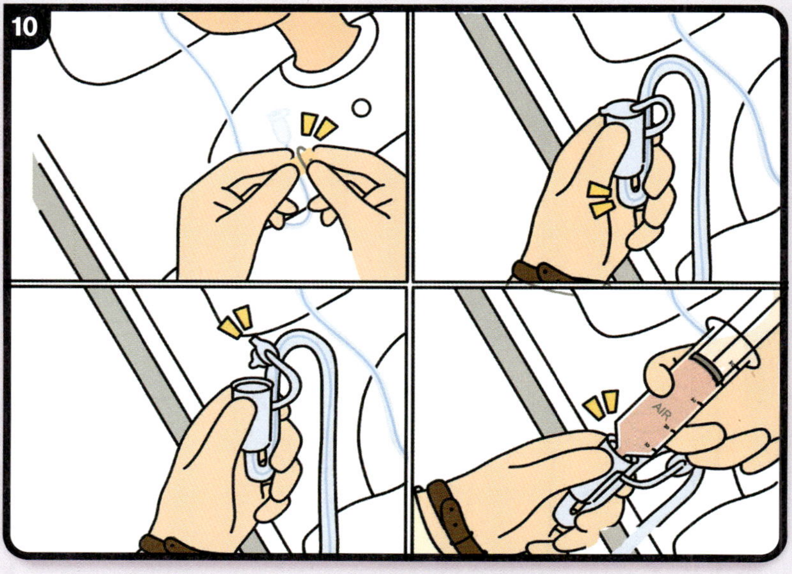

10. 환자에게 삽입된 위관의 외부 끝을 꺽고 마개를 연 후, 위관영양 주사기를 연결한다

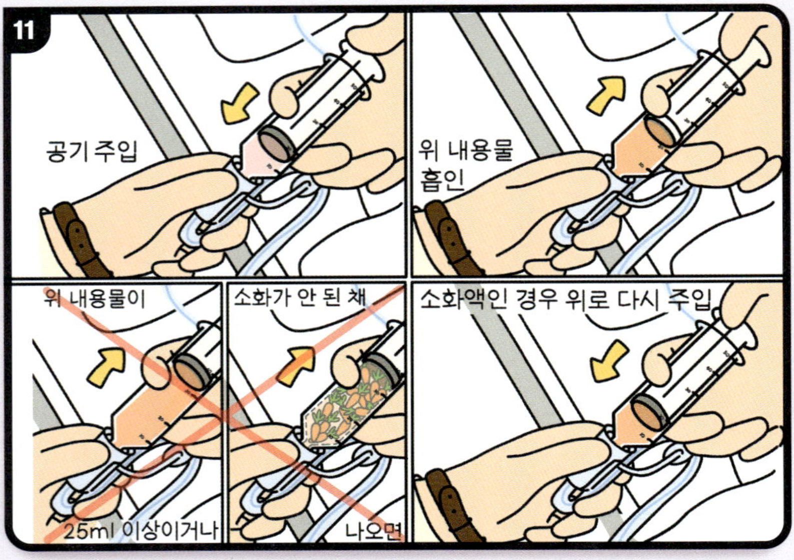

11. * 연결된 위관영양 주사기로 공기 30cc를 빠르게 주입한 후, 주사기로 위내용물을 흡인하여 소화상태를 파악 후 다시 주입한다.
- 흡인된 위내용물이 250cc 이상 소화가 안된 경우엔 영양공급을 하지않고 의사에게 보고한다.

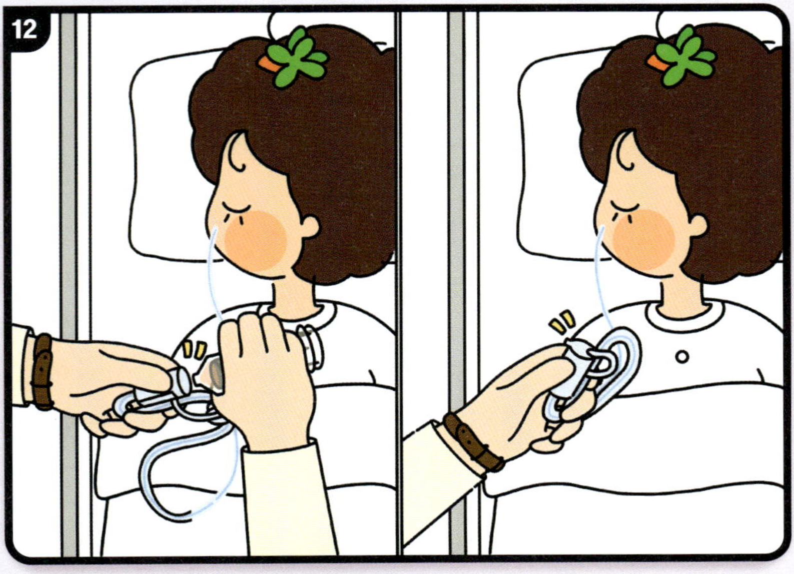

12. 위관영양 주입이 가능한 상태이면, 영양액 주입을 위해 주사기를 분리하여 위관 마개를 막는다.

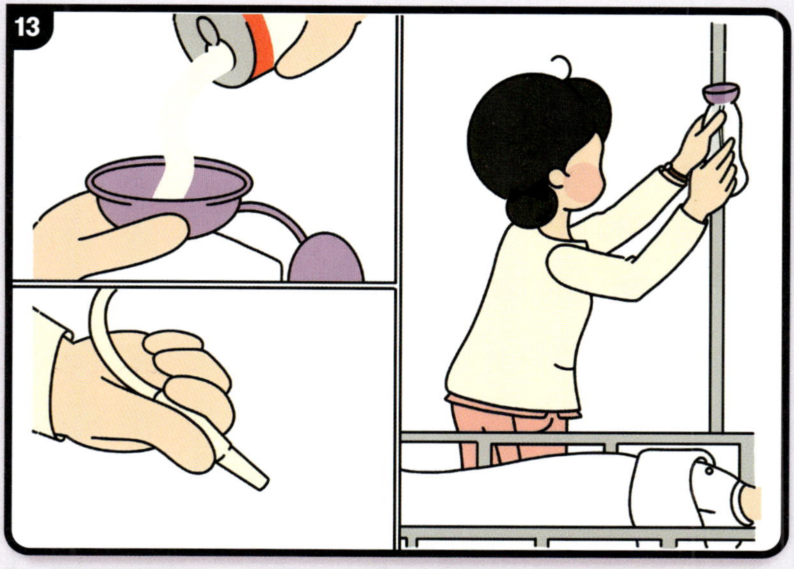

13. 영양백을 걸대에 걸고 주입세트에 연결하여 주입세트 공기를 제거 후 준비해 둔다.

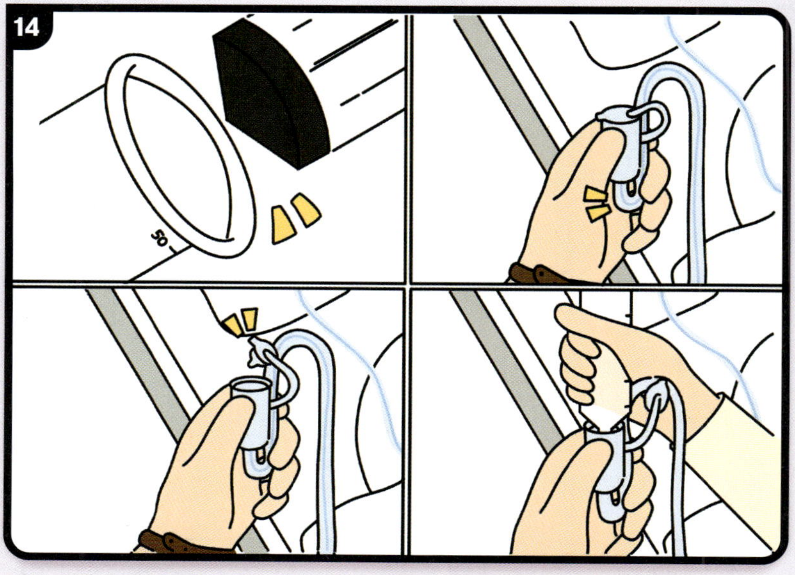

14. 영양액 주입 전: 위관 끝을 꺾어쥔 뒤 마개를 열고 내관이 제거된 주사기를 연결한다.

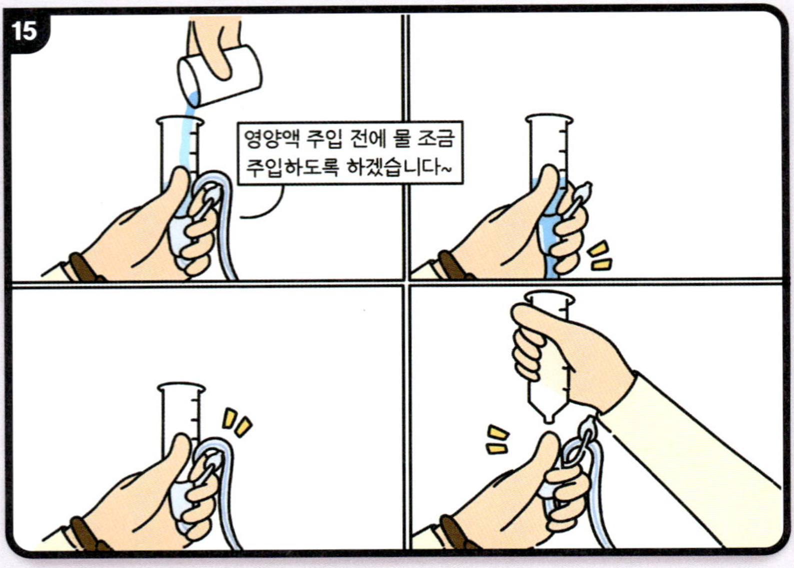

15. *영양액 주입 전: 내관이 제거된 영양주사기로 실온의 물15~30cc를 천천히 주입한다.

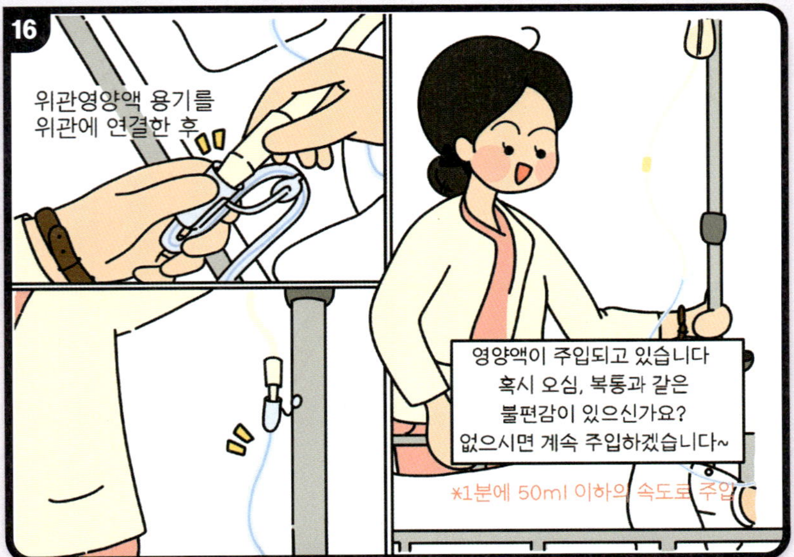

16. *준비된 영양백 주입세트 출구를 위관에 연결한 후 속도조절기(clamp)를 풀어 1분에 50cc이하로 주입되게 한다.(위관 마개를 여는 경우엔 꺾어 쥐도록 한다)

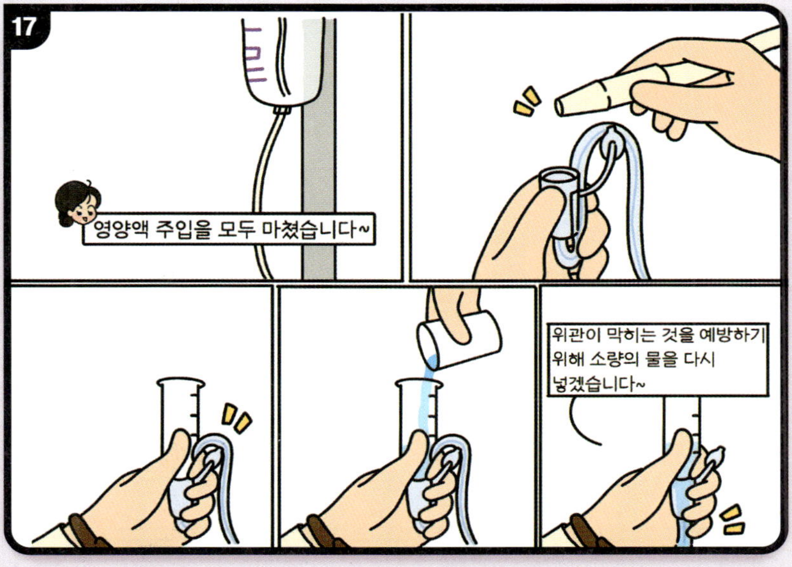

17. 위관 영양액 주입이 완료되면 clamp를 막고 위관을 꺾은 뒤 주입세트를 분리하여 제거한다.

- 영양주입 완료 후에도 내관이 제거된 영양주사기로 실온의 물30~60cc를 천천히 주입한다.

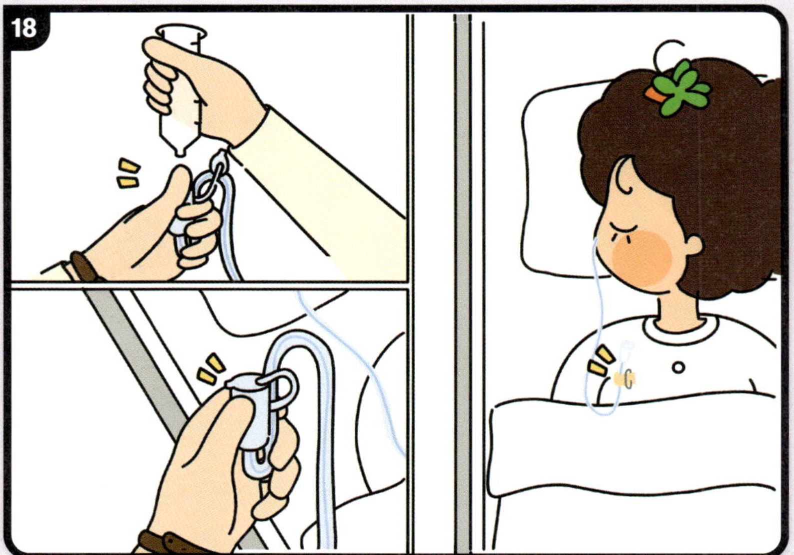

18. 영양주사기 안 물이 완전히 내려가기 직전에 위관을 꺾어쥔 후 주사기를 빼고, 위관마개를 막고 제자리에 고정한다.

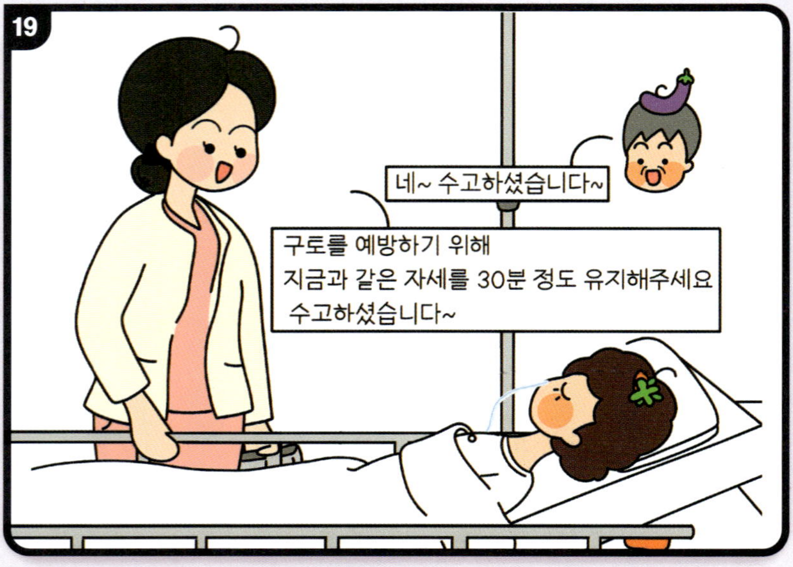
19
네~ 수고하셨습니다~
구토를 예방하기 위해
지금과 같은 자세를 30분 정도 유지해주세요
수고하셨습니다~

19. * 대상자에게 구토 방지를 위해 자세를 그대로 30분 이상 유지하도록 설명한다.

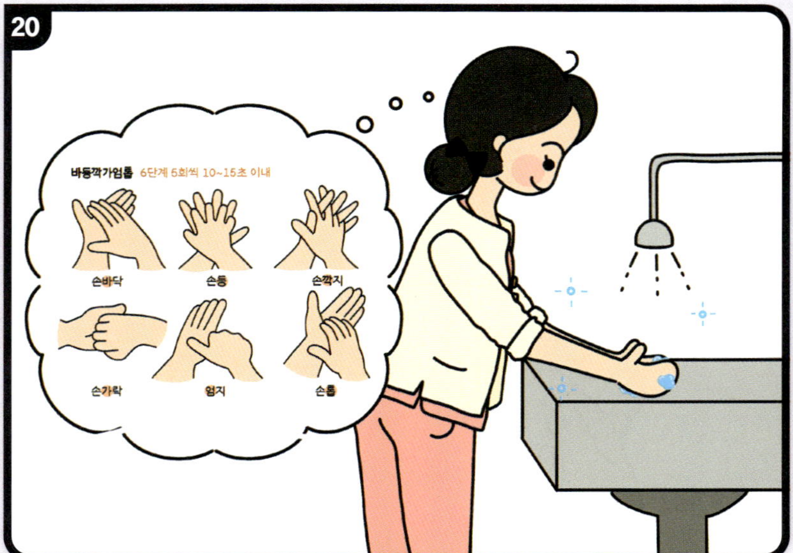
20
바등깍가엄톱 6단계 5회씩 10~15초 이내
손바닥
손등
손깍지
손가락
엄지
손톱

20. 6단계의 손 위생을 수행한다.

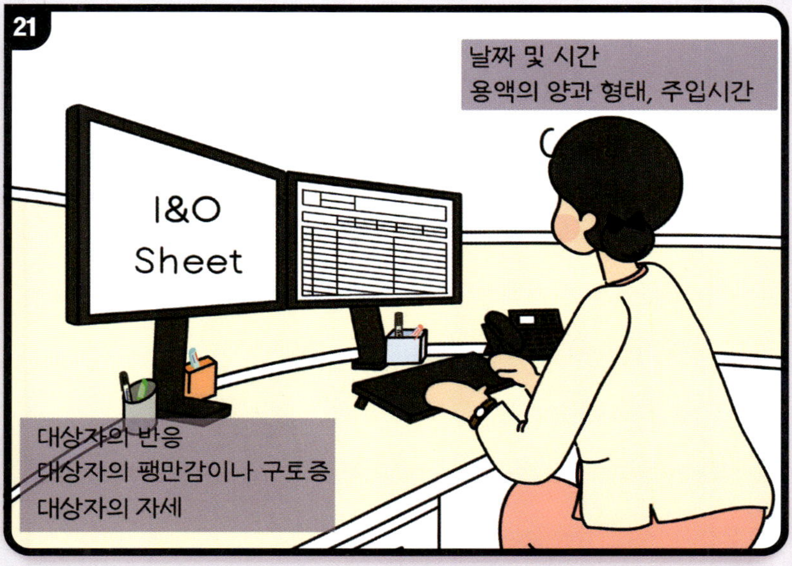

21. 결과를 nursing record지에 기록한다.
① 날짜 및 시간
② 용액의 양과 형태, 주입시간
③ 대상자의 반응
④ 대상자의 팽만감이나 구토증
⑤ 대상자의 자세

꿀팁

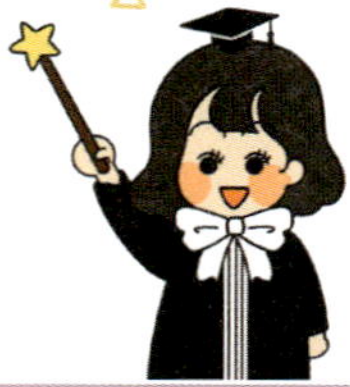

1. 내과적 무균술

* 모든 대상자는 접촉 전, 후에는 손을 씻음.
* 미생물 전파 방지를 위하여 장갑을 착용함.
* 비위관 사용 시 공기나 미생물이 들어가지 않도록 관을 꺾어서 열고 닫음.

  손 위생: 환자 접촉 전, 접촉 후, 무균 시술 전, 체액 노출 위험이 있는 행위 후, 환자 주변 환경 접촉 후 시행

* 깨끗한 영역이 더러운 영역에 의해 오염되는 것을 막기 위해 덜 더럽혀진 영역을 먼저 깨끗이 한 후 더러워진 영역을 깨끗이 함.

2. 위관영양의 적응증

* 위장관 기능에 문제가 없지만 경구 섭취가 불가능하거나, 부족한 경우
* 경구 섭취만 시행할 경우 영양결핍의 위험이 높은 경우
* 만성질환으로 경구 섭취가 불가능한 경우
* 신경학적 질환이나 목 인두의 문제로 연하장애가 있는 경우
* 수술 전 심한 영양결핍이 있는 대상자

* 구강 섭취가 3일 이내에 충분히 가능하지 않거나 안전하지 않은 것으로 예상되는 모든 환자 중 위장관의 기능이 정상적이고 경장영양의 삽입이 가능한 대상자

3. 위관영양 시 체위

* 금기가 아닌 경우 대상자를 30~45도 정도 앉은 자세를 취하게 한다.
* 일어나지 못하면 오른쪽 측위로 눕힌다.
* 위관영양 주입이 끝나면 구토를 예방하기 위해 30~35도 앉은 자세를 30분 이상 유지하도록 한다.

4. 위관영양 시 주의사항

* 1회 주입량은 200~250mL이며, 4~6시간 간격으로 주입한다.
* 유동식을 주입할 때마다 튜브의 위치가 변할 수 있기 때문에 튜브의 길이를 확인한다.
* 위 잔류량이 250mL 이상이면 보고한다.
* 주사기로 흡인된 내용물은 수분 및 전해질 불균형이 생기지 않도록 다시 주입한다.
* 비위관 영양 시 30~45도 앉은 자세나 오른쪽으로 눕히는 이유: 기도 흡인 가능성을 줄이고 중력에 의해 유동식이 위 내로 들어가게 하기 위함.

5. 위관영양 부작용 종류와 간호는?

* 탈수, 설사와 장경련: 영양액의 농도를 묽게 하고 영양액을 천천히 주입
* 오심과 구토: 영양액 주입 멈춤, 위 잔류량 검사, 아주 천천히 영양액 주입, 식사 후 30분 동아 반좌위나 우측위 유도
* 흡인: 항상 반좌위 유지, 튜브나 음식이 기도로 들어가지 않도록 관리
* 당뇨와 빈뇨: 농도가 짙은 영양액은 천천히 주입, 농도를 묽게, 필요시 인슐린 투여

6. 근거기반 솔루션

Q 경장영양 전 위관을 꺾어 쥐고 있던 위관을 풀고, 비어 있는 주사기로 30cc 공기를 주입한 후 주사기내관을 당겨 위내용물의 유무를 확인하는 이유는?

공기를 주입하는 이유는 청진기로 비위관이 기도가 아닌 위내에 삽입되었는지 확인하는 방법이며, 위내용물을 역류하는 이유는 위내용물 유무로 경장튜브가 올바르게 삽입되었음을 예측할 수 있음.

Q 당겨진 주사기 내관에 흡입된 위 내용물이 소화액(위액)인 경우 처치 방법은?

주사기 내관의 소화액은 다시 밀어 넣어 주입함.
이유는 소화액을 위장 밖으로 빼낼 경우 산염기 평형과 전해질 균형을 방해할 수 있기 때문임.

Q 환자에게 삽입된 경장 튜브의 주입구를 분리 시 모든 과정에서 위관을 꺾어 쥐는 이유는?

위장 내로 공기가 유입됨을 차단하기 위함.
이유는 위장 내 공기는 복부 팽만과 소화를 방해할 수 있기 때문임.

Q 위관경장튜브(Levin-tube) 제거(withdraw) 중에 튜브 내에 혈흔이 발견된 경우 조치는?

활력징후를 측정하여 주치의에게 보고함.
이유는 잠재적 위장 내 출혈의 위험성을 추론할 수 있음.

8장

유치도뇨

(FOLEY: foley catheterization)

10분 소요 | 난이도

성취목표

- 유치도뇨의 목적과 절차를 설명할 수 있다.
- 유치도뇨에 필요한 물품을 준비할 수 있다.
- 유치도뇨를 정확하게 수행할 수 있다
- 유치도뇨 수행을 정확하게 기록할 수 있다.

준비물

유치도뇨세트(종지 3개, forcep, 겸자(kelly), 공포(hole towel)),
유치도뇨관(14-18Fr.), 멸균장갑, 10mL 멸균 주사기, 멸균증류수,
이동감자, 윤활제(멸균), 반창고, 쟁반(tray), 곡반,
방수포(1회용) 또는 고무포와 반홑이불,
소변수집주머니(urine bag), 손소독제

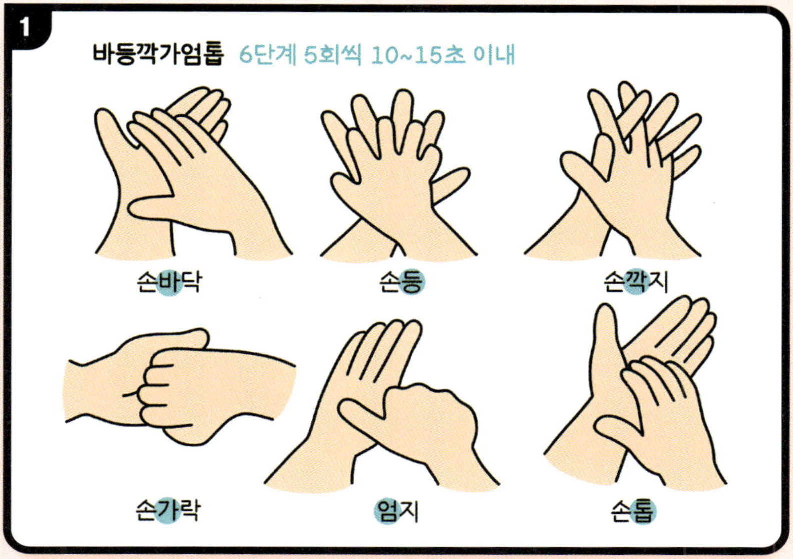

1. 6단계의 손 위생을 수행한다.

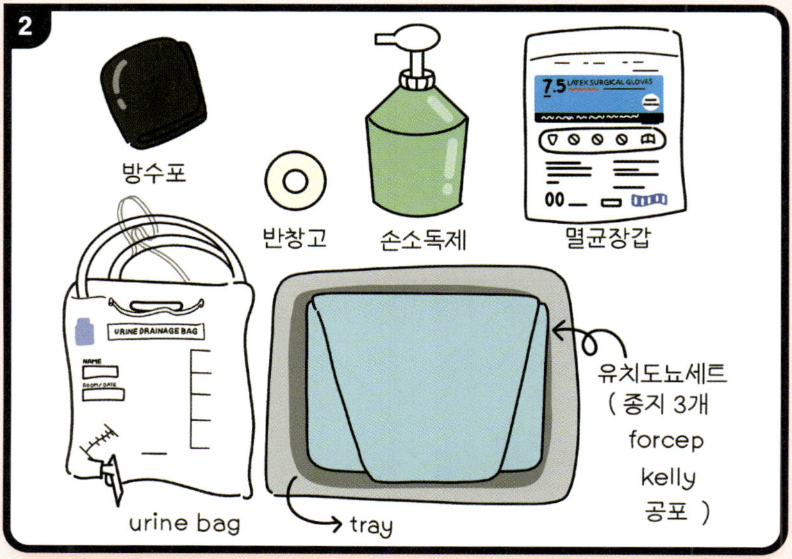

2. 유치도뇨 삽관에 필요한 물품을 챙긴다.

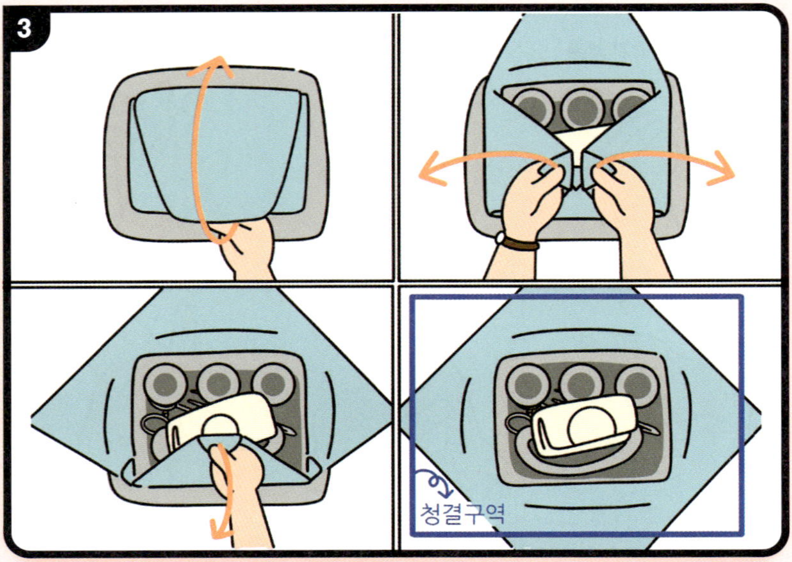

3. 유치도뇨세트안 준비: 쟁반(tray)위에 유치도뇨세트 포장포를 무균적으로 편다.

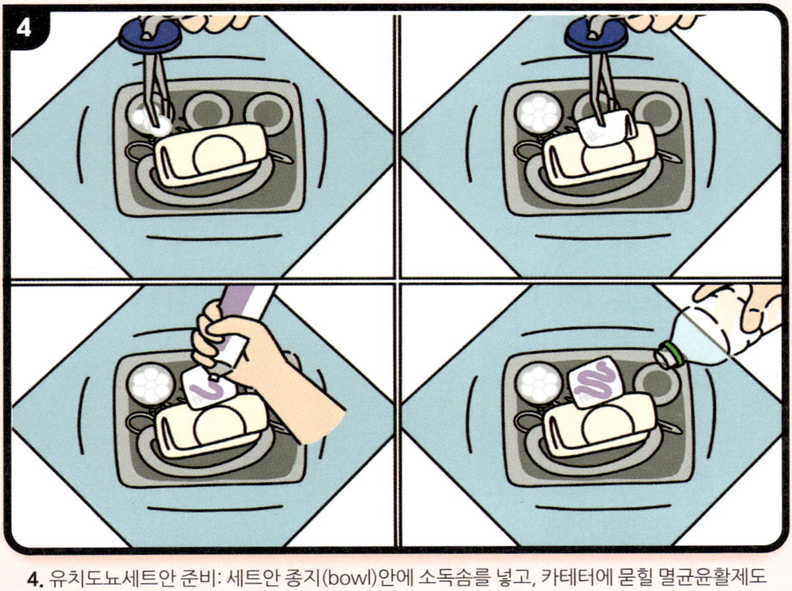

4. 유치도뇨세트안 준비: 세트안 종지(bowl)안에 소독솜를 넣고, 카테터에 묻힐 멸균윤활제도 짜 놓는다.

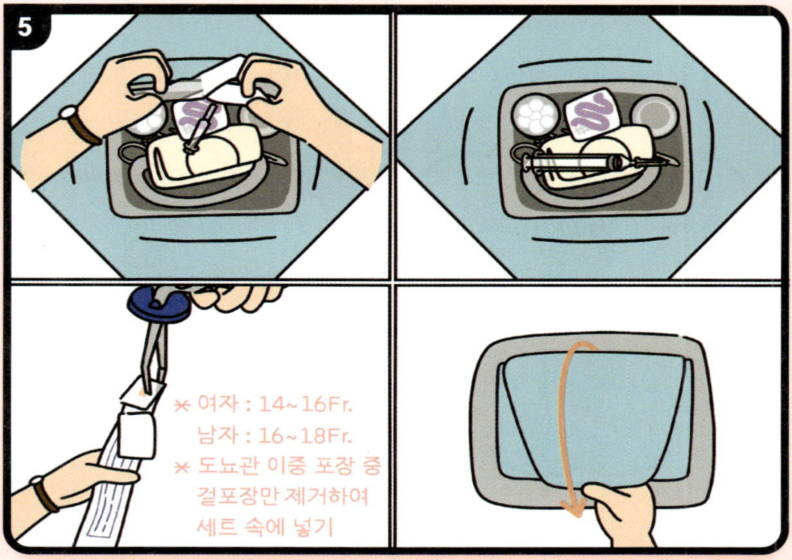

5. 유치도뇨세트안 준비: 세트 안 종지에 멸균 증류수를 담고, 멸균주사기와 삽입할 멸균 도뇨관도 무균적으로 넣어 세트를 싼다.

＊ 도뇨관 크기 - 여자: 14~16Fr. 남자: 16~18Fr.

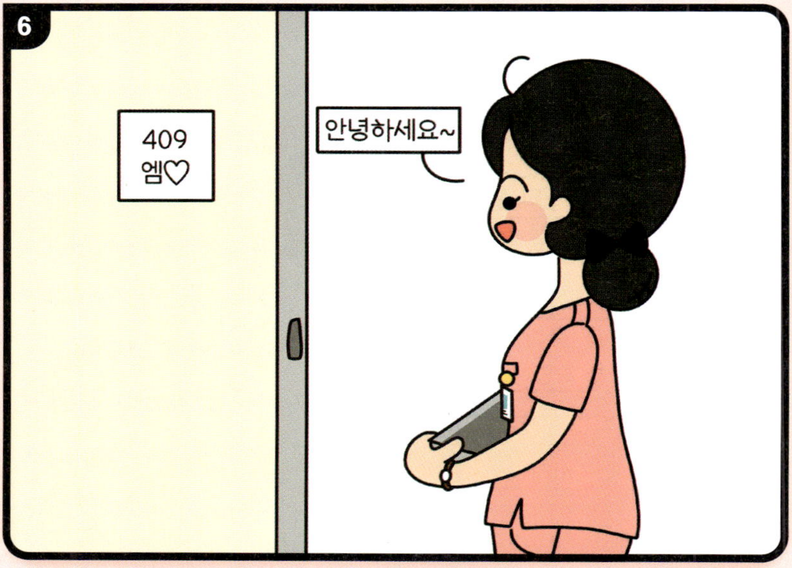

6. 수행 전에, 환자에게 인사 후 본인이 누구인지를 밝힌다.

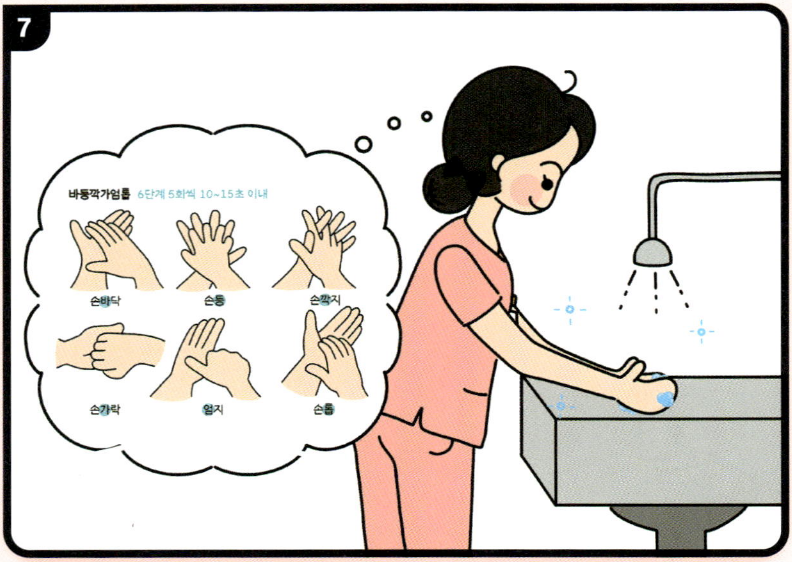
7
바동깍가엄톱 6단계 5회씩 10~15초 이내
손바닥
손등
손깍지
손가락
엄지
손톱

7. 6단계의 손 위생을 수행한다.

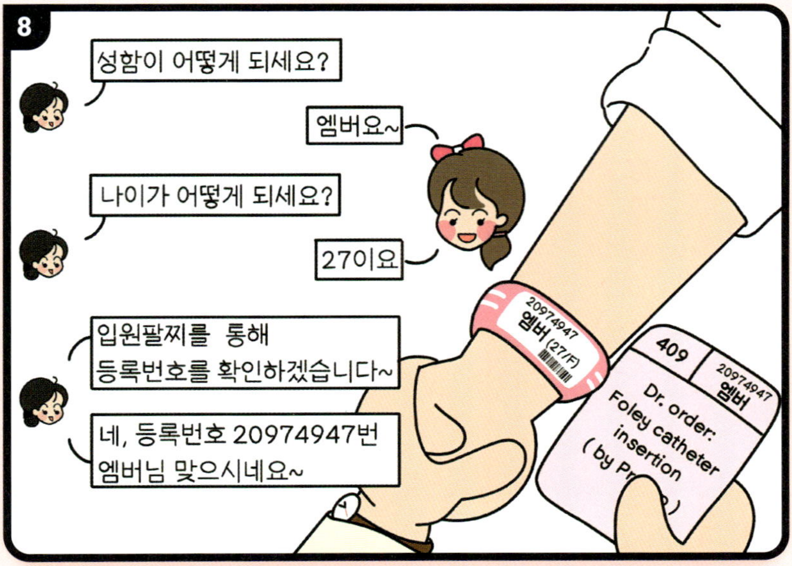
8
성함이 어떻게 되세요?
엠버요~
나이가 어떻게 되세요?
27이요
입원팔찌를 통해
등록번호를 확인하겠습니다~
네, 등록번호 20974947번
엠버님 맞으시네요~
20974947
엠버 (27/F)
409
20974947
엠버
Dr. order:
Foley catheter
insertion

8. * 간호대상자에게 직접 성함을 물어보고(개방형 질문), 환자리스트와 입원 팔찌 등으로 이중 확인한다.

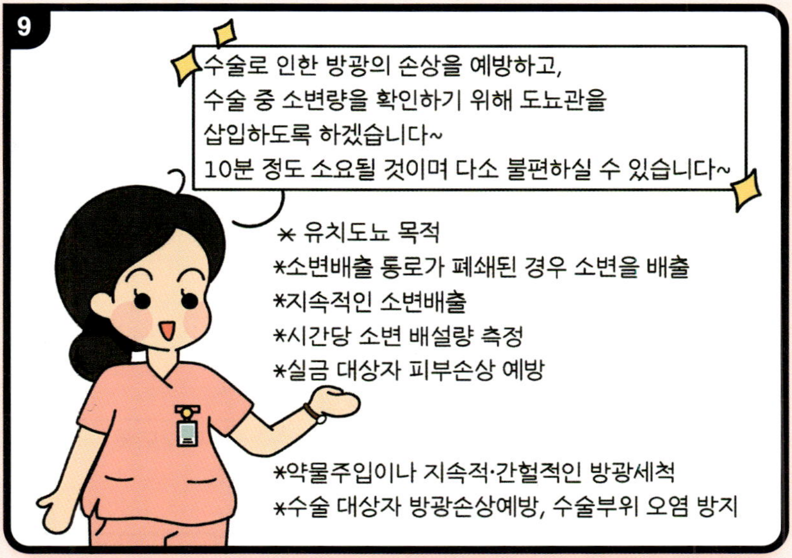
9
수술로 인한 방광의 손상을 예방하고,
수술 중 소변량을 확인하기 위해 도뇨관을
삽입하도록 하겠습니다~
10분 정도 소요될 것이며 다소 불편하실 수 있습니다~
* 유치도뇨 목적
*소변배출 통로가 폐쇄된 경우 소변을 배출
*지속적인 소변배출
*시간당 소변 배설량 측정
*실금 대상자 피부손상 예방
*약물주입이나 지속적·간헐적인 방광세척
*수술 대상자 방광손상예방, 수술부위 오염 방지

9. 유치도뇨를 하는 목적과 순서에 대해 미리 설명한다.

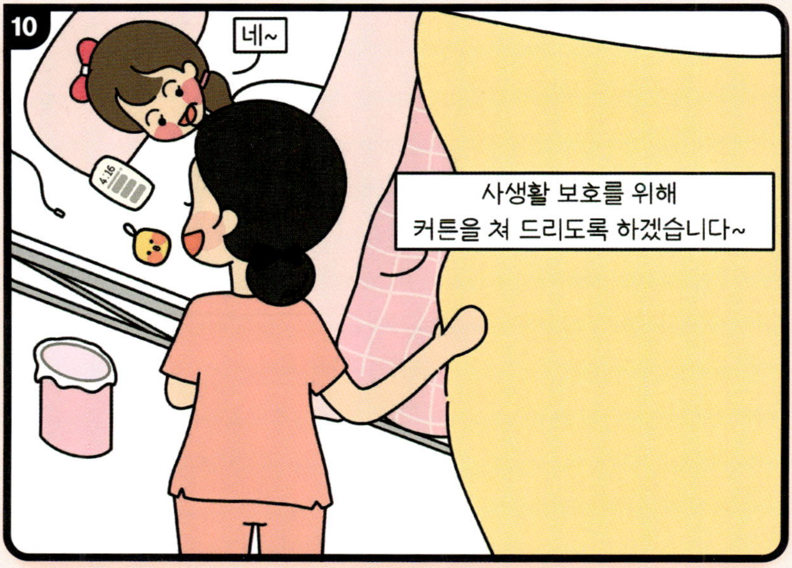
10
네~
사생활 보호를 위해
커튼을 쳐 드리도록 하겠습니다~

10. 개인 프라이버시 보호를 위한 필요한 조치를 한다.(커튼 혹은 스크린 설치)

유치도뇨

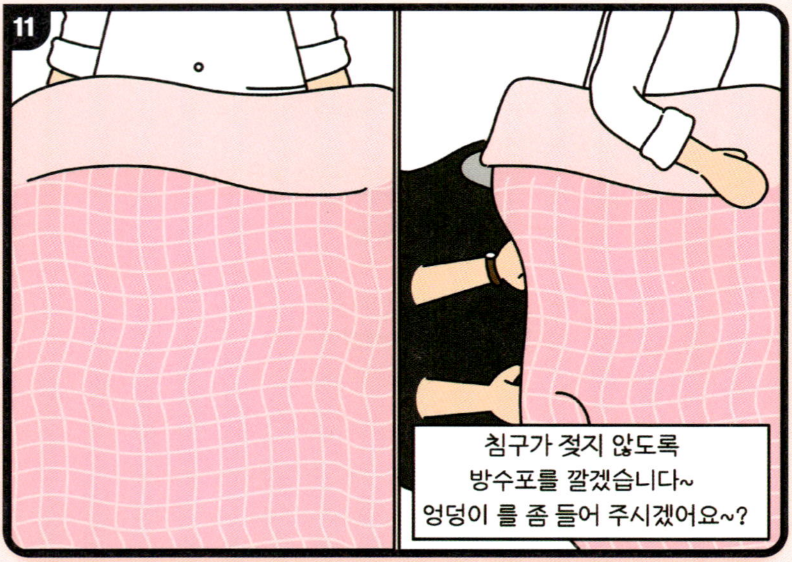

11. 침구오염을 방지하기 위해 방수포를 대상자의 엉덩이 아래쪽에 깐다.

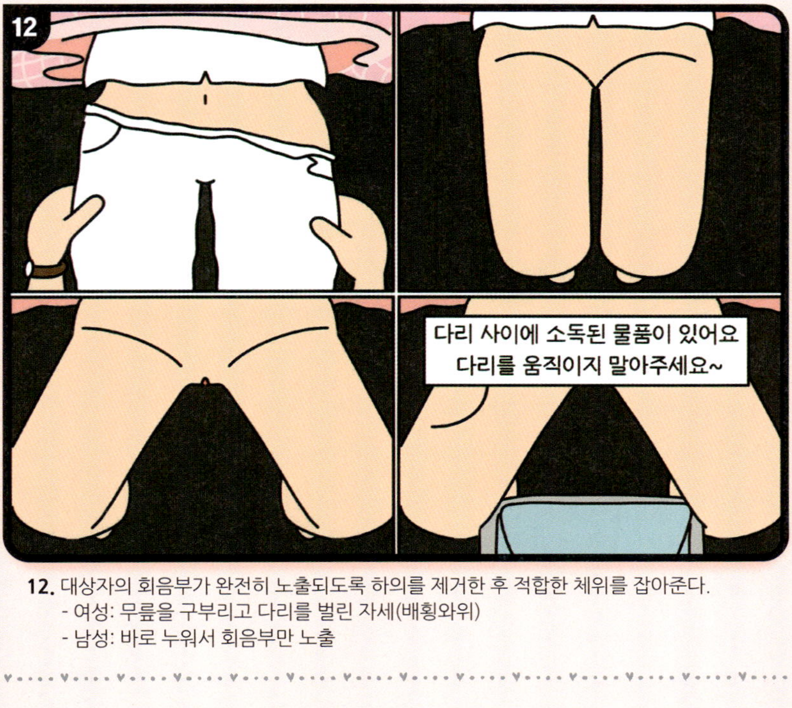

12. 대상자의 회음부가 완전히 노출되도록 하의를 제거한 후 적합한 체위를 잡아준다.
- 여성: 무릎을 구부리고 다리를 벌린 자세(배횡와위)
- 남성: 바로 누워서 회음부만 노출

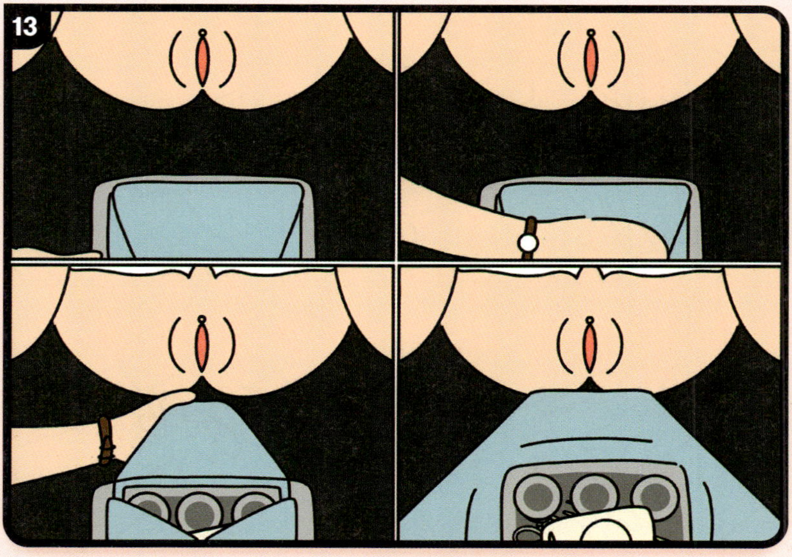

13. 여성 유치도뇨: 유치도뇨세트를 회음부 가까이 아래에 위치한다.
- 세트포를 위 ➜ 아래 ➜ 좌우 순으로 안이 오염되지 않도록 펼친다.
- 소변백 잠금장치를 잠근다(주머니 아래와 배액관 2곳에 위치)

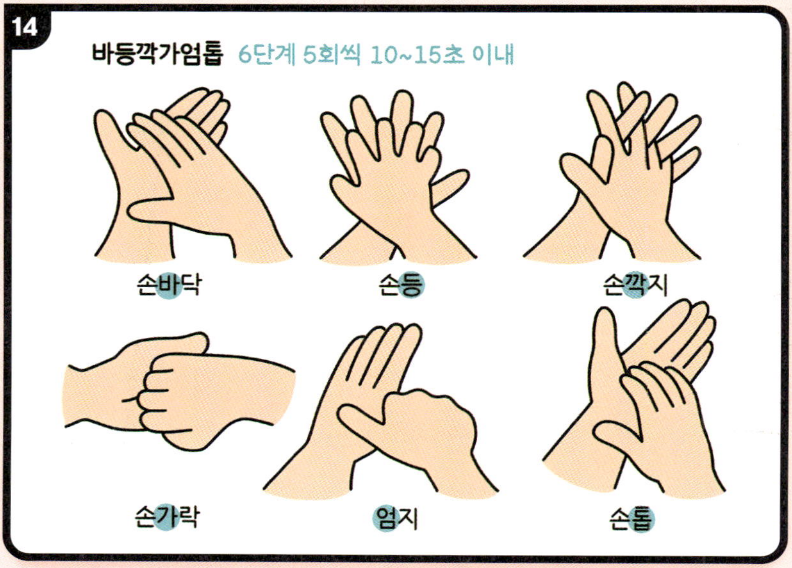

14. 6단계의 손 위생을 수행한다.

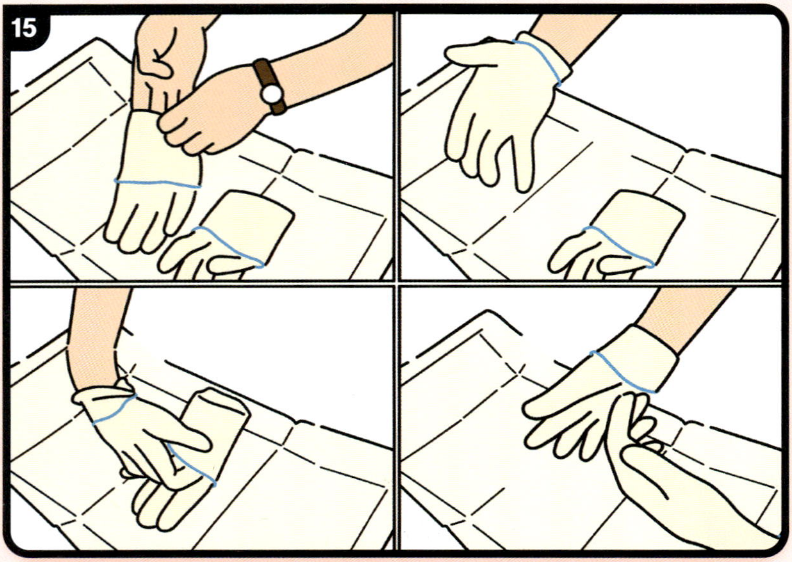

15. *무균법으로 멸균장갑을 착용한다.

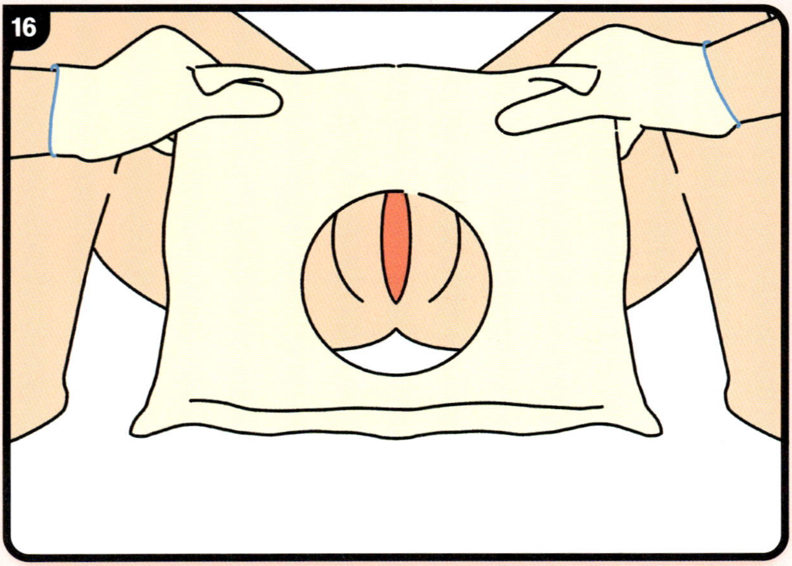

16. *유치도뇨세트안에 있는 공포를 회음부가 노출되도록 덮는다.

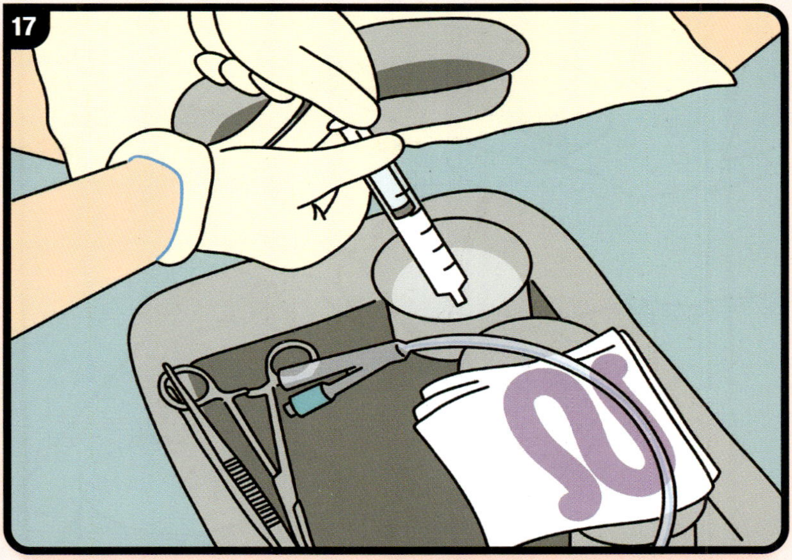

17. 도뇨관 끝부분 blloon(풍선)에 주입할 적적량의 증류수를 준비한다.(8cc정도)

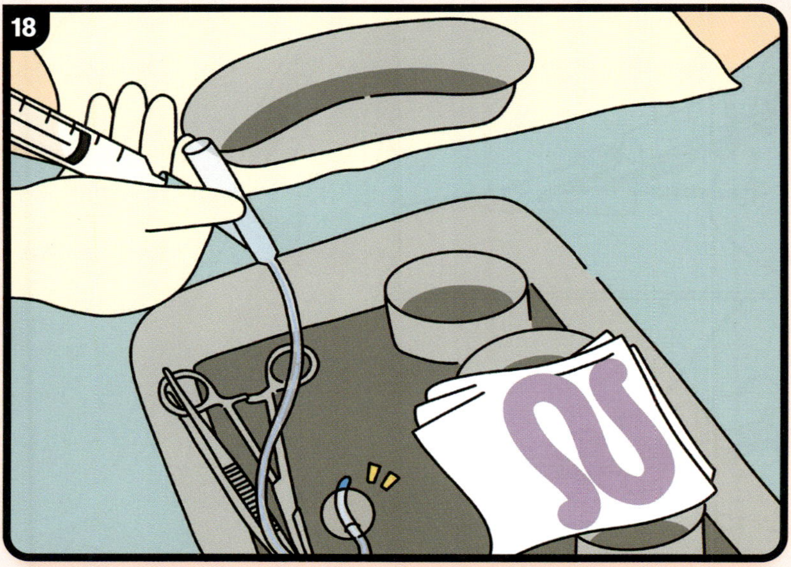

18. 증류수주사기를 blloon lumen 출구에 꽂은 상태로, 증류수를 주입하여 풍선상태를 확인하고 다시 주사기에 빼 놓는다.

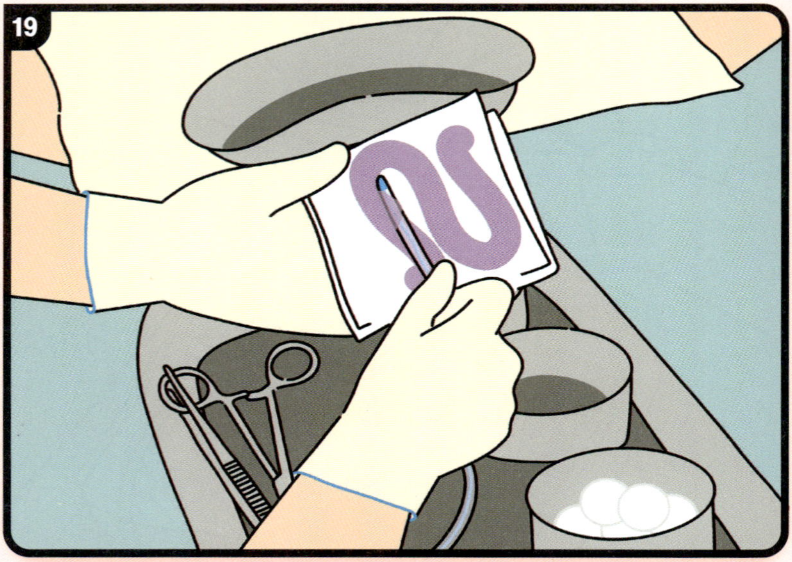

19. 도뇨관 끝부분 5cm정도에 멸균윤활제를 바르고, 소독솜으로 외음부 주위를 소독할 때 찰 수 있음을 설명한다.

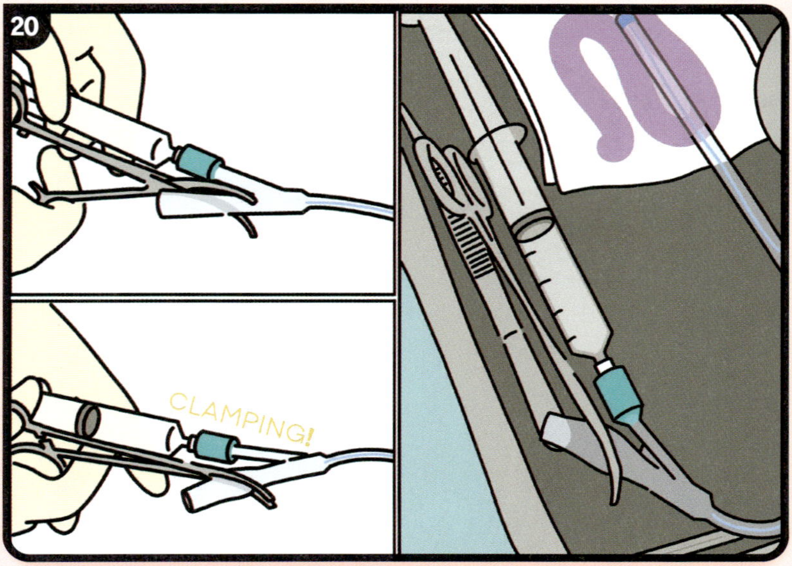

20. *도뇨관의 소변 출구관에 삽입 시 소변이 흘러나오지 않도록 겸자로 집어둔다.

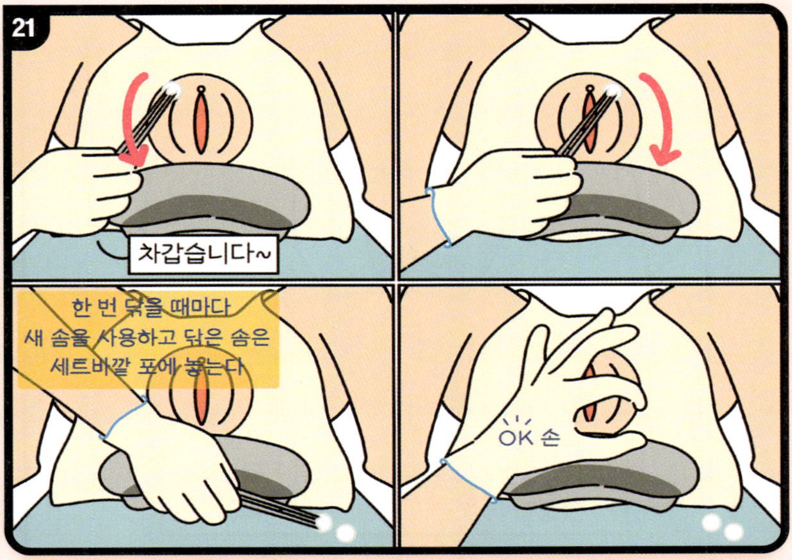

21. * 회음부 소독을 실시한다.(외음부에서 요도쪽으로)

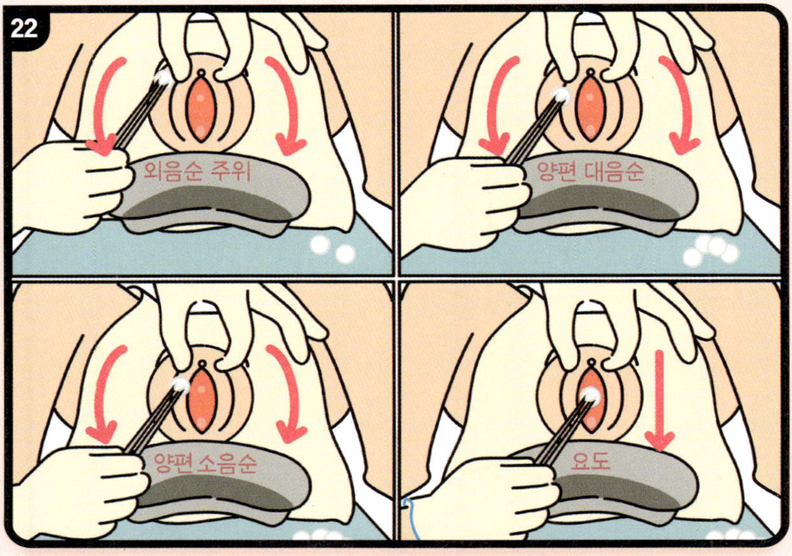

22. * 최소 양족 외음부, 대음순, 소음순과 요도 순으로 7회 소독한다.
- 소독 방향은 위에서 아래로 한다.
- 소독솜은 일회 사용 후 버린다.
- 요도구는 둥글게 소독 후 버린다.

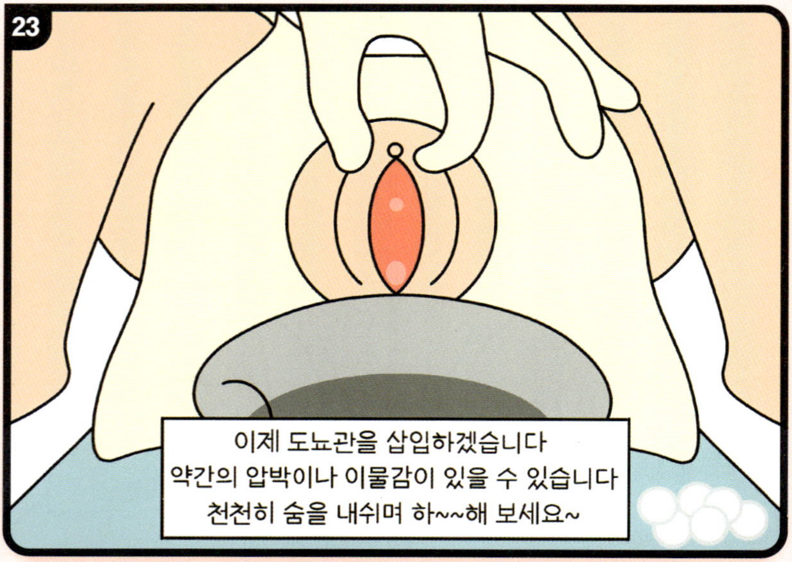

23. 엄지와 검지를 이용하여 음순을 벌린상태로, 대상자가 긴장하지 않도록 '천천히 숨을 내쉬며 하~ 해보세요.'라고 한다.

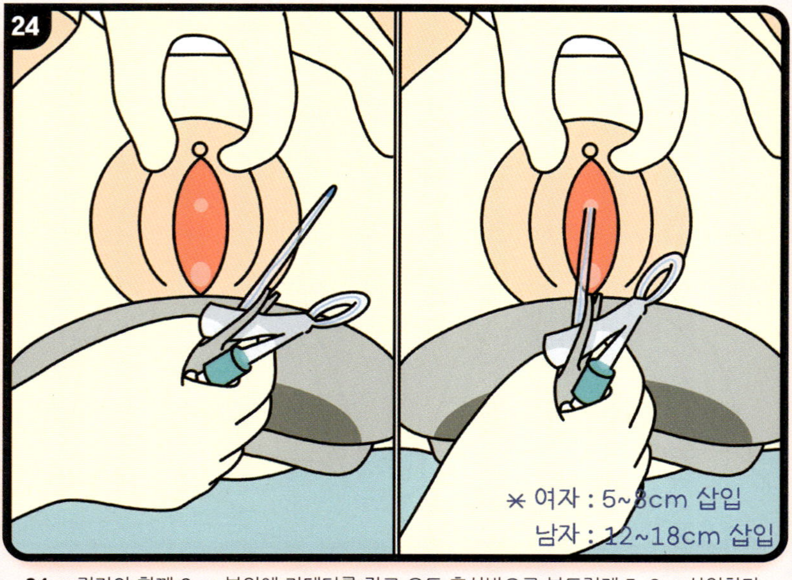

24. *겸자와 함께 8cm 부위에 카테터를 잡고 요도 후상방으로 부드럽게 5~8cm삽입한다.
※ 참고) 남자: 12~18cm 삽입

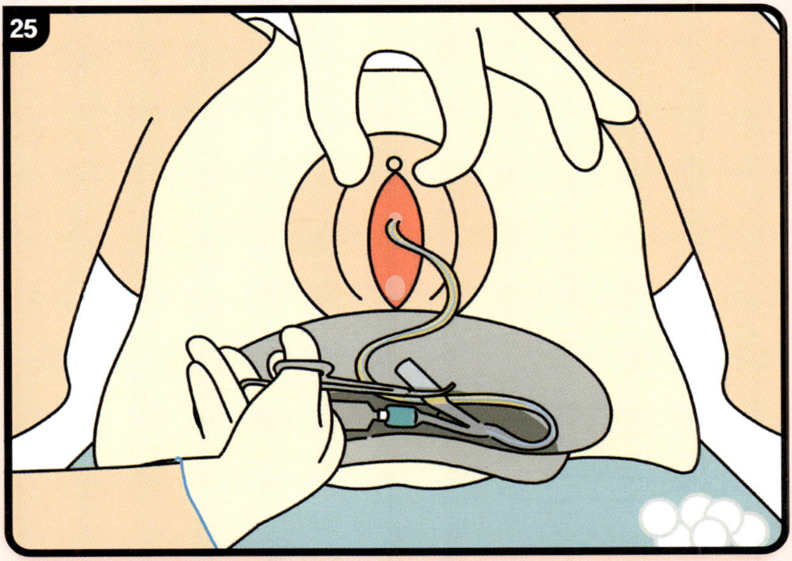

25. * 카테터 끝을 곡반에 넣은 뒤 겸자를 풀고 소변이 나오는지 확인 후 다시 잠근다.

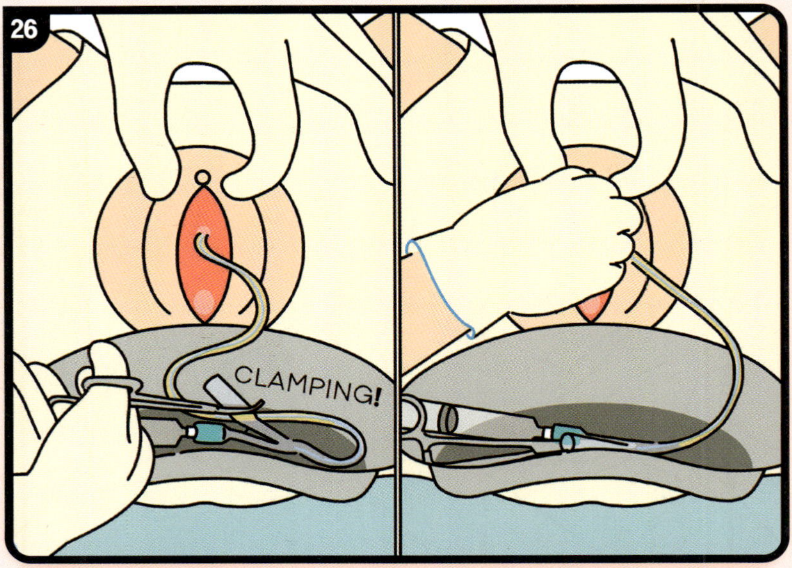

26. * 삽입이 확인되면 도뇨관을 2-4cm가량 더 삽입하고 음순을 벌리고 있던 손을 뗀다.

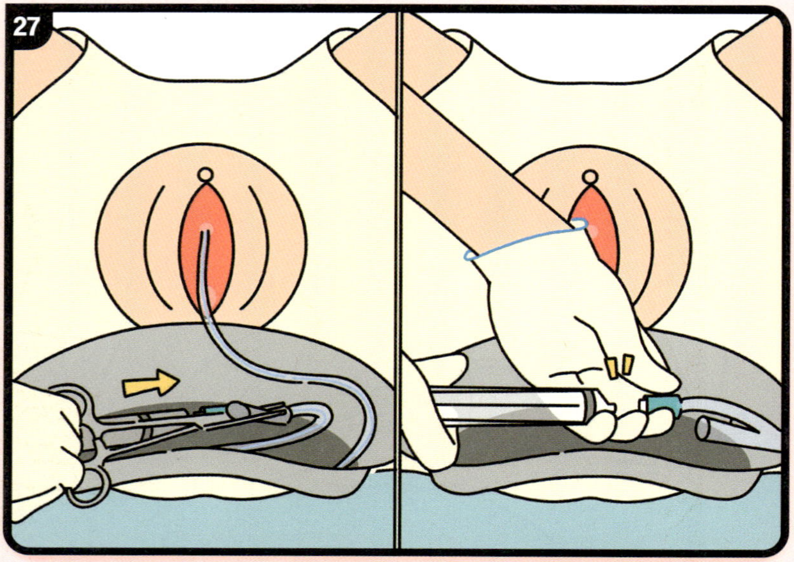

27. * 도뇨관의 blloon lumen 출구에 꽂아두었던 증류수주사기에 증류수를 주입 후 주사기를 제거한다.

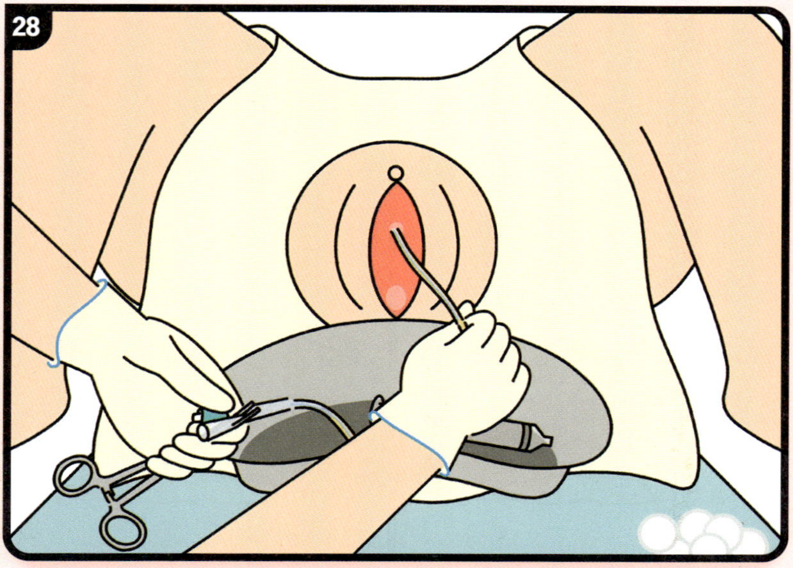

28. 도뇨관을 부드럽게 잡아당겨 카테터가 빠지지 않는지 확인 후, 살짝 2~4cm 더 삽입한다.

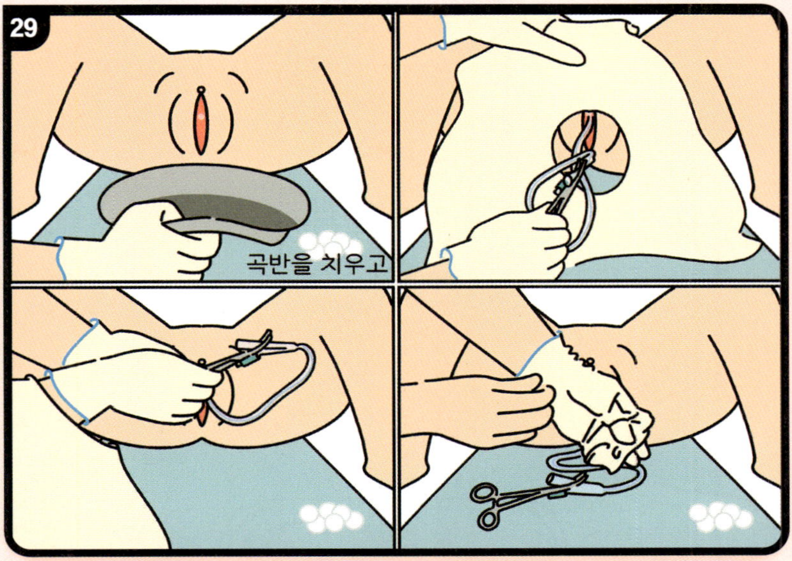

29. 장갑을 벗고, 곡반을 치운다.

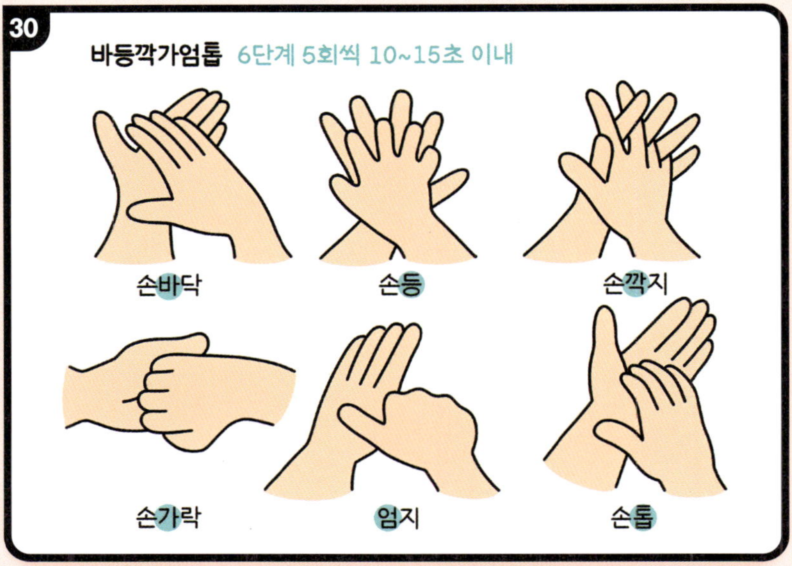

30. 6단계의 손 위생을 수행한다.

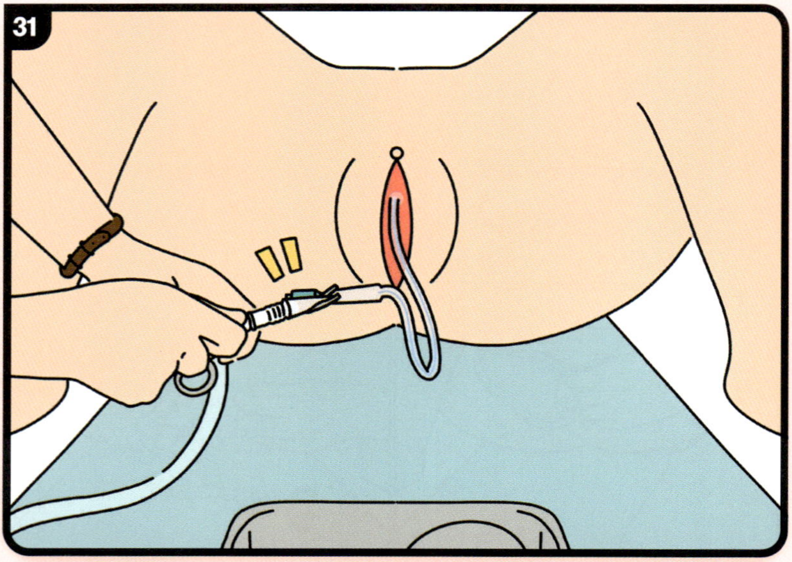

31. 소변백 배액관에 clamp가 잠겨있는 지 한번 더 확인 후 도뇨관과 연결한다.

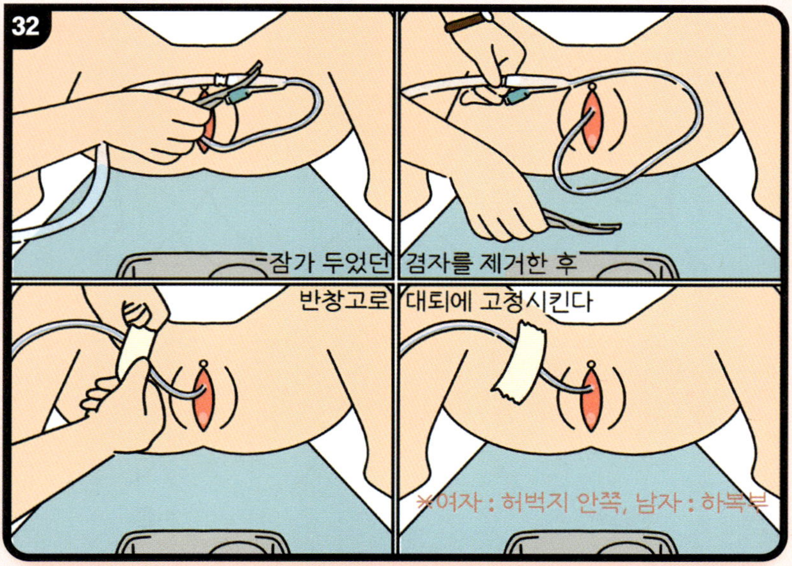

32. 카테터 출구쪽 겸자를 제거 후 도뇨관을 반창고로 고정한다.
(여자: 대퇴부위, 남자: 하복부)

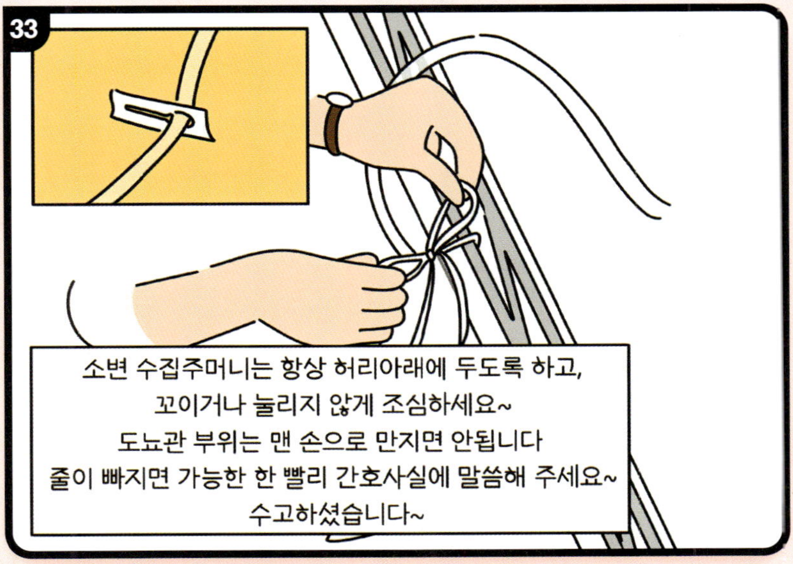

33. * 소변백은 침상아래에 바닥에 닿지 않도록 고정한다.

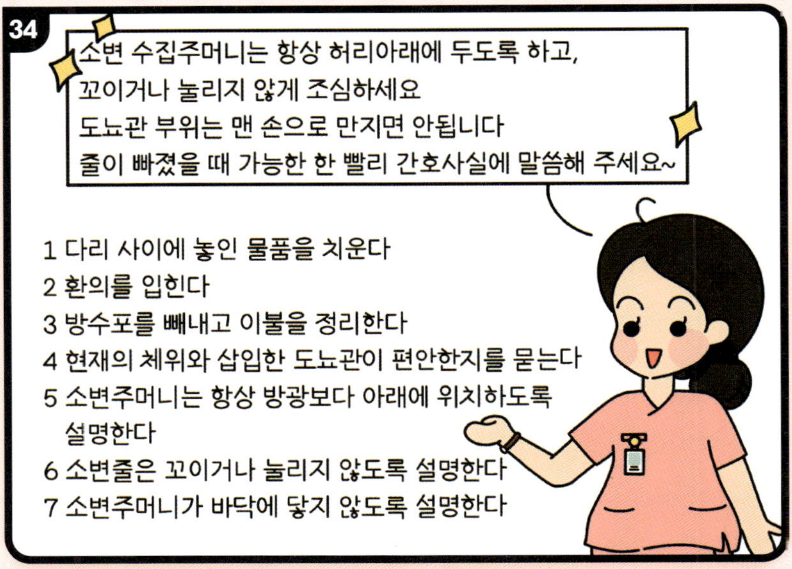

34. 유치도뇨 유지 시 주의사항에 대해 설명한다.

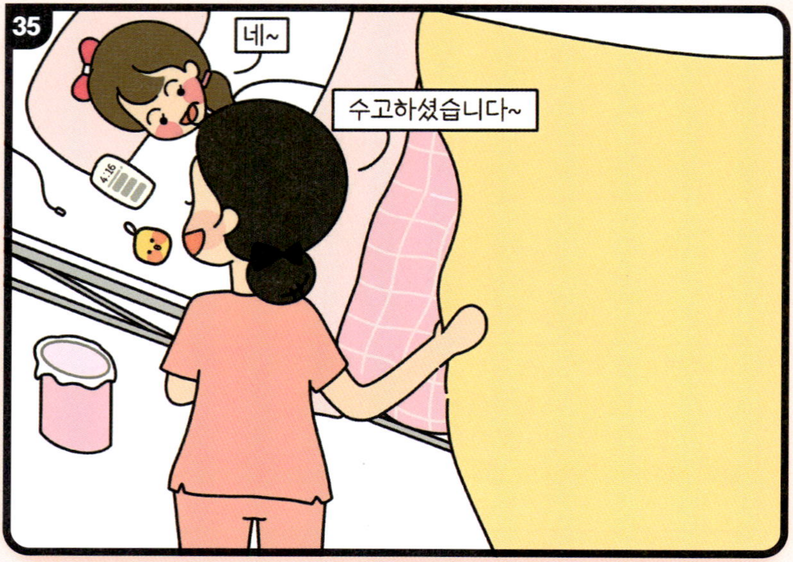

35. 사용한 물품을 정리하고, 대상자 주변을 편안하게 해준다.

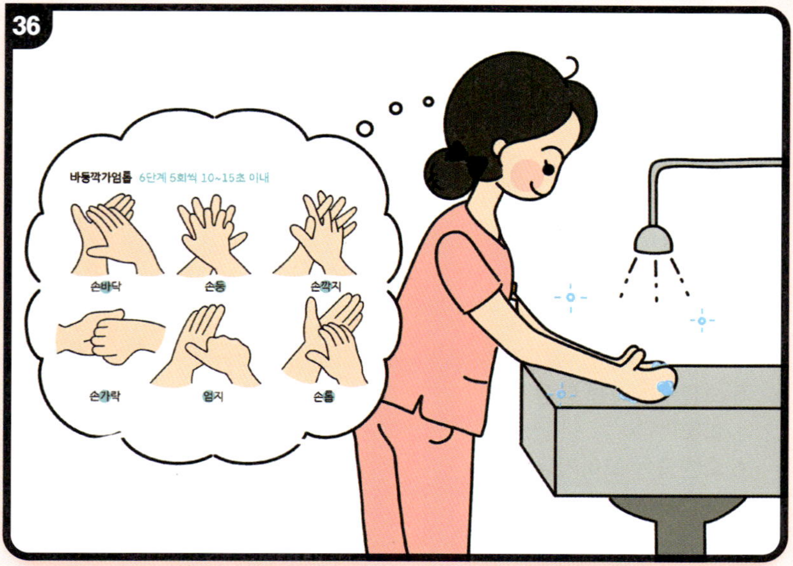

36. 6단계의 손위생을 수행한다.

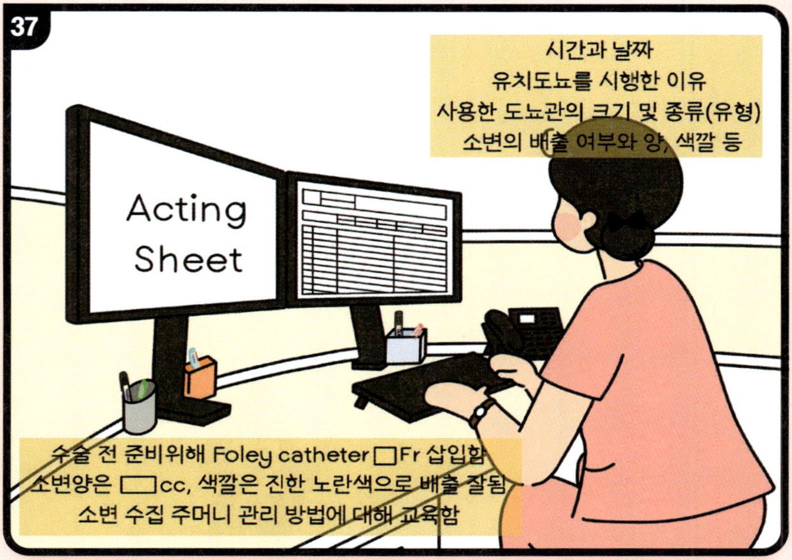
37
시간과 날짜
유치도뇨를 시행한 이유
사용한 도뇨관의 크기 및 종류(유형)
소변의 배출 여부와 양, 색깔 등
Acting Sheet
수술 전 준비위해 Foley catheter □Fr 삽입함
소변양은 □cc, 색깔은 진한 노란색으로 배출 잘됨
소변 수집 주머니 관리 방법에 대해 교육함

37. 결과를 nursing record지에 기록한다.

① 시간과 날짜
② 유치도뇨를 시행한 이유
③ 사용한 도뇨관의 크기 및 종류(유형)
④ 소변의 배출 여부와 양, 색깔 등

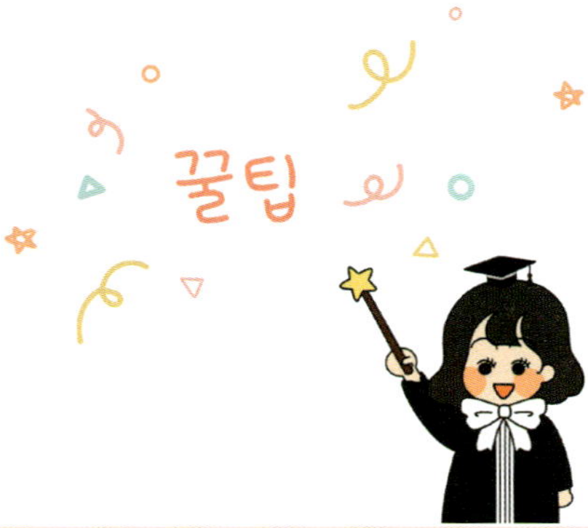

1. 무균술

* 유치도뇨 시에는 항상 무균술을 적용
* 유치도뇨 세트를 무균법에 따라 준비
* 세트 속에 있는 종지에 소독솜, 멸균증류수(일회용 사용시 제외), 수용성 윤활제를 무균적으로 준비
* 주사기 포장을 뜯어서 주사기가 오염되지 않도록 주의하여 유치도뇨 세트에 준비
* 멸균법에 따라 장갑 착용
* 대상자의 피부에 닿은 손은 더 이상 멸균 상태가 아님
* 각 부위 소독 시 닦을 때마다 새로운 소독솜을 사용
* 멸균법에 따라 장갑을 벗음.

2. 유치도뇨의 목적과 적응증

〈목적〉

* 지속적인 소변 배출
* 시간당 소변배설량 측정
* 실금대상자의 피부손상 예방
* 약물주입, 지속적/간헐적인 방광 세척
* 수술대상자의 방광손상 예방과 수술부위 오염예방
* 혈괴로 인한 요도폐쇄 예방

〈적응증〉

* 요도와 그 주위 조직의 수술을 한 대상자
* 중증 대상자의 소변량 측정
* 실금대상자의 피부손상 예방
* 약물주입, 지속적, 간헐적인 방광세척이 필요한 대상자
* 전립선 비대, 요도협착 대상자의 요로폐쇄 해소

3. 요도와 방광의 해부생리 기능

① 요도

* 기능: 방광에서 체외로 소변을 운반
  남성의 요도는 배설계, 생식계 모두 기능함.
* 여성의 요도길이: 약 3~6cm
* 남성의 요도길이: 약 14~18cm

② 방광

* 기능: 소변을 저장하는 근육 주머니이며 분비기관
* 위치: 치골결합 뒤 골반강 내에 위치
  (남성: 직장 앞 전립선 위에, 여성: 자궁과 질 앞에)
* 용적: 500mL 정도

4. 근거기반 솔루션

Q 도뇨관 삽입 시 도뇨관이 방광 내 위치하게 되면 도뇨관 풍선에 증류수를 주입하여 풍선을 팽창시키는 목적과 생리식염수가 아닌 증류수를 사용하는 이유는?

도뇨관 풍선은 방관 내 삽입된 카테터가 쉽게 빠지지 않도록 고정해주며, 고무 재질의 도뇨관 풍선이 염분부식을 예방하기 위함.
(생리식염수는 염분의 결정체를 형성하여 고무재질 부식의 위험성이 있음.)

Q 유치도뇨관 삽입 과정에서 외음부에 멸균된 공포를 덮어주고, 한쪽 손을 고정시키는 이유는?

유치도뇨관 삽입 중에 발생할 수 있는 요로감염의 유험성을 최대한 줄여주고, 삽관 과정에서는 공포의 이동을 줄여 무균술을 철저하게 지켜기 위함.

Q 유치도뇨관 삽입 시 외음부 주위 피부 부위별 멸균 상태를 유지하기 위해 올바른 피부소독 순서는?

바깥에서 안쪽순서: 양쪽 외음부 주위 → 양쪽 대음순 → 양쪽 소음순 → 요도

Q 유치 도뇨관 삽입 후 소변이 나오기 시작하면 겸자(kelly)로 잠근 후 도뇨관을 더 삽입하는 이유와 길이는?

소변배출로 인한 오염을 방지하고, 추가 삽입길이는 2~4cm 가 적절하며, 이유는 유치도뇨관의 끝부분(tip)과 카테터의 풍선부위가 방광의 적절한 위치 선정과 고정을 위함.

9장

배출관장

(ENEMA)

10분 소요 | 난이도

성취목표

- 배출관장의 목적과 절차를 설명할 수 있다.
- 배출관장에 필요한 물품을 준비할 수 있다.
- 배출관장을 정확하게 수행할 수 있다.
- 배출관장 수행을 정확하게 기록할 수 있다.

준비물

관장액(글리세린), 온수 (37^{7}~40^{5}℃),

50mL 주사기나 관장용 주사기,

카테터(10Fr.)나 직장튜브(14~20Fr.),

방수포(일회용) 또는 고무포와 반홑이불,

윤활제, 홑이불, 쟁반(tray), 곡반, 검온계, 휴지,

일회용 장갑, 손소독제, 변기(필요시)

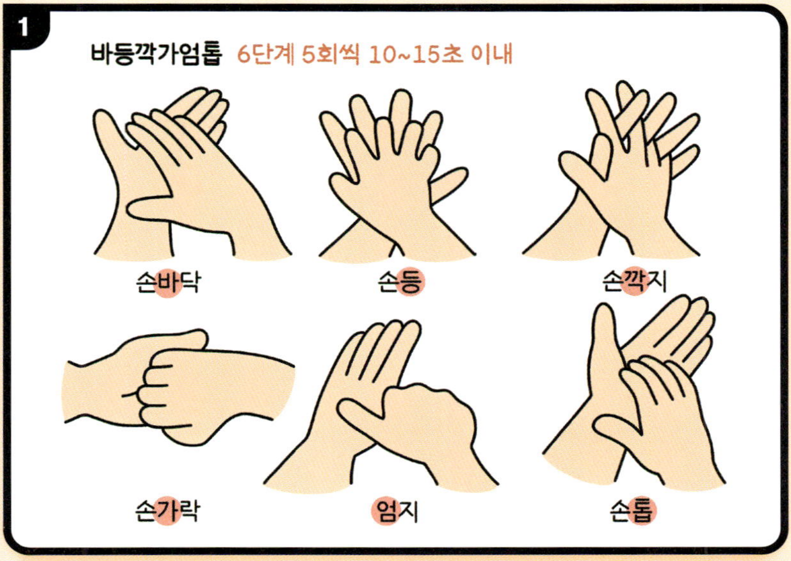

1. 6단계의 손 위생을 수행한다.

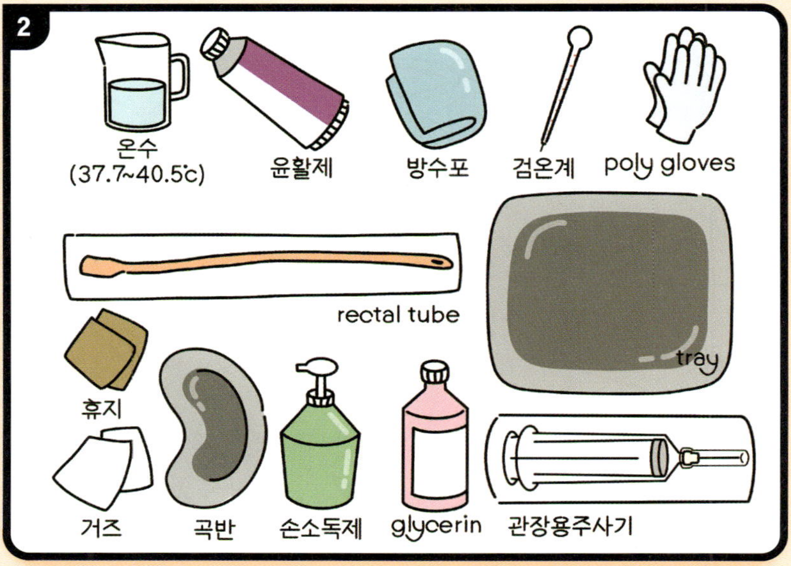

2. 관장에 필요한 물품을 챙긴다.(4~6번)

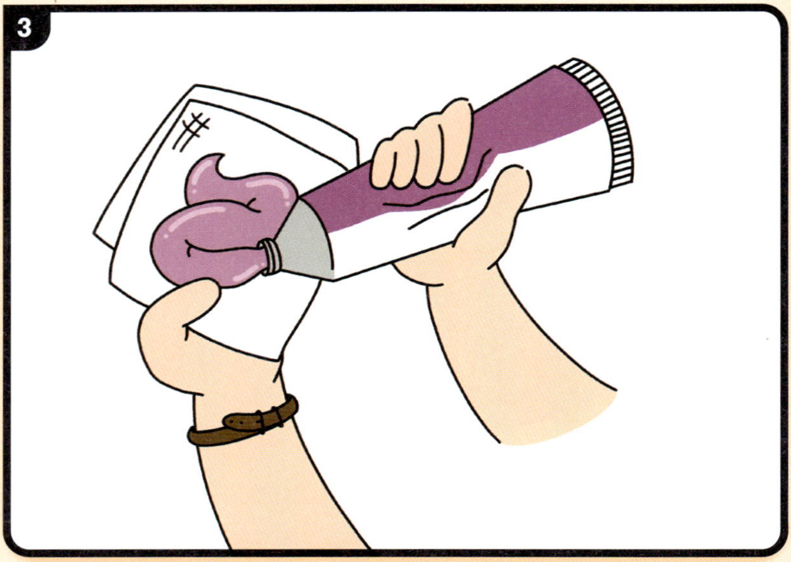

3. 카테터에 바를 윤활제는 거즈에 짜서 준비한다.

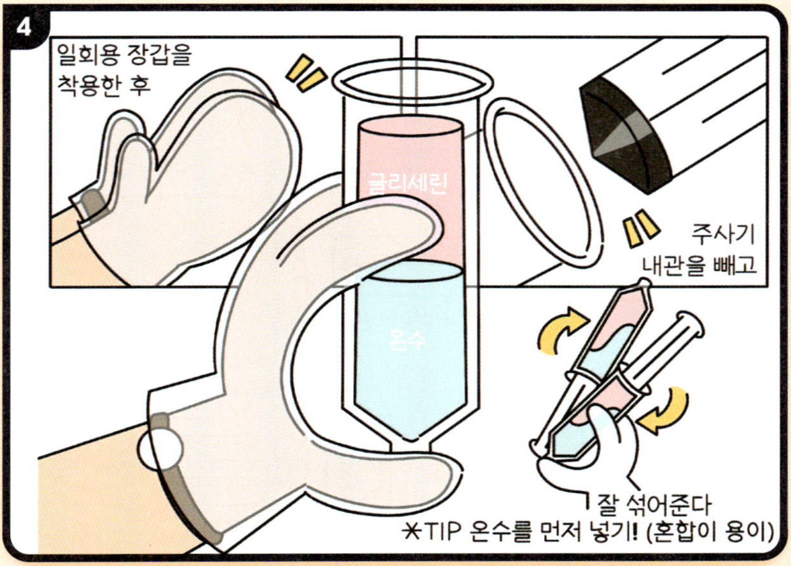

4. 일회용 장갑을 끼고, 관장주사기의 내관을 뺀 다음 외관을 세워 앞부분을 엄지로 막고 온수:글리세린을 1:1로 순서대로 붓고 내관으로 뒤를 막고 혼합한다.

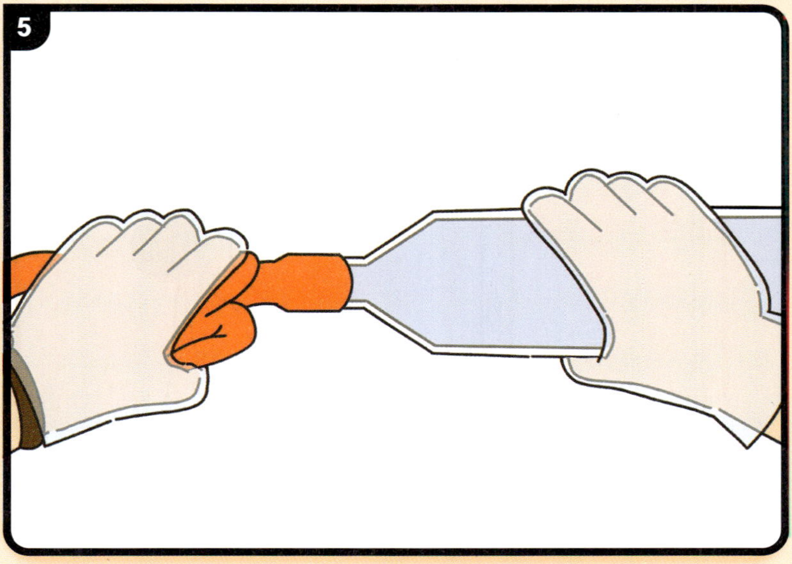

5. 관장주사기 안의 공기를 제거 후 직장튜브 끝부분과 연결하여 혼합액을 카테터 끝까지 살짝 나오도록 튜브 안 공기를 완전 제거한다.

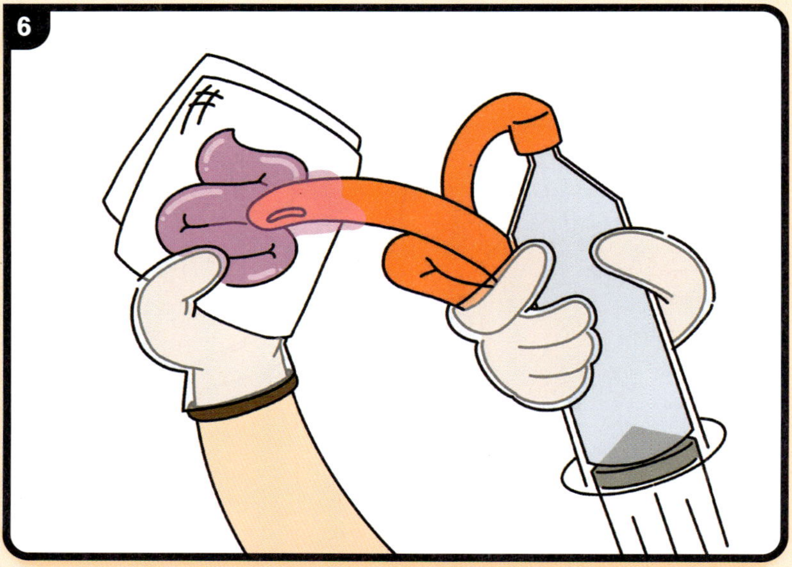

6. 직장튜브의 끝 10-15cm 정도에 윤활제를 바른 후 일회용 장갑을 벗는다.

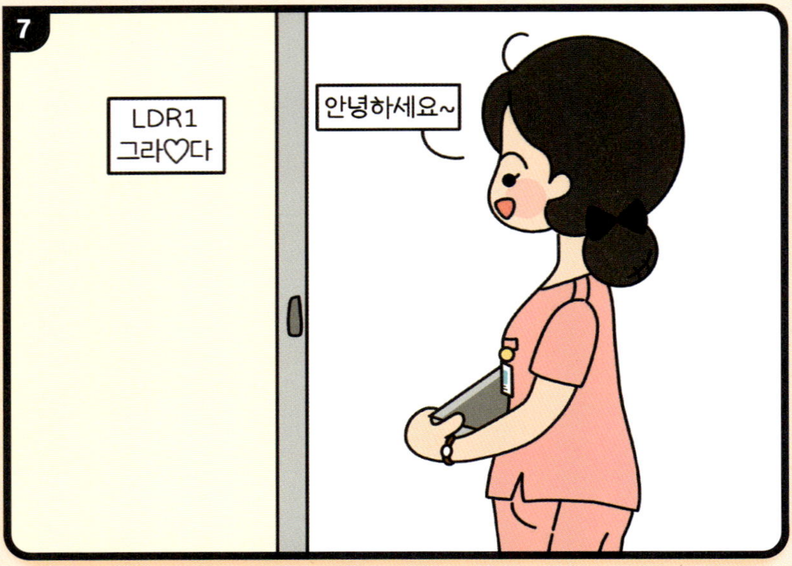
LDR1
그라♡다
안녕하세요~

7. 수행 전에, 환자에게 인사 후 본인이 누구인지를 밝힌다.

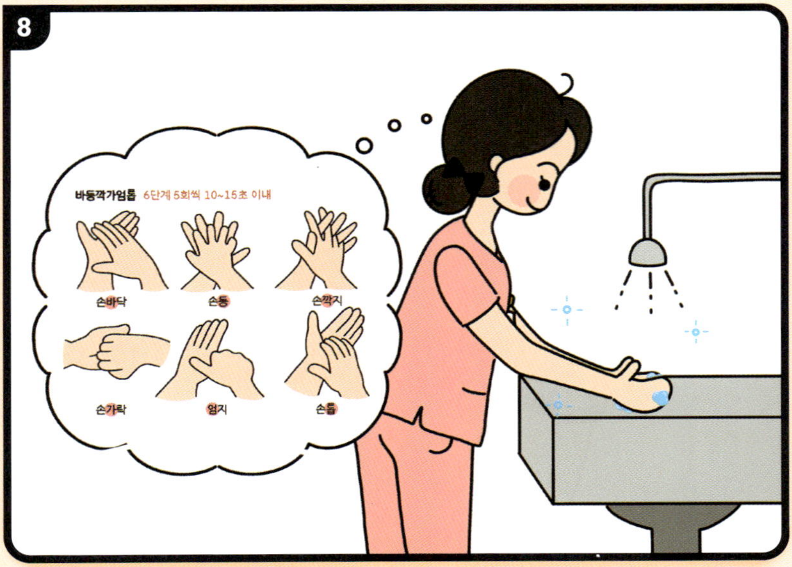
바등깍가엄톱 6단계 5회씩 10~15초 이내
손바닥
손등
손깍지
손가락
엄지
손톱

8. 6단계의 손 위생을 수행한다.

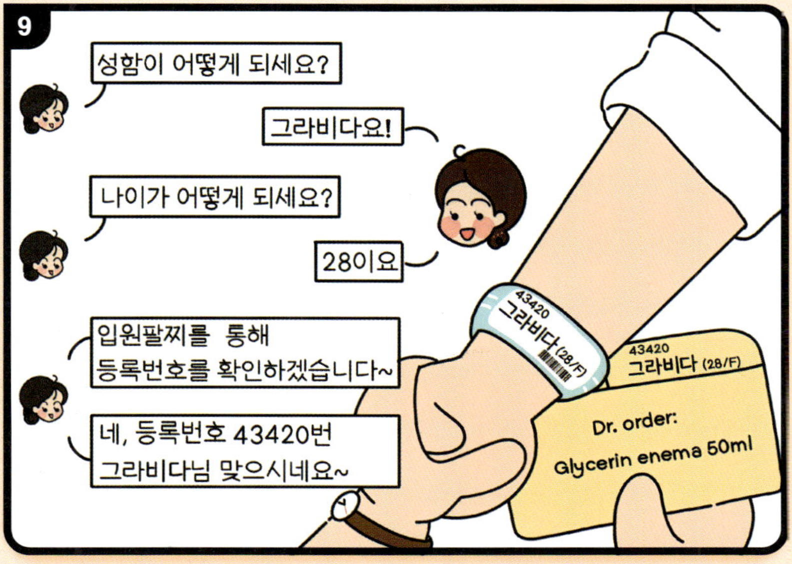

9. *간호대상자에게 직접 성함을 물어보고(개방형 질문), 환자리스트와 입원 팔찌 등으로 이중 확인한다.

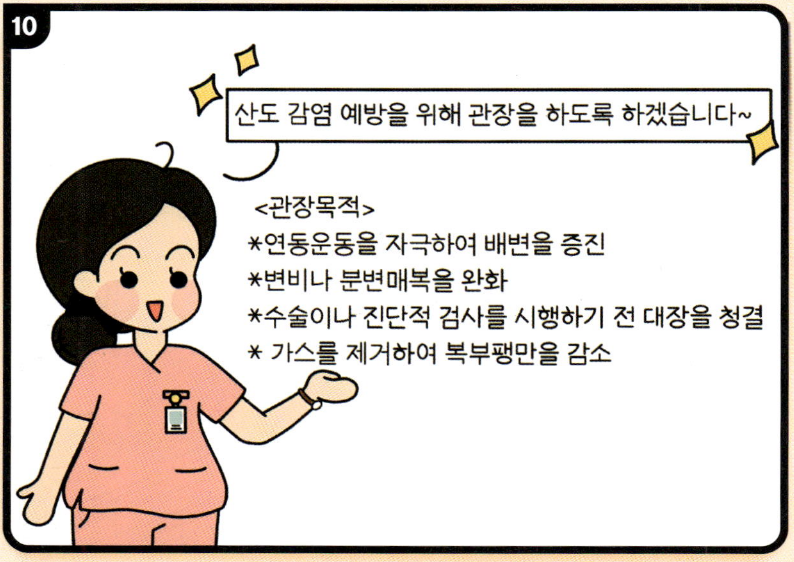

10. 처방된 관장의 종류와 목적, 순서를 설명한다.

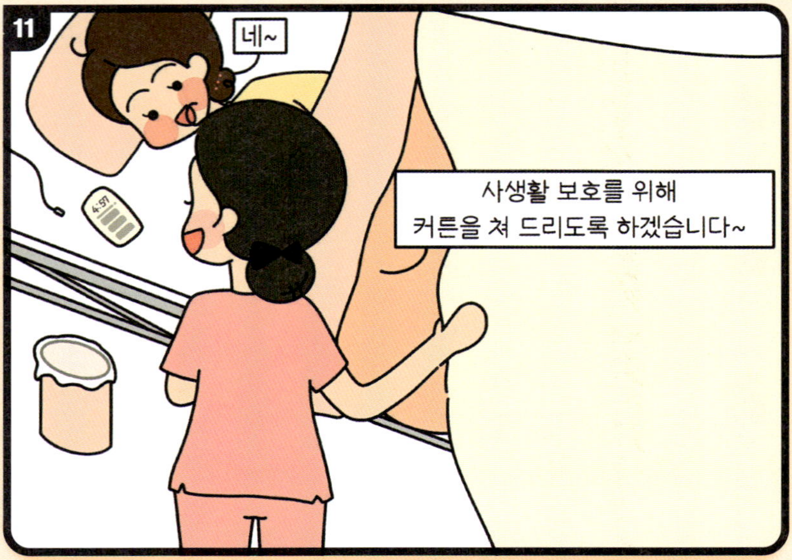
11
네~
사생활 보호를 위해
커튼을 쳐 드리도록 하겠습니다~

11. 개인 프라이버시 보호를 위한 필요한 조치를 한다.(커튼 혹은 스크린 설치, 홑이불 등)

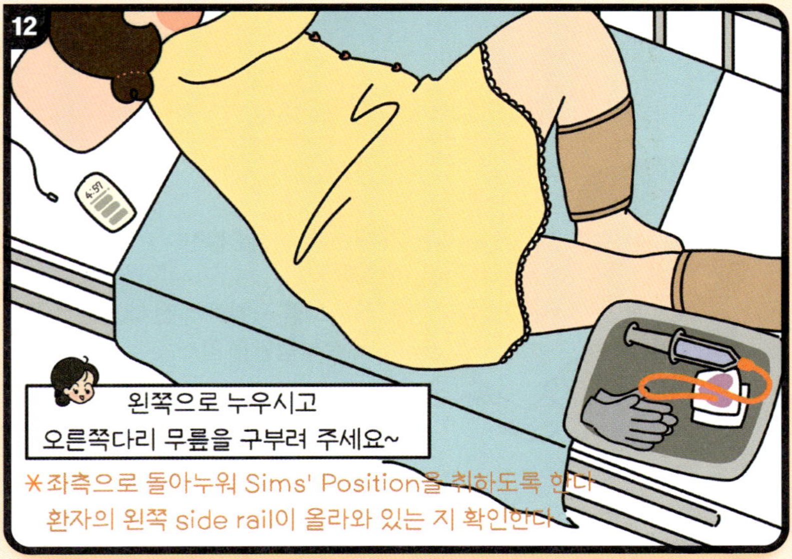
12
왼쪽으로 누우시고
오른쪽다리 무릎을 구부려 주세요~
*좌측으로 돌아누워 Sims' Position을 취하도록 한다
환자의 왼쪽 side rail이 올라와 있는 지 확인한다

12. 침구오염을 방지하기 위해 방수포를 대상자의 엉덩이 아래쪽에 깐다.
관장에 적합한 체위를 취하도록 하고(좌측위), 간호사는 환자의 둔부 쪽에 위치한다.

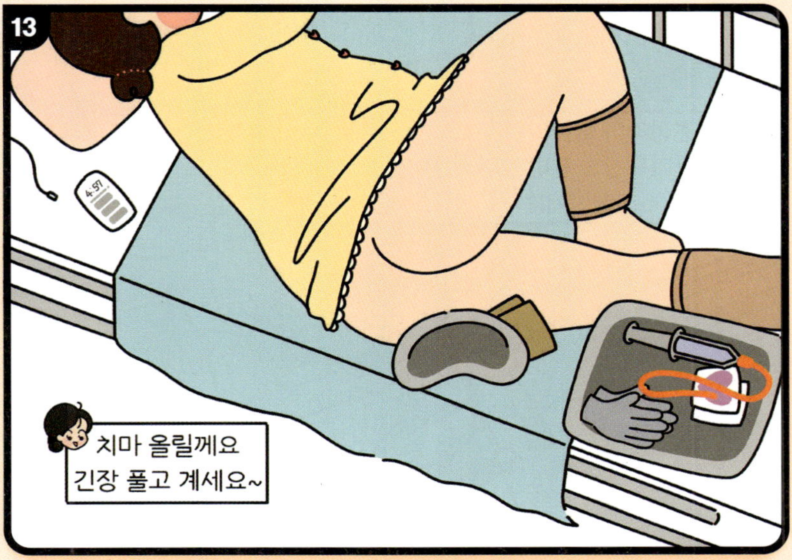

13. * 대상자의 둔부노출을 위해 하의를 제거한 후 항문이 보이도록 오른쪽 다리를 구부려서 올리고, 긴장을 풀도록 한다.

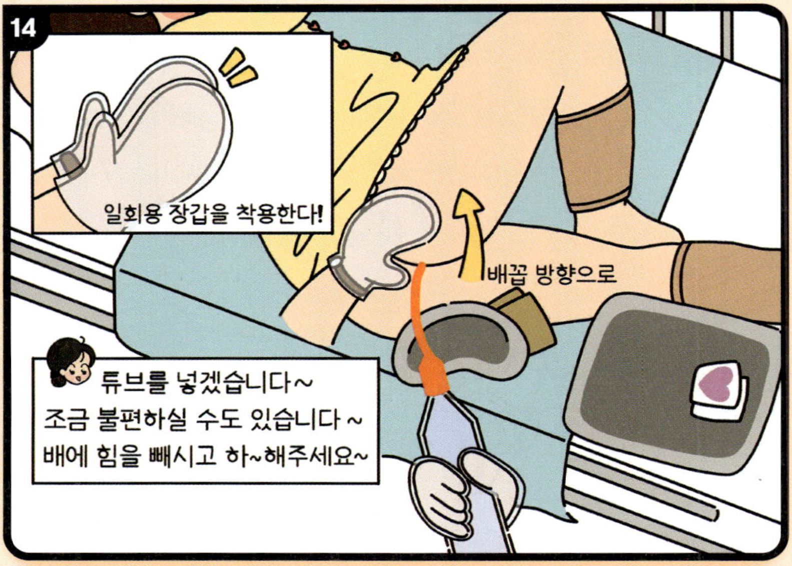

14. 장갑을 착용하고, 직장튜브 끝이 배꼽을 향하게 하여 5-10cm정도 부드럽게 삽입한다.

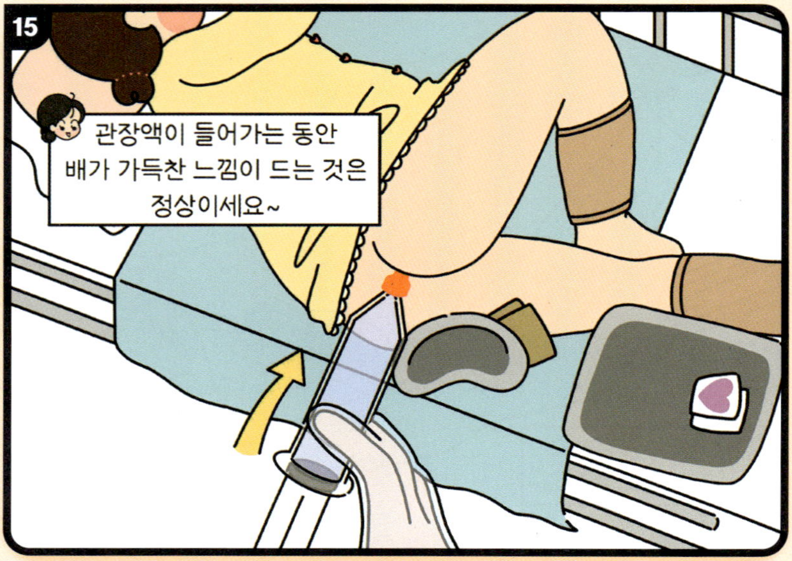

15. 직장튜브 삽입 후 위치를 고정하고 관장액을 천천히 넣으면서, 간호대상자에게 팽만감이 드는 불편감은 정상임을 설명하면서 참도록 한다.

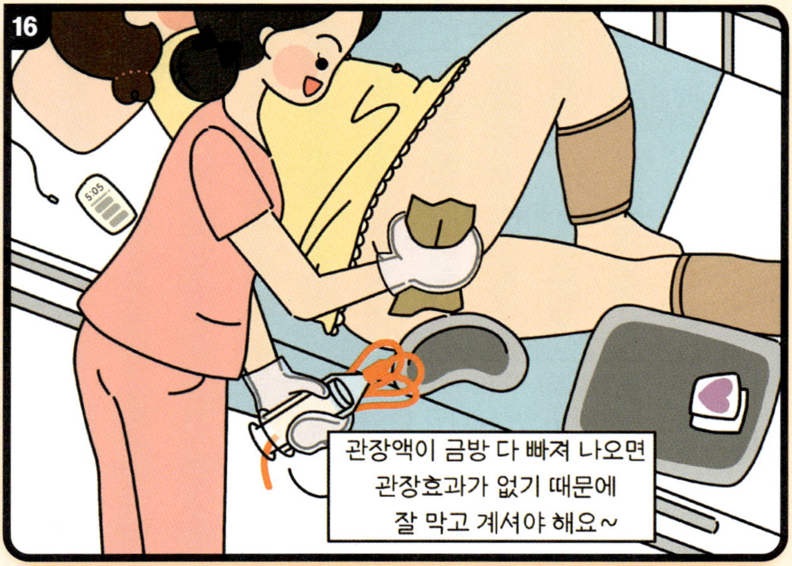

16. 관장액을 주입 후 항문을 휴지로 막으면서 튜브를 제거한다.

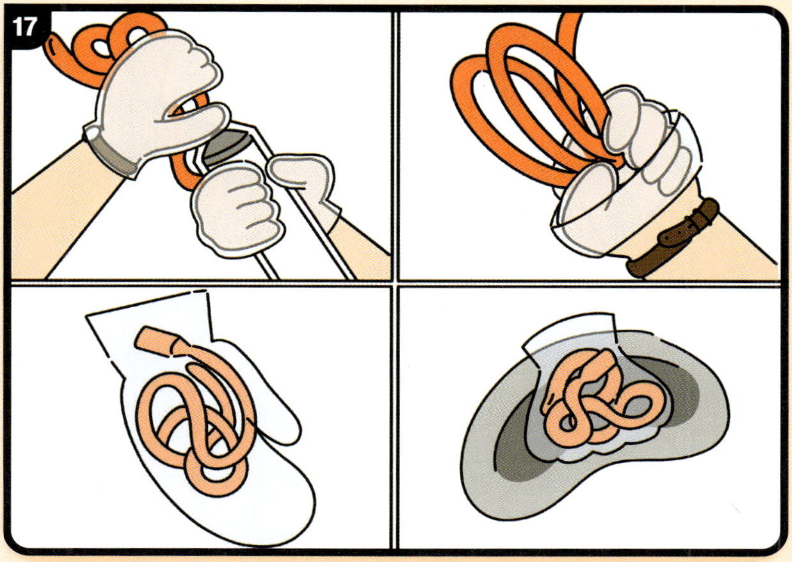

17. 제거된 튜브는 말아 쥐면서 장갑이 뒤집히도록 벗어 함께 감싸서 곡반에 넣어둔다.

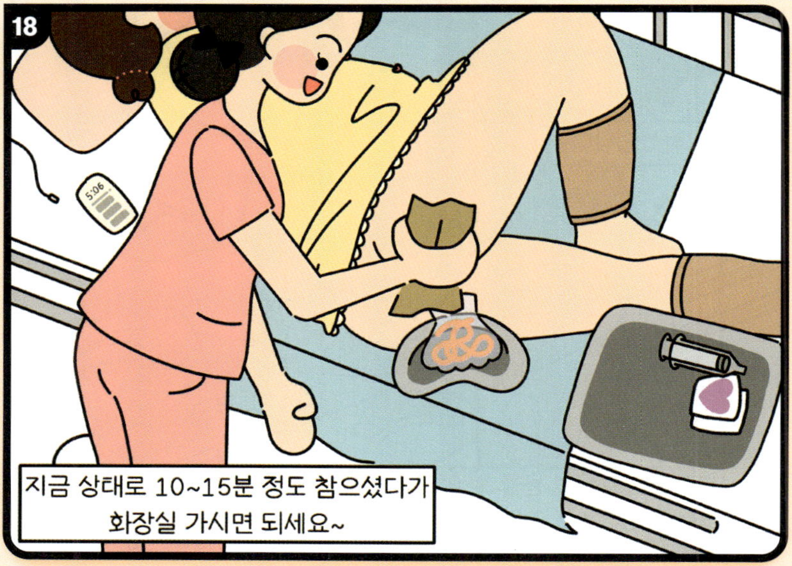

18. 대상자에게 관장효과를 보기위해 변을 10-15분 정도 참은 뒤 배변하도록 교육한다.(필요 시 항문을 휴지로 막도록 함)

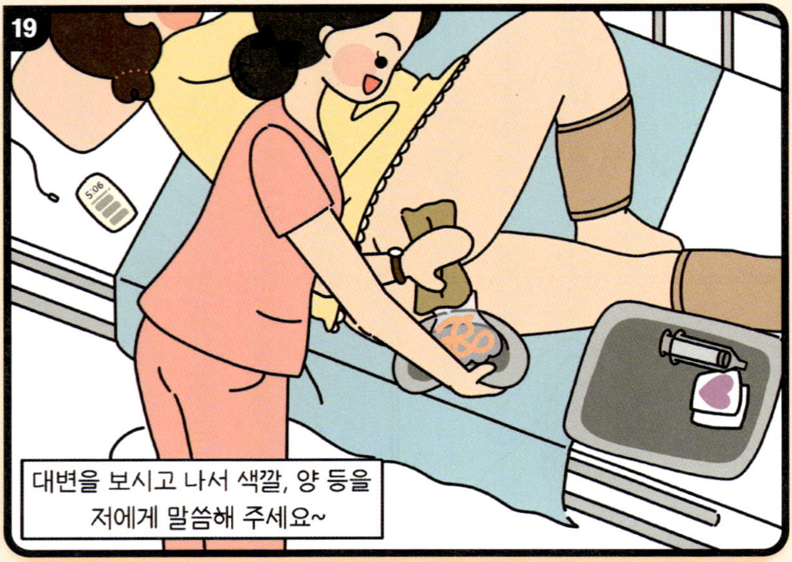

19. 대상자가 배변을 본 후 그 결과(양, 색깔, 굳기 정도 등)를 알리도록 미리 설명한다.

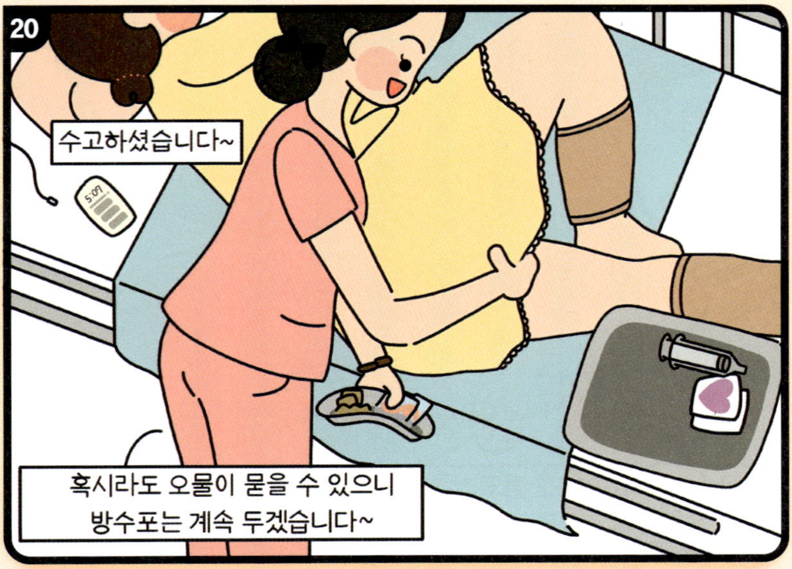

20. 배변을 본 뒤에도 한 시간 가량 방수포는 그대로 둔다.

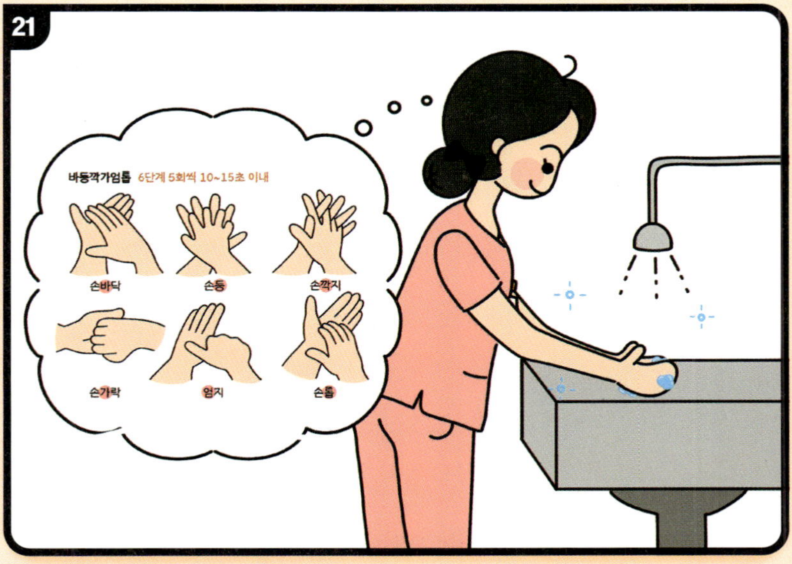

21. 6단계의 손 위생을 수행한다.

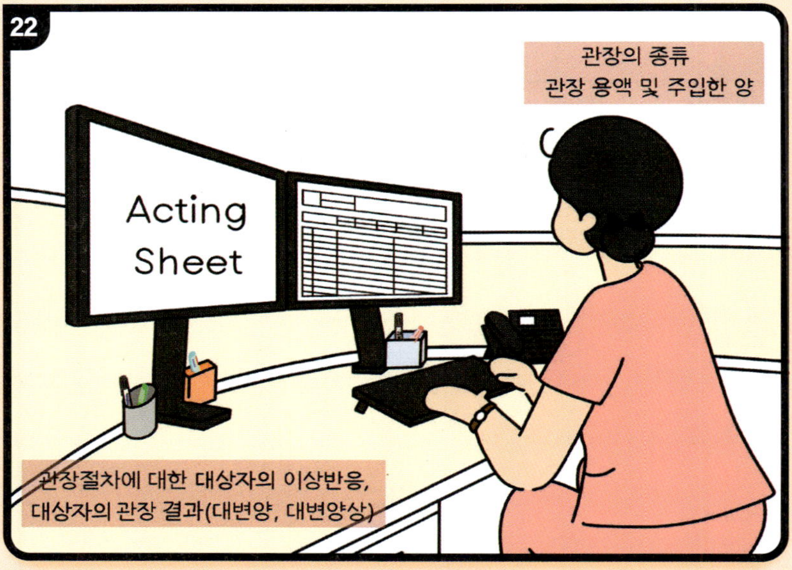

22. 결과를 nursing record지에 기록한다.
① 관장의 종류 ② 관장 용액 및 주입한 양 ③ 관장절차에 한 상자의 이상반응 ④ 대상자의 관장 결과(변양, 변양상)

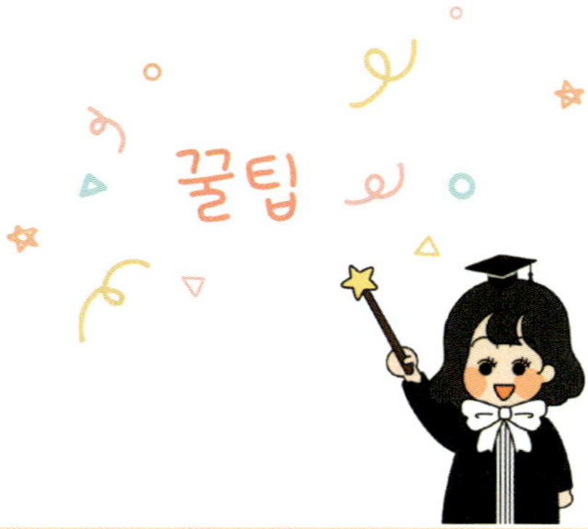

1. 관장의 목적 및 적응증

* 변비를 일시적으로 완화시키기 위함이 크며, 관장은 직장과 S자 결장에 용액을 주입하여 연동운동을 자극하여 배변을 증진시키는 작용을 한다. 주입된 관장액은 변을 부수고 직장 벽을 확장시킴으로써 배변반사를 유발시킨다.

관장액	내용물	작용	효과 발현시간	부작용
고장액 관장	120~250mL (Fleet enema)	장내로 수분을 끌어당긴다.	5-10분	Sodium 정체
저장액 관장	수돗물 500~1000mL	장을 팽창시키고, 연동운동을 자극하여 대변을 부드럽게 한다.	15-20분	수분, 전해질 불균형
등장액	500~1000mL 생리식염수			
비눗물 용액	500~1000mL (1000mL 당 3~5mL의 비누	장점막을 자극하고 장을 팽창시킨다.	10-15분	장점막 자극 및 손상
오일(미네랄, 올리브유)	90~120mL	대변과 장점막에 윤활 작용	30분-3시간	

2. 관장의 종류

① 청결관장(Cleansing enema)

* 대장에서 대변을 제거하기 위해 시행
* 변비 및 분변매복을 제거
* 수술 중 분변물질이 부수의적으로 배출되는 것을 예방
* 장관의 방사선 검사 및 내시경 검사를 위해 시행
* 연동운동을 자극함으로써 대장 점막에 국소적인 자극을 통해 배변 촉진

② 정체관장(Retention Enema)

* 약물을 주입하여 장 내에 장시간 머무르도록 하기 위함.
* 보통 1-3시간 유지함.

관장종류	관장용액	작용
기름정체관장	광물질유, Olive유, 면실유	변이 굳어 있는 경우, 분변매복이 의심되는 경우 분변과 점막뿐만 아니라 직장과 항문에 부드럽게 해서 배변을 용이하게 한다.
냉각관장	찬수돗물	체온을 하강시킨다.
투약관장	케이액살레이트: Hyperkalemia Tx	전해질 불균형 교정 장막에서 K^+과 Ca이 서로 교환하여 K^+을 대변과 함께 배출함.
	네오마이신	장 수술 전 결장 내의 세균을 줄이기 위함이다.
	Lactulose	혈중 암모니아 수치, 암모니아 생성을 낮춘다.
영양관장	포도당용액	수분과 영양분을 공급하기 위함이다.

구풍관장	Magnesium sulfate 30mL, Glycerine 60mL, 온수 90mL	가스의 배출을 돕고 복부팽만을 경감시킨다.
구충관장	quassia, tannic acid	기생충을 제거하기 위함이다.

③ 역류관장(Return-flow enema)

* 가벼운 장세척을 통해 가스배출을 도움.
* 온수 300-500ML을 준비하여 직장과 대장내로 주입함.
* 대상자가 복부의 불편감 또는 경련을 호소를 하면 관장통을 낮추어 관을 통해 용액이 관장통으로 다시 흘러나오게 함.
* 흘러나오면서 가스가 함께 빠져나오는데 용액 내 물거품을 보면 알 수 있으며, 효과를 보려면 15-20분 정도 소요됨.

④ 분변매복의 수지 제거(Finger Enema)

* 분변매복이 있게 되면 변의 덩어리가 너무 커서 자율적 배출이 어려워 짐.
* 관장에 의한 배출이 실패하면, 인위적으로 손가락을 이용하여 변을 부분적으로 제거함.
* 이 과정은 환자에게 불편하며 조심해야 함 -> 점막을 자극하고 출혈을 일으킬 수 있는 가능성뿐 만 아니라 미주신경을 자극해 반사작용으로 심박률을 감소 시켜, 심박동수가 변화할 수 있기 때문임.

3. 근거기반 솔루션

Q. 관장의 목적에 따라 분리되는 배출관장의 주요 목적은?

① 배출관장은 장내 변과 분변매복으로 인해 장에 머물고 있는 변을 제거함.

② 전신 마취 수술로 인한 장연동운동 기능 회복에 따른 장폐색을 예방함.

③ 소화기계 검사를 위해 장을 비우기 위함.

Q 관장 시 카테터의 공기를 빼주는 이유는?

튜브 내 공기가 장으로 유입되면, 복부팽만으로 불편감을 줄 수 있기 때문임.

Q 대상자에게 관장액 주입 도중 복통을 호소할 경우 간호 방법은?

주입되는 관장액의 속도를 줄이고, 대상자를 이완시킨 후 다시 천천히 주입함.

Q 관장 시 좌측위(Lt. Sim's position)를 취하게 하는 이유는?

해부학적 위치에 맞추어 관장액이 중력에 의해 자연스럽게 주입할 수 있기 때문임.

Q 관장튜브를 대상자의 배꼽방향으로 5-10cm 삽입하는 이유는?

카테터가 배꼽방향으로 삽입되면 굴곡된 직장의 위치에 따라 튜브를 바르게 삽입하기 위함.

Q 관장튜브 삽입 전 튜브 끝에 10-15cm 부위에 수용성 윤활제를 바르는 이유는?

삽입과정에서 생기는 마찰을 최소화 시켜 통증을 예방하고, 장점막의 손상의 위험성을 줄이기 위함.

Q 관장 시 관장액의 온도를 체온정도로 따뜻하게 준비하는 이유는?

차가운 관장액은 장점막을 손상시키고, 장 경련을 유발할 수 있음.

10장

비강캐뉼라를 이용한

산소요법

(O_2: Oxygen therapy)

10분 소요 | 난이도

☑ 성취목표

- 산소요법의 적용의 목적과 절차를 설명할 수 있다.
- 비강 캐뉼라를 이용한 산소요법 수행에 필요한 물품을 준비할 수 있다.
- 정확한 절차에 따라 산소요법을 수행할 수 있다.
- 산소 요법 수행 후 기록할 수 있다.

☑ 준비물

비강 캐뉼라, Wall O2, 산소유량계/ 습윤병, 멸균증류수, 손소독제

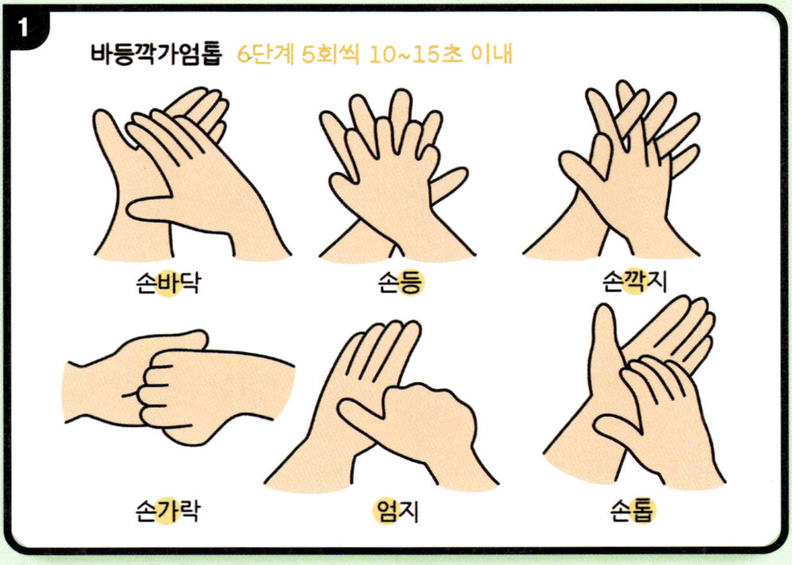

1. 6단계의 손 위생을 수행한다.

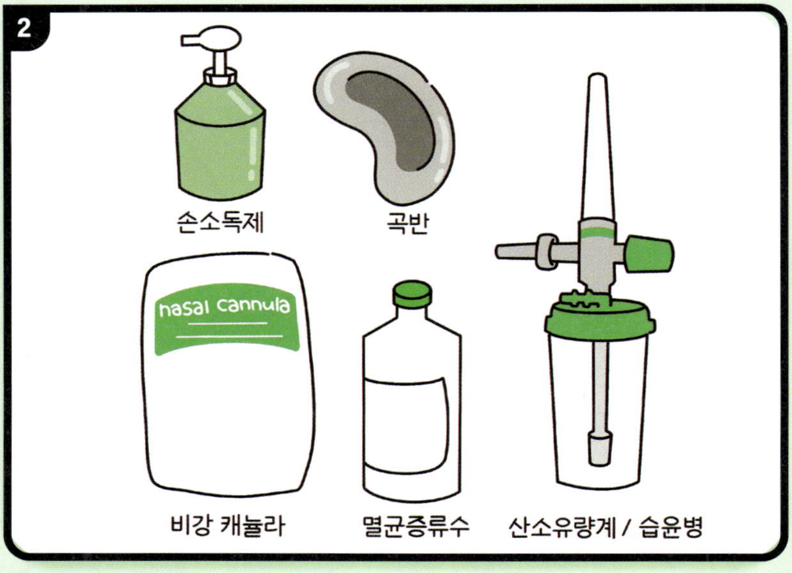

2. 산소요법에 필요한 물품을 챙긴다.

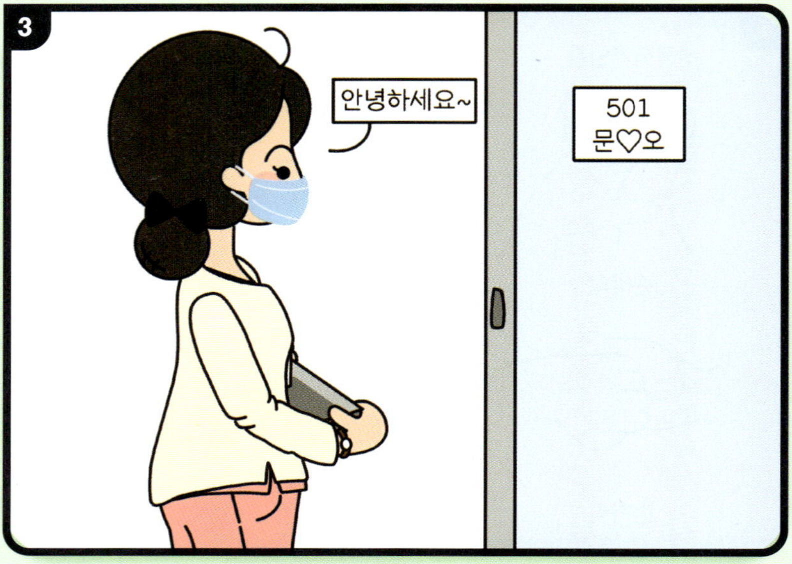

3. 수행 전에, 환자에게 인사 후 본인이 누구인지를 밝힌다.

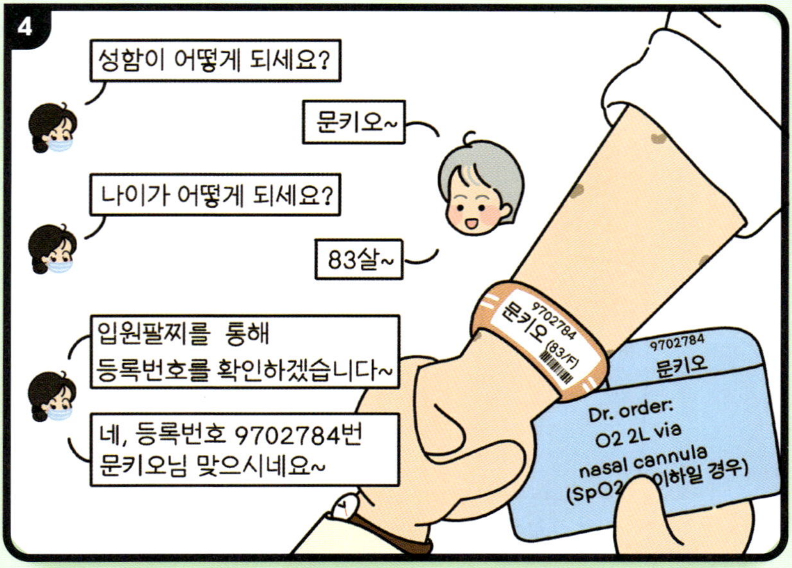

4. *간호대상자에게 직접 성함을 물어보고(개방형 질문), 환자리스트와 입원 팔찌 등으로 이중 확인한다.

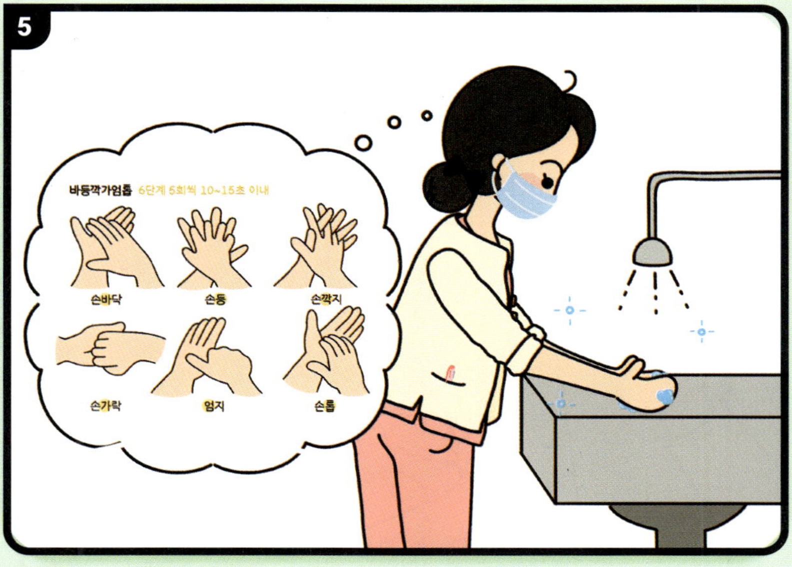
5
바등깍가엄톱 6단계 5회씩 10~15초 이내
손바닥
손등
손깍지
손가락
엄지
손톱

5. 6단계의 손 위생을 수행한다.

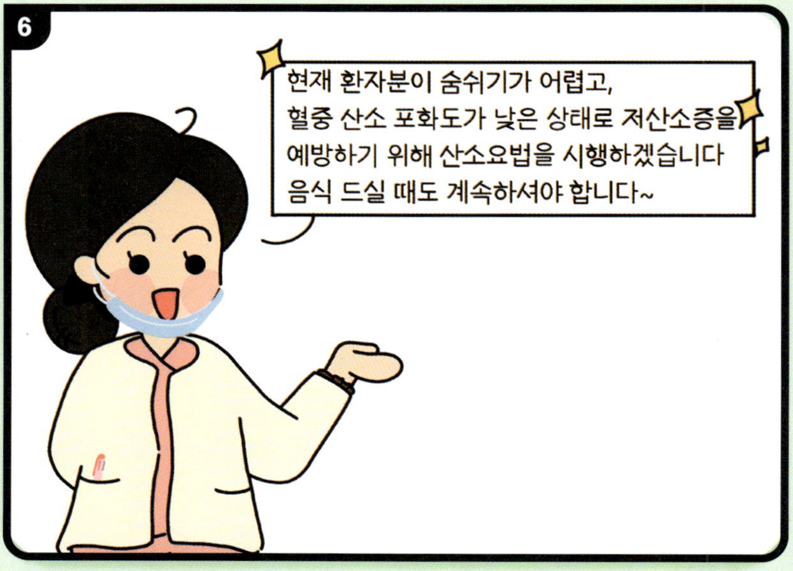
6
현재 환자분이 숨쉬기가 어렵고,
혈중 산소 포화도가 낮은 상태로 저산소증을
예방하기 위해 산소요법을 시행하겠습니다
음식 드실 때도 계속하셔야 합니다~

6. 산소요법의 목적과 순서를 설명한다.

산소요법

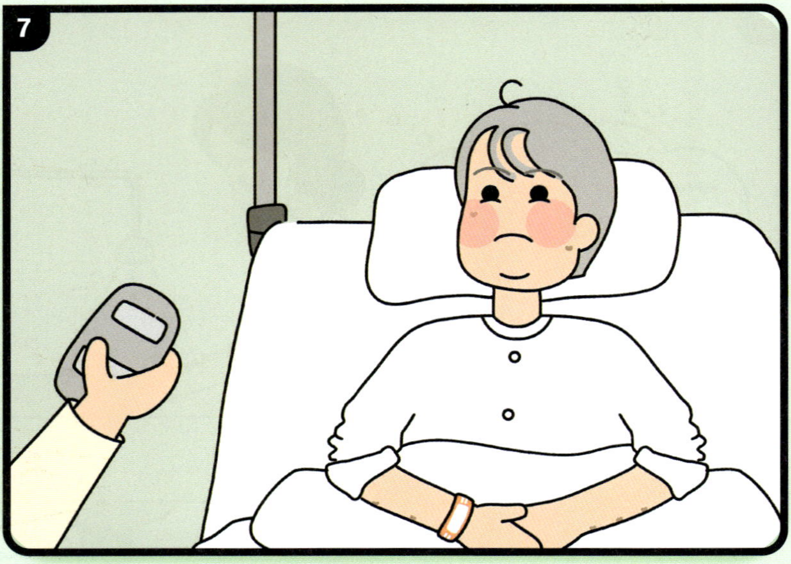

7. 치료에 용이한 체위를 취해준다.(반좌위)

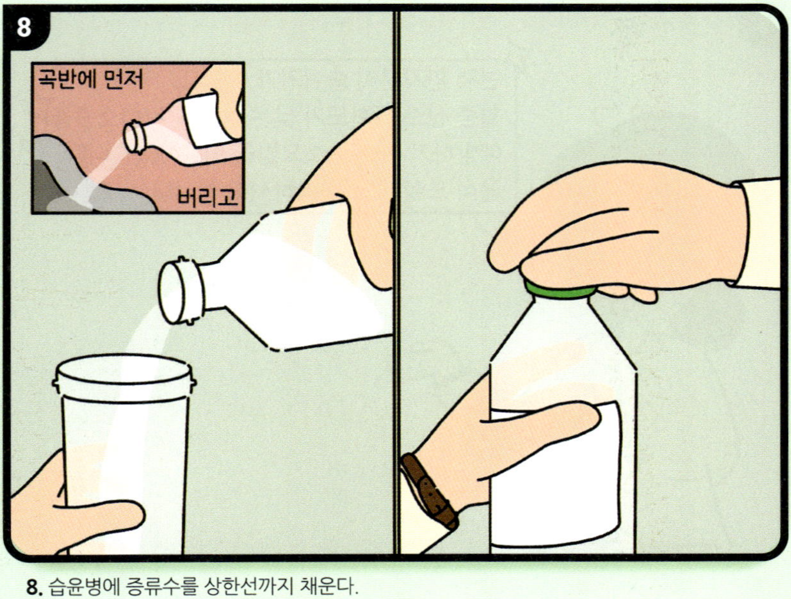

8. 습윤병에 증류수를 상한선까지 채운다.

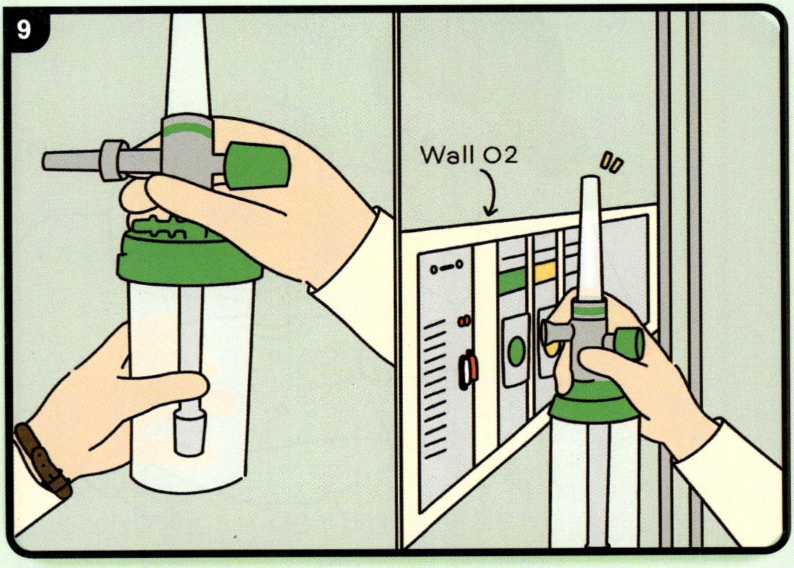

9. 증류수가 채워진 습윤병과 유량계를 연결한 후 Wall O_2 에 꽂는다.

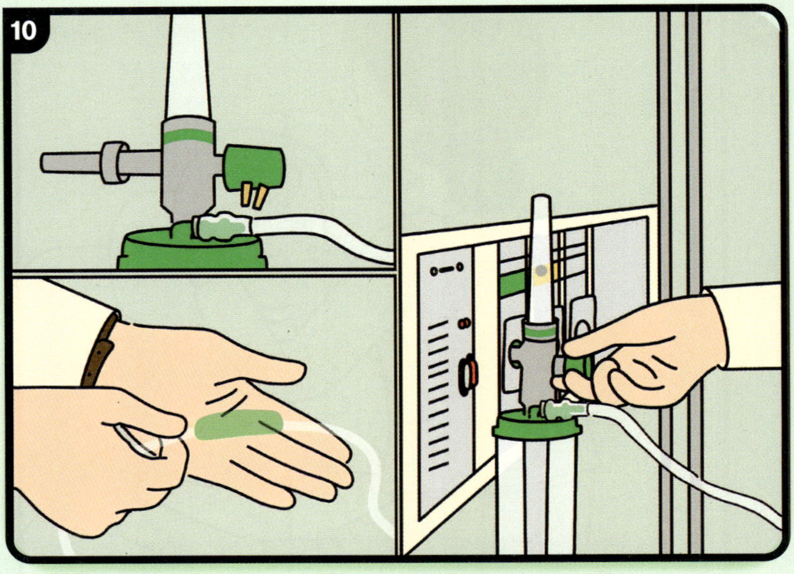

10. 습윤병 뚜겅부분에 있는 산소출구와 비강캐뉼라를 연결 후 캐뉼라 끝에서 산소가 나오는지 확인하고 유량계를 잠근다.

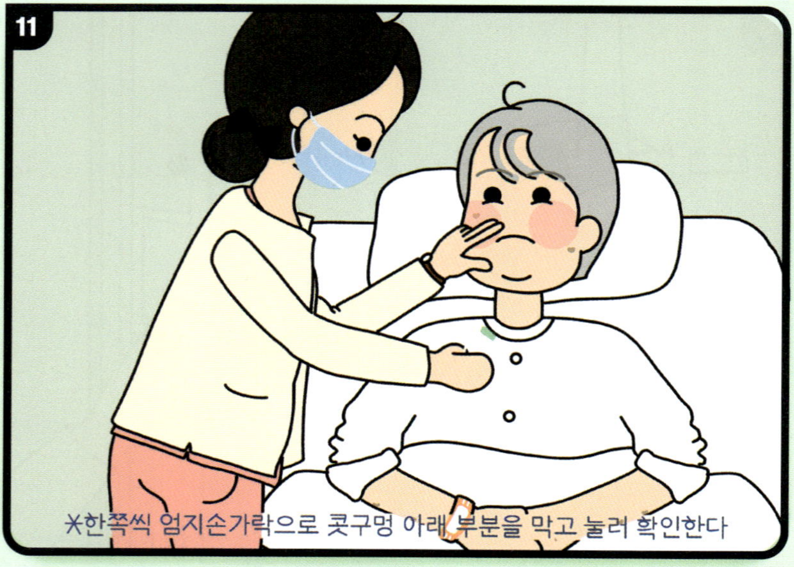

11. *간호대상자의 비공 개폐 여부를 확인한다.

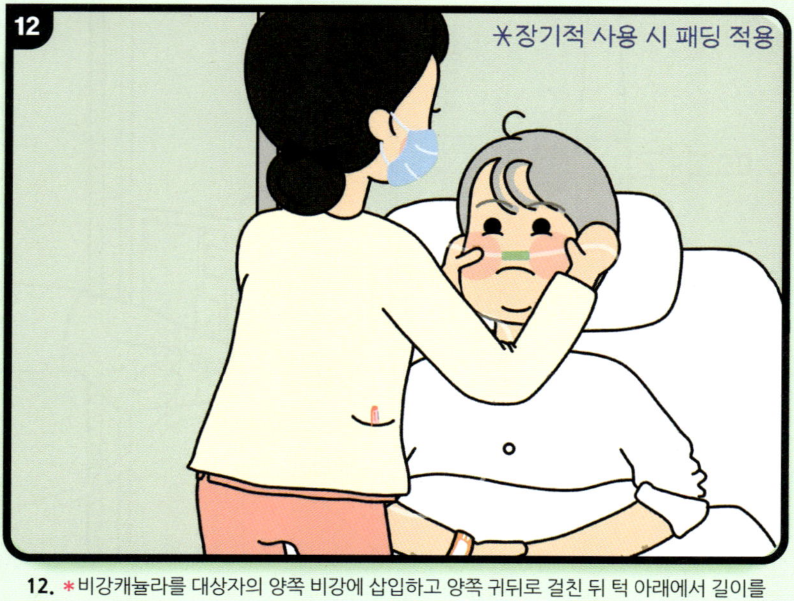

12. *비강캐뉼라를 대상자의 양쪽 비강에 삽입하고 양쪽 귀뒤로 걸친 뒤 턱 아래에서 길이를 조절한다.

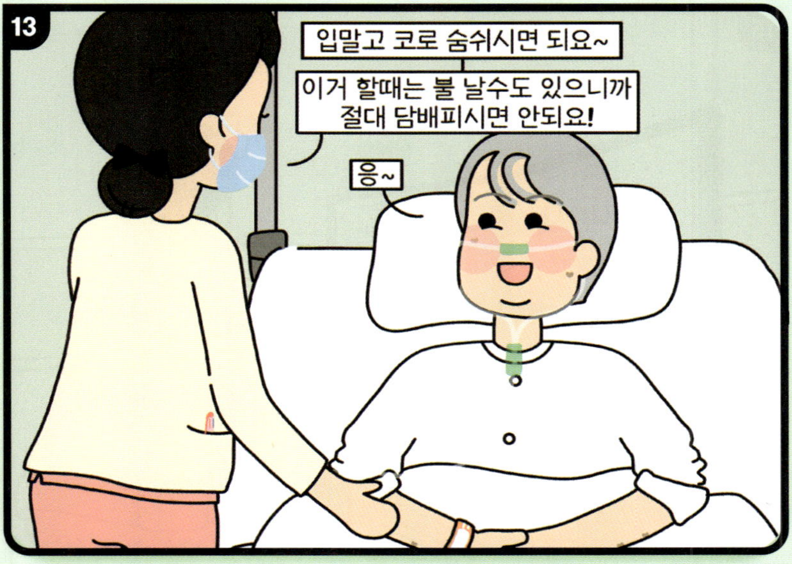

13. 대상자를 편안하게 안심시키면서 입을 다물고 코로 호흡을 하도록 하고, 산소의 위험성(화재 등)과 피부점막손상(코와 귀 등 접촉부위)에 대해 설명한다.

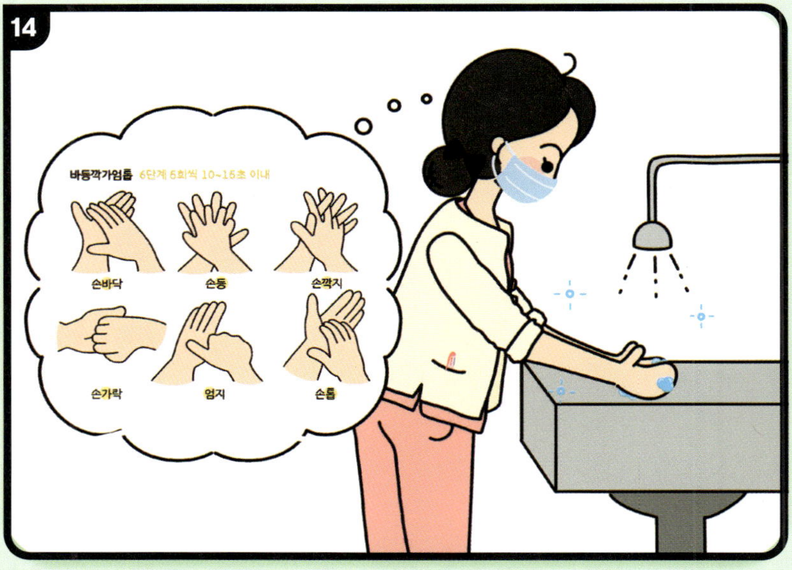

14. 6단계의 손 위생을 수행한다.

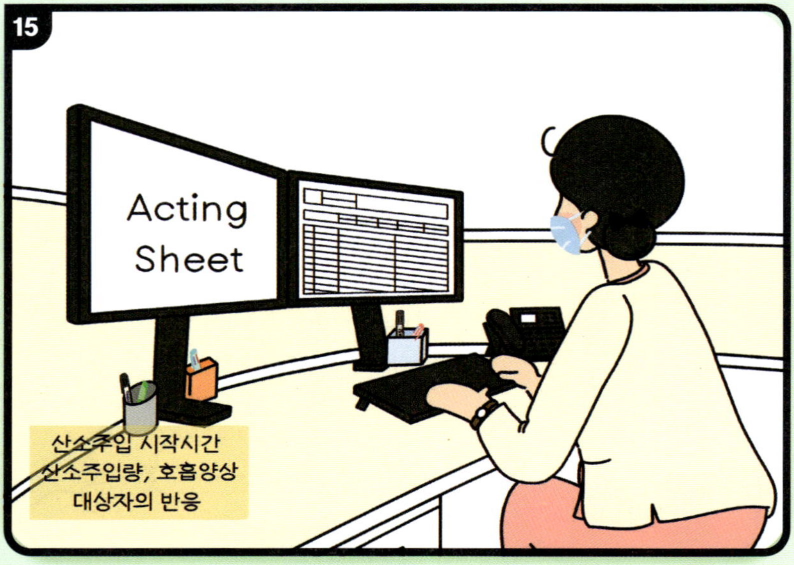

15. 결과를 nursing record지에 기록한다.

① 산소주입 시작시간
② 산소주입량
③ 호흡양상
④ 대상자의 반응

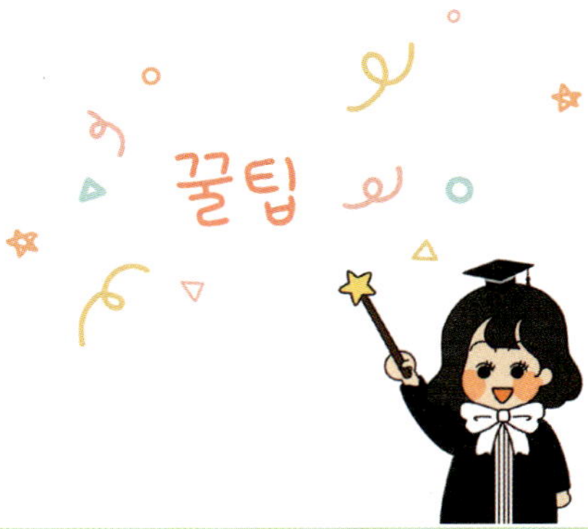

1. 산소요법의 목적

* 저산소혈증의 치료: 저산소혈증이 폐포의 산소분압이 감소하여 발생한 경우에는 흡인가스의 산소농도를 증가시킴으로써 신속하게 개선할 수 있다.
* 호흡계의 운동부담 감소: 저산소증이나 저산소혈증이 있으면 호흡계의 운동부담이 증가하는데 흡입가스의 산소농도를 높이면 폐포의 산소분압이 상승하고 또한 폐포에서 가스교환이 원활하게 이루어져 전체적인 환기량은 감소하게 되며 따라서 호흡계의 운동부담도 감소하게 된다.
* 심근의 운동부담 감소: 심혈관계는 저산소증이나 저산소혈증을 보상하는 주된 기관으로서 산소요법을 시행하면 저산소증에 대한 반응으로서 증가된 심근의 운동이 감소하고 또한 심근의 산소소모량도 감소하므로 병적 상태로 이행하는 심근을 보호할 수 있다.

2. 산소 공급 장치

① 비강 캐뉼라

* 단순하고 쉽게 적용할 수 있어 가장 흔하게 사용
* 비교적 낮은 산소농도(23~44%)와 속도(2~6L/분)로 공급
* 분당 6L 이상에서는 건조한 공기가 주입되어 비강과 인두 점막 자극

② 산소마스크

(1) 단순 마스크: 분당 산소유량을 5~9L/분 속도로 흡입, 산소 농도 약 40~60% 공급, 분당 5L로 하지 않으면 호기 시 마스크 내에 이산화탄소가 축적되어 재호흡

(2) 부분 재호흡 마스크: 분당 산소유량을 6~10L/분 속도로 흡입 산소 농도 약 60~90%를 공급, 저장기 속의 산소가 호기와 혼합되지 않음.

(3) 벤츄리 마스크: 대상자의 호흡 양상에 관계없이 처방된 산소농도에 따라 산소를 가장 정확한 농도를 투여할 수 있음, 만성 폐쇄성 호흡기 질환자에게 주로 이용

(4) 비재호흡 마스크: 분당 산소 유량을 5~15L/분 속도로 흡입산소 농도 90~100%를 공급, 저장기 속의 산소가 호기와 혼합되지 않음.

③ 기타

(1) 비강 카테터

* 코를 통해 카테터를 삽입하여 비인두 뒤로 산소를 전달하는 관
* 장점: 마스크로 얼굴을 덮을 때 밀실공포증을 경험하는 대상자에게 유용
* 단점: 비인두를 자극하여 불편감 초래

(2) 산소텐트

* 신선하고 습한 산소를 제공하는 투명 플라스틱
* 장점: 크룹(Croup)과 기관지염을 앓고 있는 활동적인 유아에게 유용
* 단점: 산소농도 조정이 어려움
* 간호: 텐트의 가장자리를 매트리스 아래로 집어넣어 산소 소실 최소화

(3) CPAP 마스크(지속적 기도 양압 마스크)

* 호흡기도 안에 양압을 유지하도록 하는 장치
* 호기 동안에 폐포가 수축하지 않도록 유지함.
* 수면시 무호흡 경험하는 대상자에게 유용

3. 근거기반 솔루션

대상자의 산소요법에서 흡입산소농도(FiO_2)의 농도는 무엇을 뜻하는가?

대상자가 호흡을 통해 들이마시는 기체에서 산소가 차지하는 부피 분율 혹은 몰 분율임.

대상자에게 주입되는 흡인산소농도(FiO_2) 계산 방법은?

대기 중 산소농도가 20% 이므로 산소 1L 마다 4% 증가함.

전달속도(L/min)	흡입산소농도(FiO2)
2	28
3	32
4	36
5	40
6	44

대상자가 산소공급 중 호흡상태를 확인하는 방법은?

① 흉부 청진
② 흉곽 상승과 팽창의 유무를 확인
③ 필요시 맥박산소측정기(oxymeter)를 이용하여 산소포화도를 모니터링함.
④ 손톱과 피부색, 입술색상 등을 통해 청색증이 있는지를 확인
⑤ 손가락을 비강에 대어 공기의 흐름을 직접적으로 평가함.

만약 대상자가 호흡곤란(dyspnea) 상태라면, 이에 맞는 증상과 징후는?

불안, 초조, 의식의 변화, 혼동, 기면 등의 맥박 증가, 산소포화도 수치 감소, 청색증, 호흡양상 및 호흡 수 증가, 동맥혈가스분석(ABGA) 검사결과 중 산소포화도 감소와 이산화탄소 수치 증가 등이 나타남.

11장

기관 내 흡인

(SUCTION: endotracheal suction)

10분 소요 | 난이도

성취목표

- 기관 내 흡인의 목적과 절차를 설명할 수 있다.
- 기관 내 흡인 시 필요한 물품을 준비할 수 있다.
- 정확한 절차에 따라 기관 내 흡인을 수행할 수 있다.
- 기관 내 흡인 수행 후 기록할 수 있다.

준비물

흡인 카테터, (일회용) 멸균장갑,

무균용기가 들어있는 (일회용) 흡인 세트 또는 무균용기,

wall suction, 일회용 멸균 생리식염수(흡인용),

산소유량계/ 습윤병, Ambu bag(필요시), 손소독제

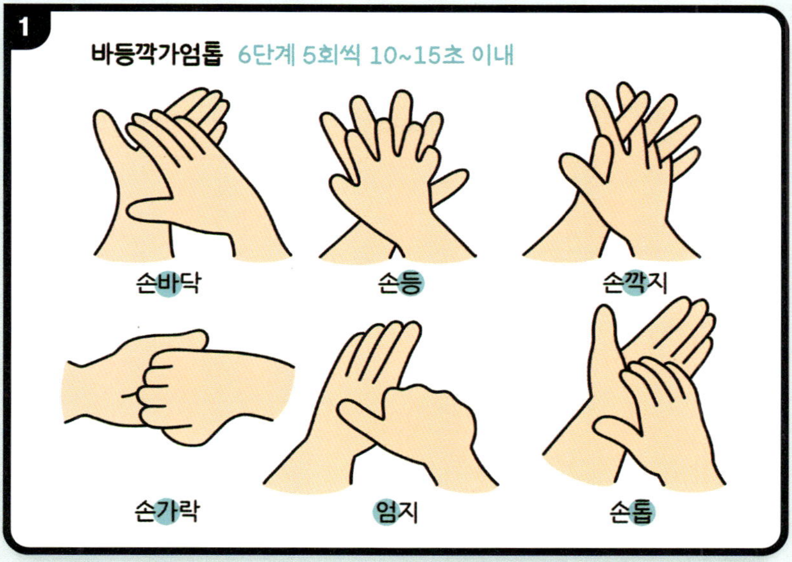

1. 6단계의 손 위생을 수행한다.

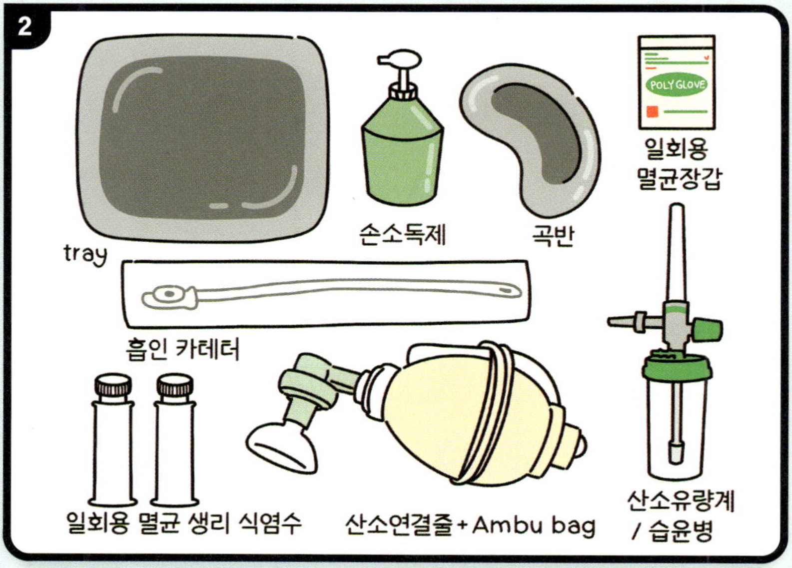

2. 기관 내 흡인에 필요한 물품을 챙긴다.

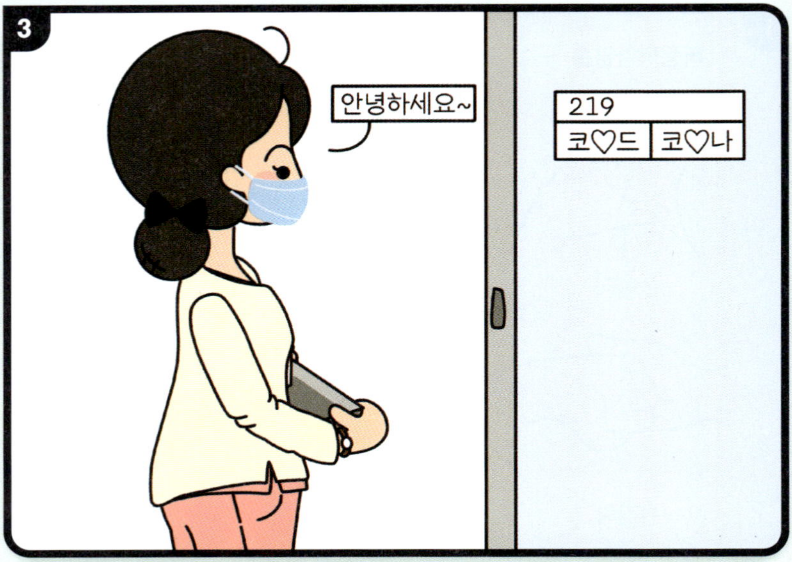
3
안녕하세요~
219
코♡드
코♡나

3. 수행 전에, 환자에게 인사 후 본인이 누구인지를 밝힌다.

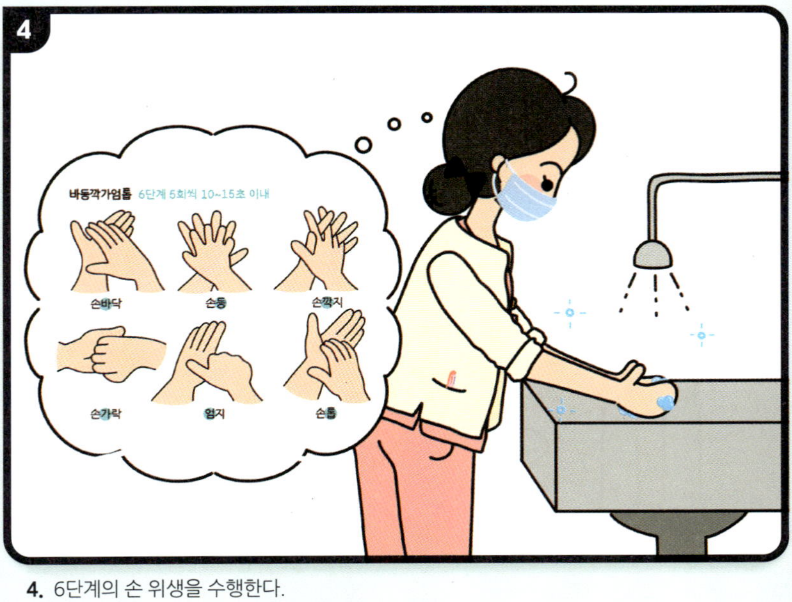
4
바동깍가엄톱 6단계 5회씩 10~15초 이내
손바닥
손등
손깍지
손가락
엄지
손톱

4. 6단계의 손 위생을 수행한다.

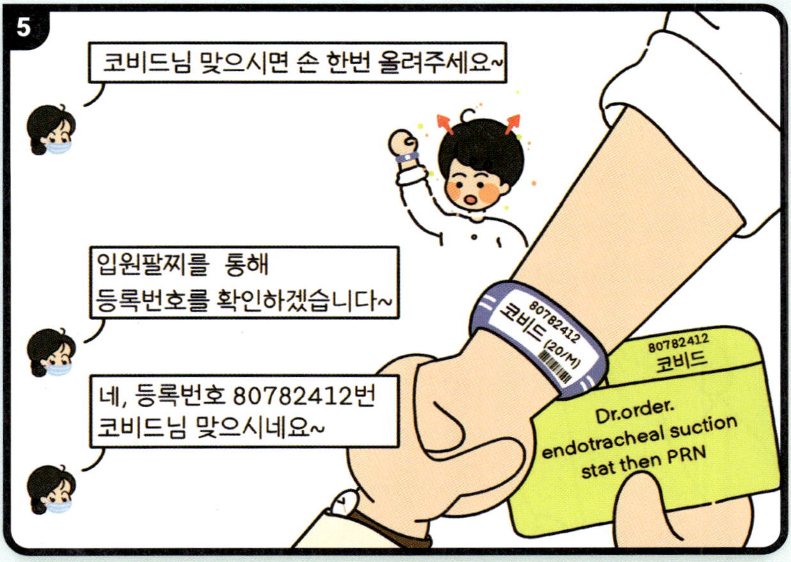

5. * 간호대상자에게 직접 성함을 물어보고(개방형 질문), 환자리스트와 입원 팔찌 등으로 이중 확인한다.

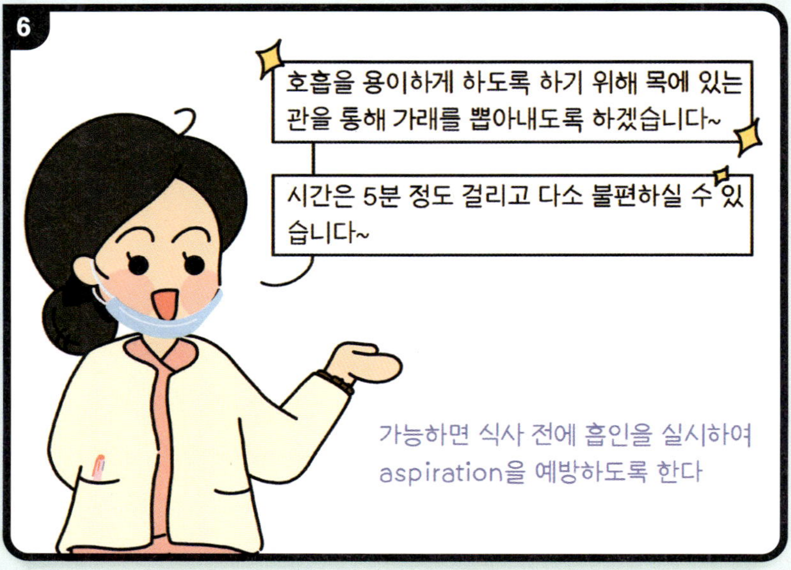

6. 기관 내 흡인의 목적과 순서를 설명한다.

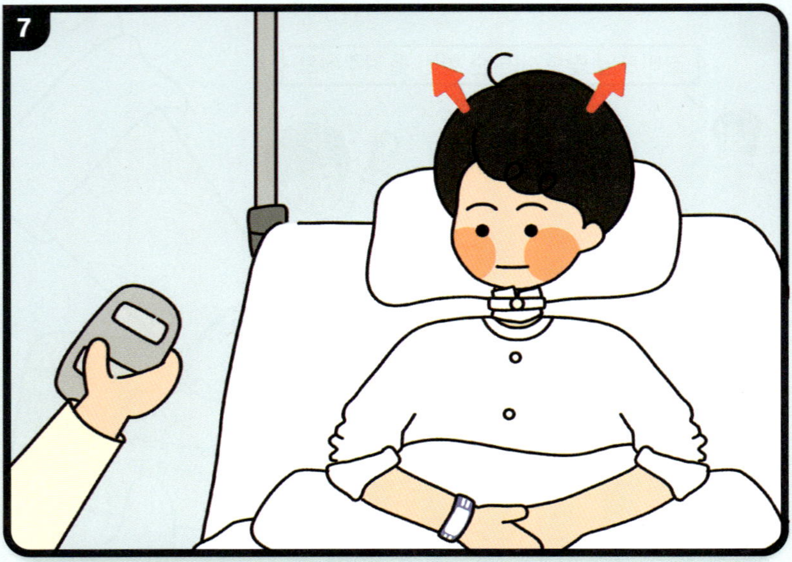

7. 치료에 용이한 체위(반좌위)를 취해준다.
- 무의식 환자의 경우: 측위로 간호사는 환자와 마주보고 위치한다.

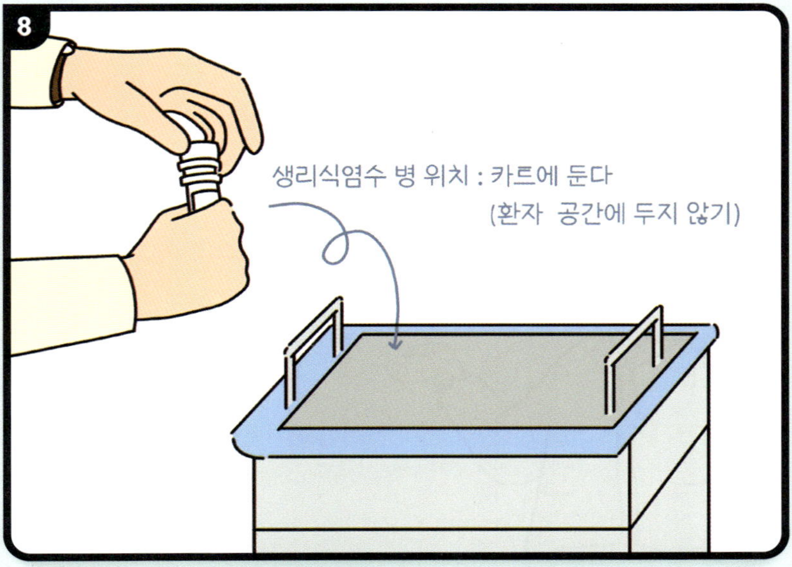

8. 흡인 세트를 사용할 경우 일회용 생리식염수를 용기에 부어 사용한다.(생리식염수는 환자 주변에 두지 않는다)
- 흡인세트를 사용하지 않는 경우는 30cc 일회용 생리식염수를 개봉하여 사용한다.

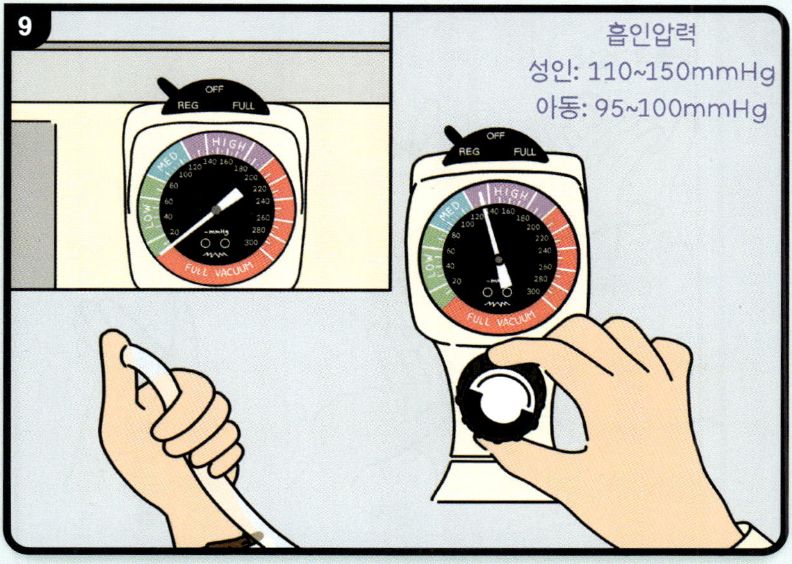

9. 흡인기의 흡인압을 점검한다.
① 흡인압 조절버튼을 REG쪽으로 돌린다. ② 흡인병 줄 끝을 엄지로 막고 눈금이 멈춘 지점을 확인한다. ③ 성인의 경우 110-150mmHg로 조절기로 맞춘다.

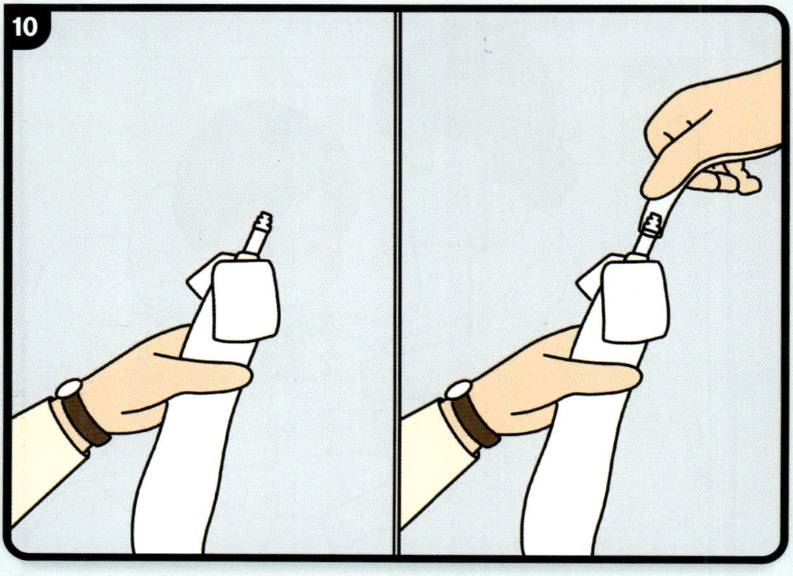

10. *흡인카테터 연결팁 끝의 포장부분을 개봉하여 흡인병 줄과 연결한다.

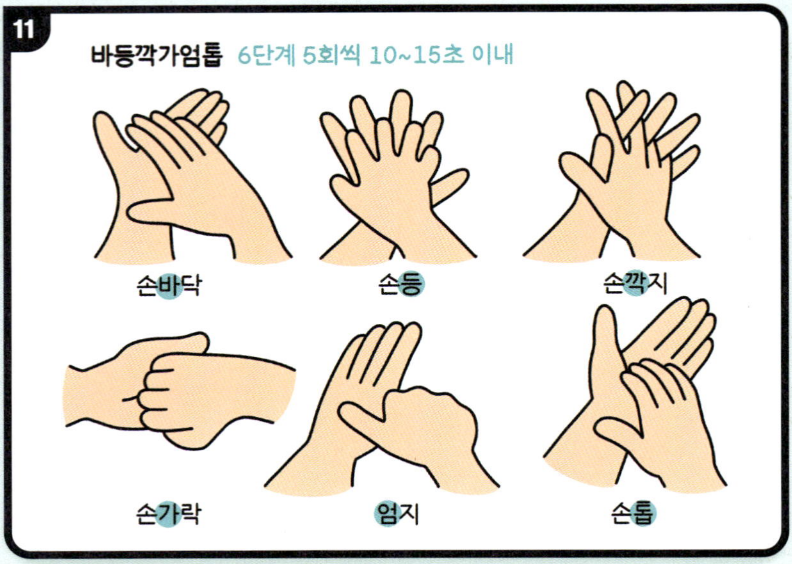

11. 6단계의 손 위생을 수행한다.

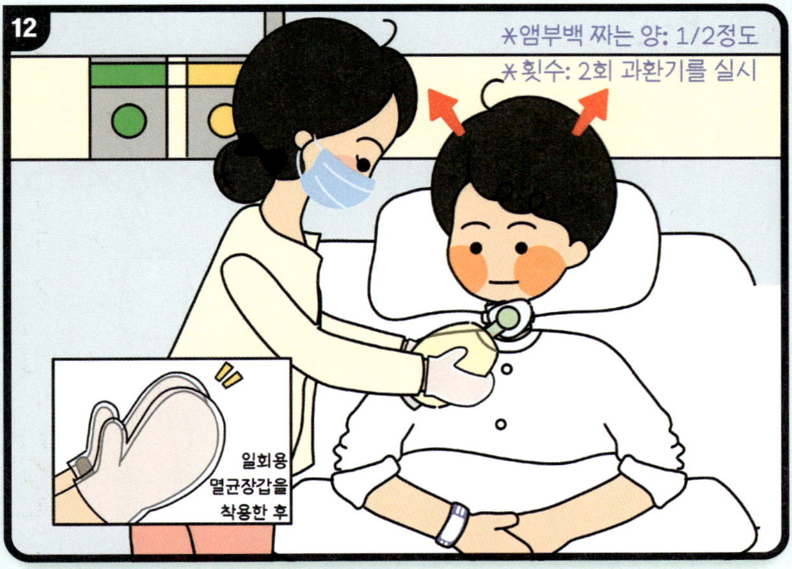

12. 멸균장갑을 착용 후 대상자에게 앰부백으로 2회 정도 과환기를 실시한다.

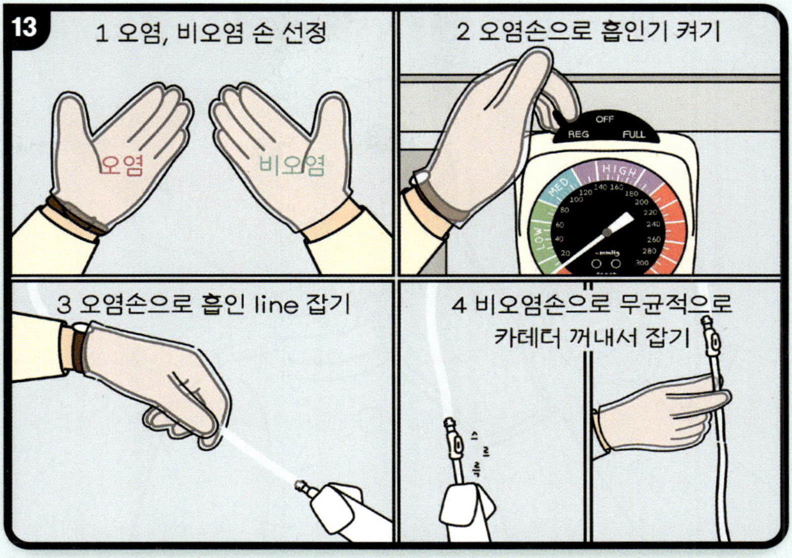

13. 오염과 비오염 손을 정하고 흡인병 연결관을 잡을 손으로 흡인기를 키고, 비오염손으로 카테터를 꺼낸다.

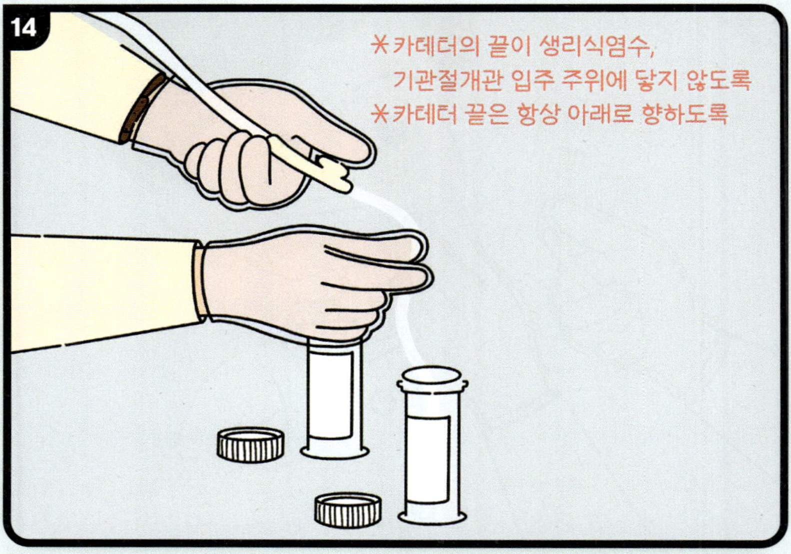

14. * 카테터의 끝을 삽입할 길이만큼 생리식염수를 적시고, 흡인병 연결관을 잡은 손의 엄지로 압력구멍 개폐로 식염수 통과여부를 확인한다.

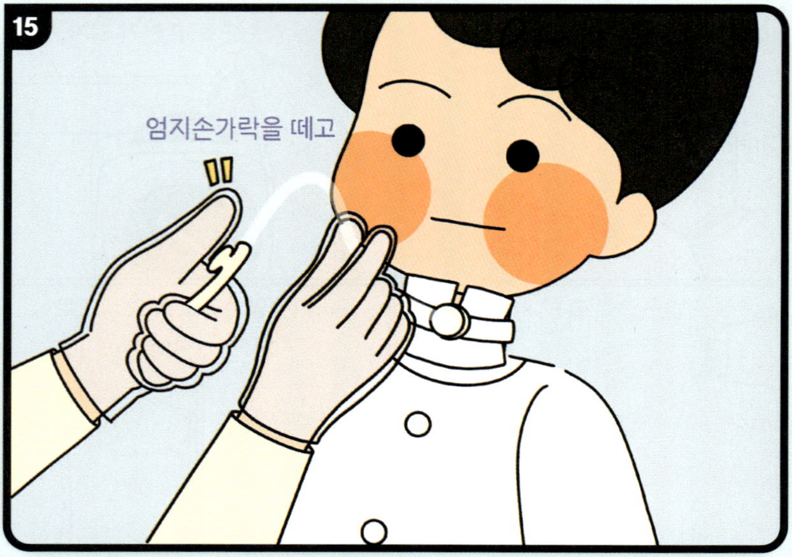

15. * 연결관 압력구멍을 누르지 않은 상태(압력이 없음)로 부드럽게 카테터를 삽입한다.

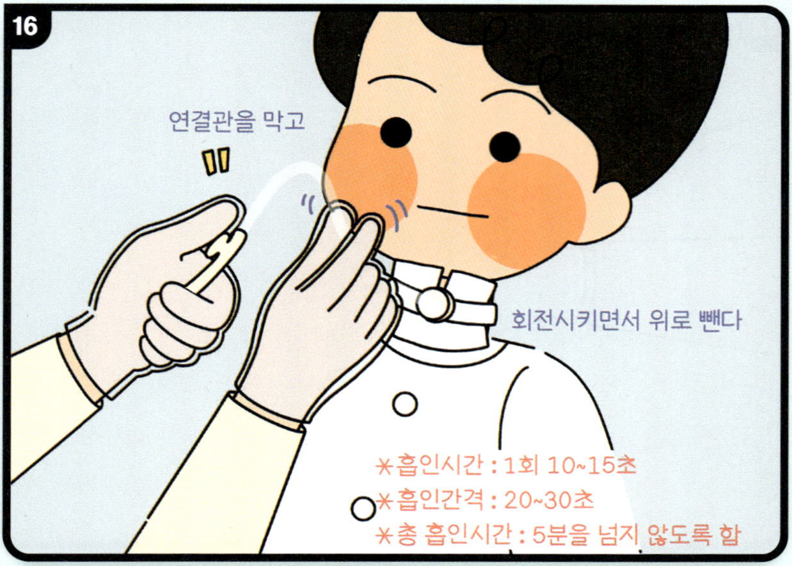

16. * 연결관 압력구멍을 막고 카테터 쪽 엄지와 검지로 돌리면서 천천히 삽입된 카테터를 제거한다.
- 대상자의 저산소상태 및 분비물 양상을 보면서 10-15초를 넘기지 않도록 한다.

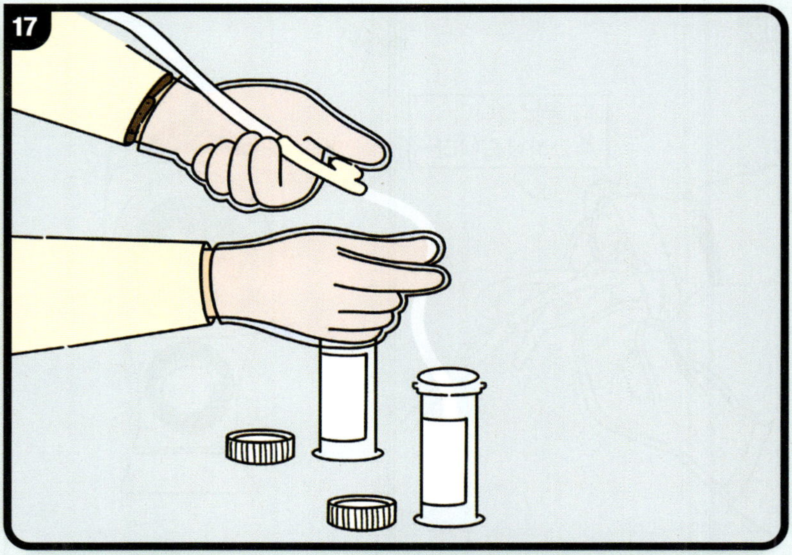

17. *제거한 카테터는 생리식염수 용기에 담구어 식연수를 통과시켜 카테터 안 분비물을 제거하면서 분비물 양상을 관찰한다.

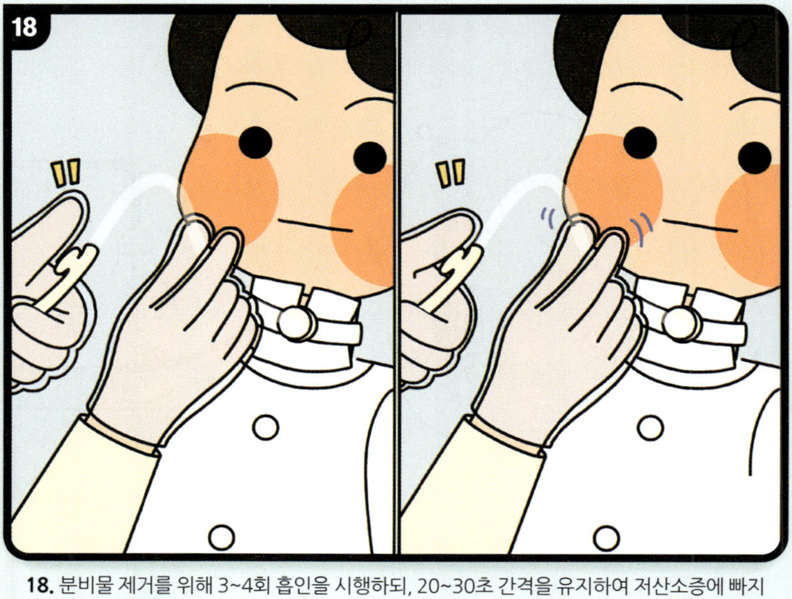

18. 분비물 제거를 위해 3~4회 흡인을 시행하되, 20~30초 간격을 유지하여 저산소증에 빠지지 않도록 한다.

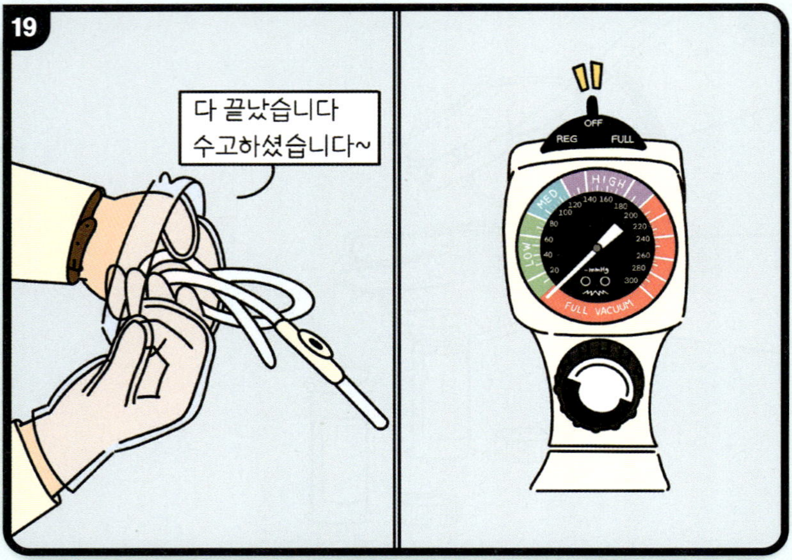

19. 흡인이 완료되면 장갑을 벗은 뒤, 흡인기를 끄고 사용한 물품을 정리한다.

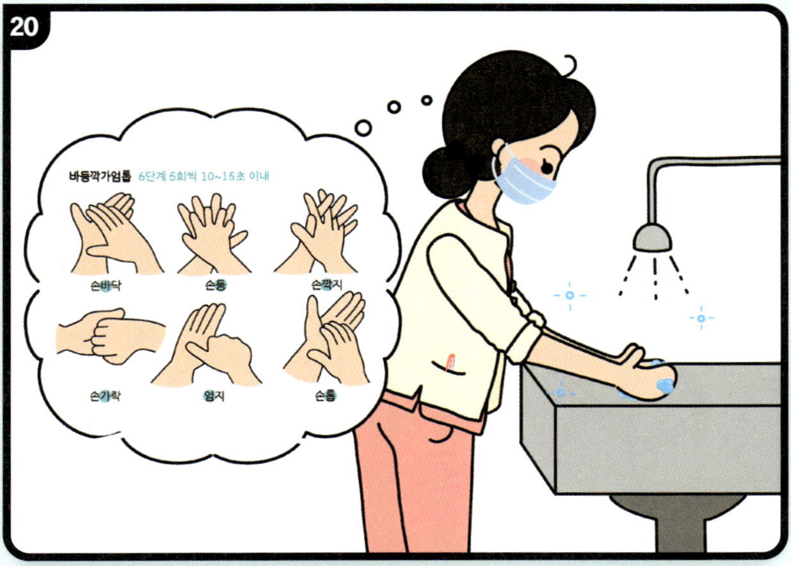

20. 6단계의 손 위생을 수행한다.

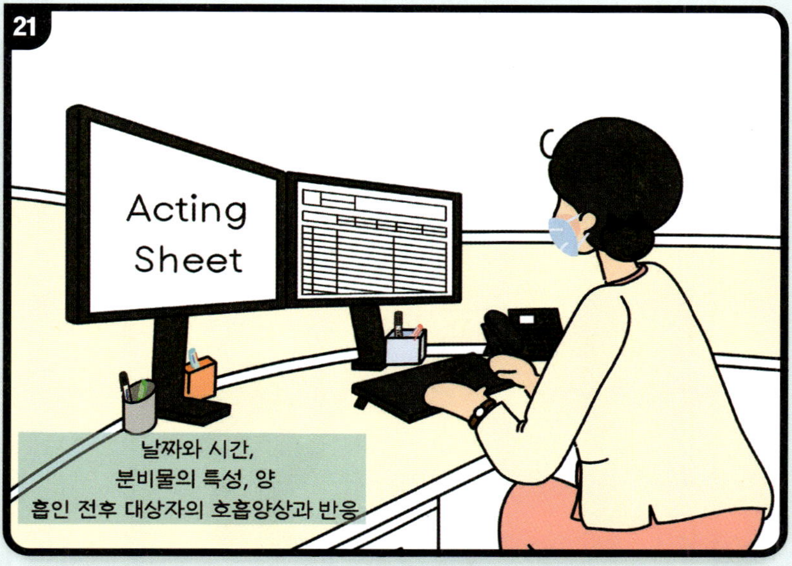

21. 결과를 nursing record지에 기록한다.
① 날짜와 시간
② 분비물의 특성, 양
③ 흡인 전후 대상자의 호흡양상과 반응

꿀팁

1. 기관 내 흡인 목적

* 기관내관을 삽입한 대상자의 분비물을 제거하여 기도의 개방성을 유지.
* 분비물로 인한 감염이나 무기폐 예방.

2. 흡인 시 분류별 카테터 길이

흡인구분	길이
구강흡인	성인의 경우 약 13cm, 아동은 조금 더 짧게 삽입
비강흡인	성인의 경우 약 16~20cm
기관내관	기관내관의 삽입 길이 정도
기관지 절개관	8~10cm

3. 흡인 시 압력과 시간

구분	장치	압력
흡인 압력	벽 장치(wall unit)	영아: 50~95mmHg 아동: 95~100mmHg 성인: 110~150mmHg
	이동식 장치(portable unit)	영아: 2~5mmHg 아동: 5~10mmHg 성인: 10~15mmHg
흡인 시간	1회 10~15초 흡인 간격은 20~30초 총 흡인 시간은 5분 넘지 않도록 함	

4. 흡인 시 유의할 점

* 저산소증(안절부절, 불안, 의식수준 감소, 산소포화도 감소 등), 기관지 점막손상(출혈 등), 심부정맥(심정지), 감염, 무기폐 등이 발생하지 않도록 환자상태 및 반응 사정

5. 근거기반 솔루션

Q 기관내 흡인 시 카테터(suction tip)를 생리식염수에 적시고, 흡인 후 카테터를 돌려가며 빼야 하는 이유는?

생리식염수에 담그는 이유: 기관내 삽입 시 기관점막의 손상을 줄이기 위함.

카테터를 돌려 빼는 이유: 기관내 점막이 한 곳만 흡인되는 댐핑(damping)현상을 막고, 기관점막의 손상 줄이면서, 골고루 기관내 유착된 삼출물을 제거하기 위함.

Q 기관내 흡인시 1회 흡인 후 최소 20-30초 후에 재 흡인해야 하는 이유는?

장시간 흡인으로 인해 대상자는 숨을 들이마실 수 있는 시간이 부족하여, 저산소증이 발생할 우려가 있어, 대상자의 충분한 산소를 보충하기 위함.

기관내 흡인 전 반드시 대상자의 체위를 반좌위로 취해줘야 하는 이유은?

반좌위는 호흡시 횡격막 팽창이 용이한 체위이며, 흡인하는 동안 기도내 이물질이 흡인될 위험성을 방지하고, 대상자의 기침을 통해 기도내 분비물을 보다 쉽게 배출할 수 있기 때문임.

12장

기관절개관 관리

(T-care: Tracheostomy care)

10분 소요 | 난이도

성취목표

- 기관절개관 관리의 목적과 절차를 설명할 수 있다
- 기관절개관 관리에 필요한 물품을 준비할 수 있다.
- 정확한 절차에 따라 기관절개관 관리를 수행할 수 있다.
- 기관절개관 관리 후 기록할 수 있다.

준비물

기관절개 드레싱세트

(kelly, 종지 3개: 소독솜, 과산화수소 +생리식염수, 생리식염수),

기관절개관용 흡인 튜브 또는 5-6#, 흡인카테터, 소독된 내관 1개,

멸균 생리식염수, 과산화수소수, 멸균장갑, 곡반, Y-거즈,

멸균 4 × 4 거즈, 소독솜, 겸자, 쟁반(tray), 흡인기/흡인 카테터,

산소주입기, 소독된 긴 면봉 3-5개, 손소독제, 수건 혹은 방수포,

Ambu bag, 가위, 고정끈

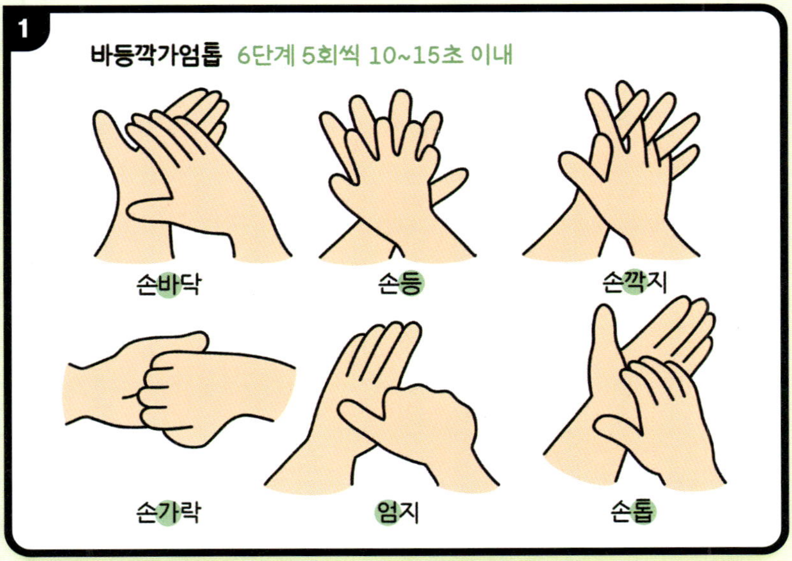

1. 6단계의 손 위생을 수행한다.

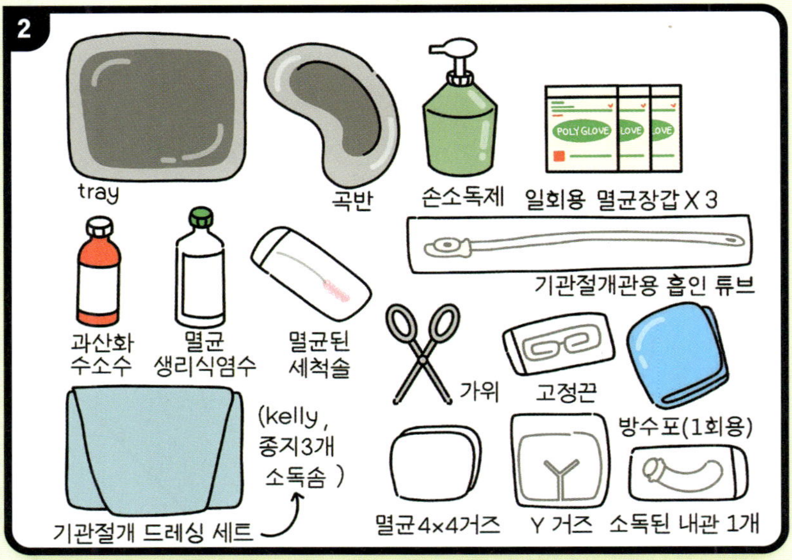

2. 기관절개관 관리에 필요한 물품을 챙긴다.

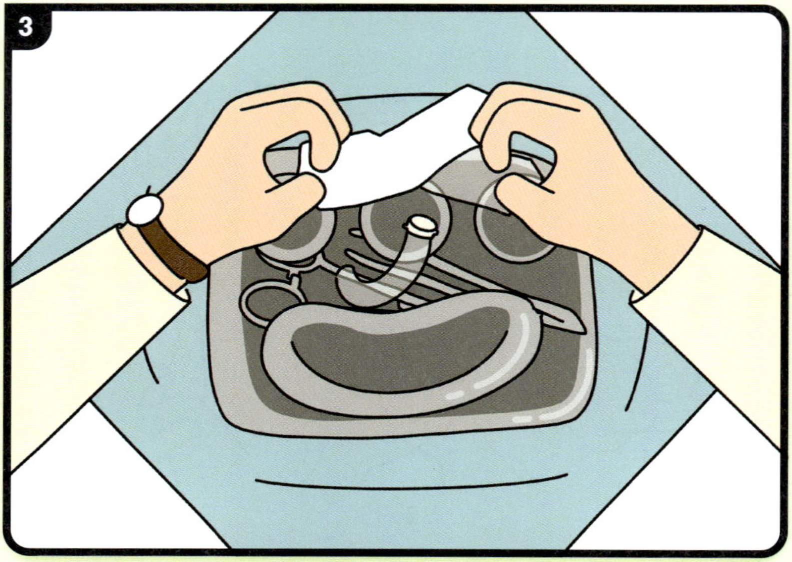

3. 멸균 드레싱세트 준비: 소독된 내관을 넣는다.

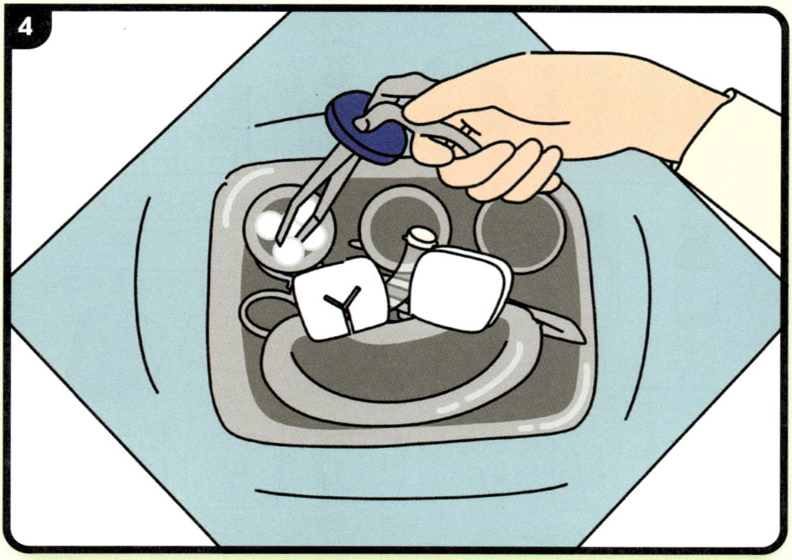

4. 멸균 드레싱세트 준비: 종지(bowl)안에 소독솜를 넣고, Y거즈를 세트 안에 넣는다.

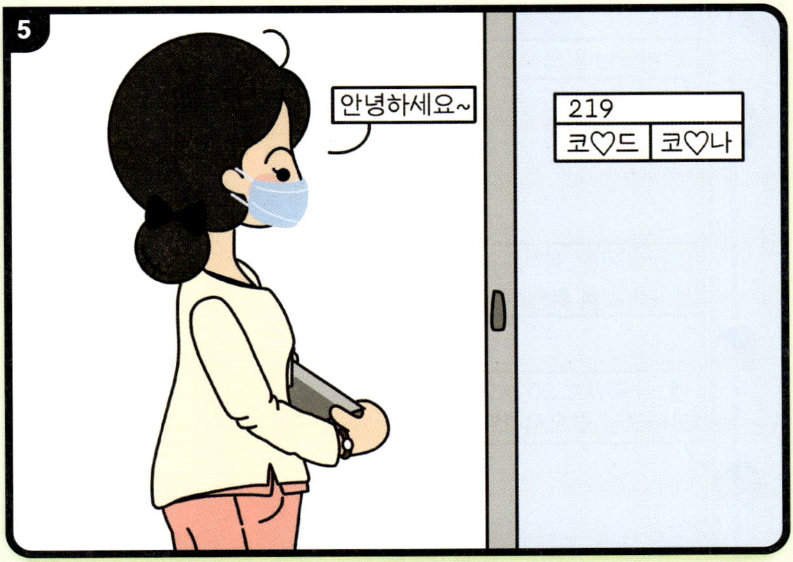

5. 수행 전에, 환자에게 인사 후 본인이 누구인지를 밝힌다.

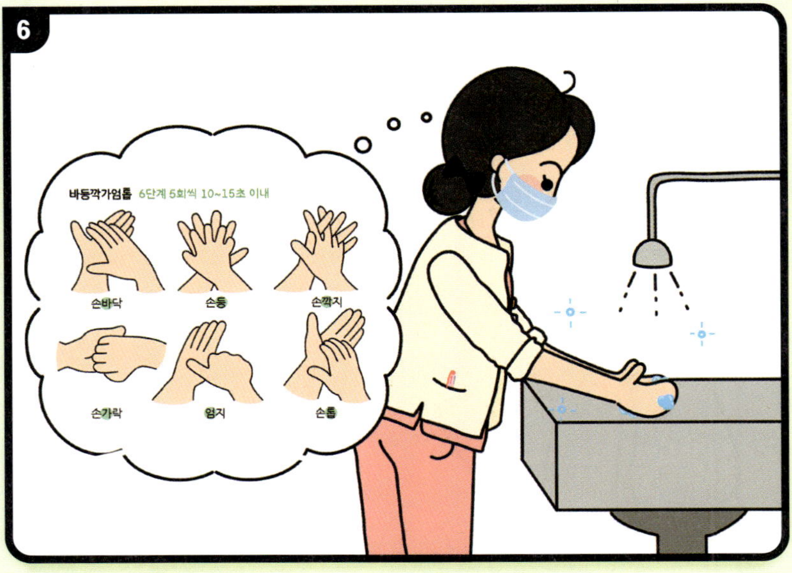

6. 6단계의 손 위생을 수행한다.

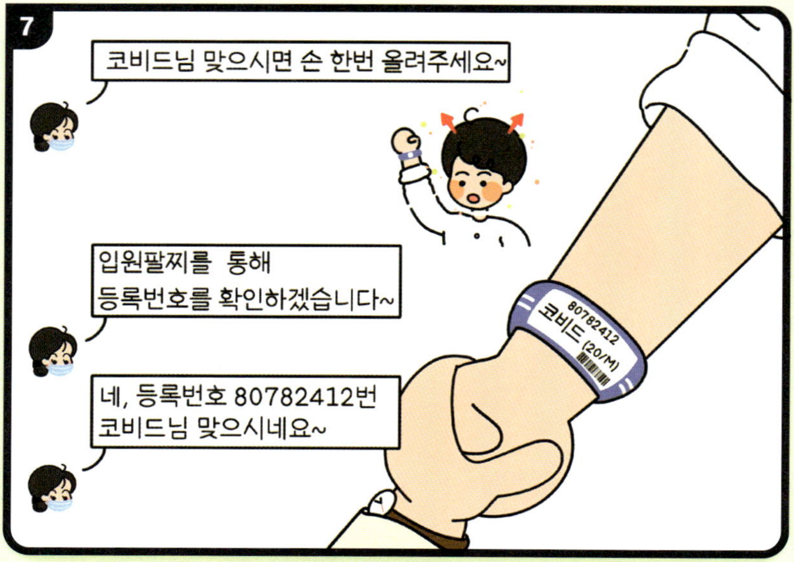
7
코비드님 맞으시면 손 한번 올려주세요~
입원팔찌를 통해
등록번호를 확인하겠습니다~
네, 등록번호 80782412번
코비드님 맞으시네요~
80782412
코비드
(20/M)

7. *간호대상자에게 직접 성함을 물어보고(개방형 질문), 환자리스트와 입원 팔찌 등으로 이중 확인한다.

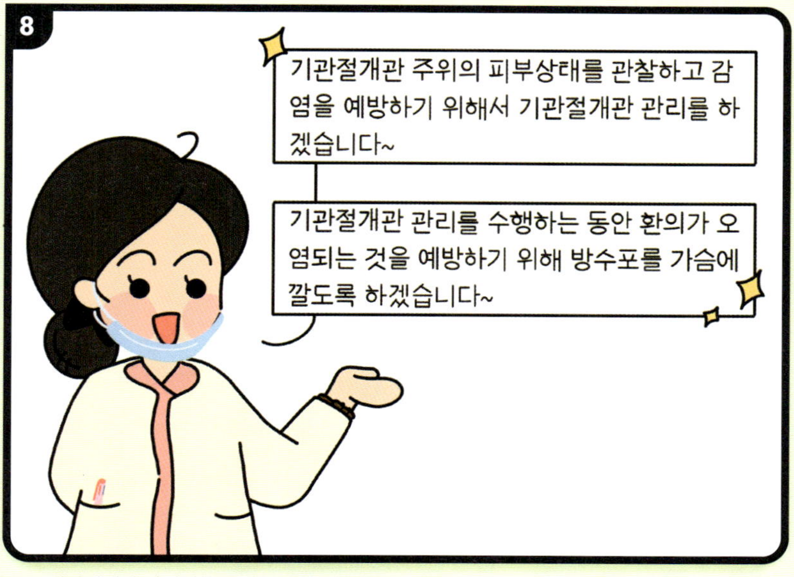
8
기관절개관 주위의 피부상태를 관찰하고 감염을 예방하기 위해서 기관절개관 관리를 하겠습니다~
기관절개관 관리를 수행하는 동안 환의가 오염되는 것을 예방하기 위해 방수포를 가슴에 깔도록 하겠습니다~

8. 기관절개관 관리의 목적과 순서를 설명한다.

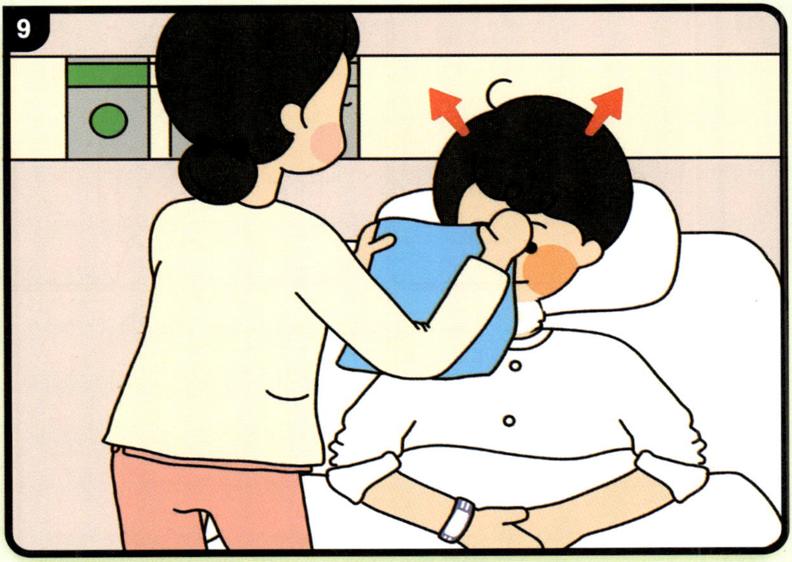

9. 환자의 자세를 편안하게 하고, 가슴 위에 방수포를 깐다.

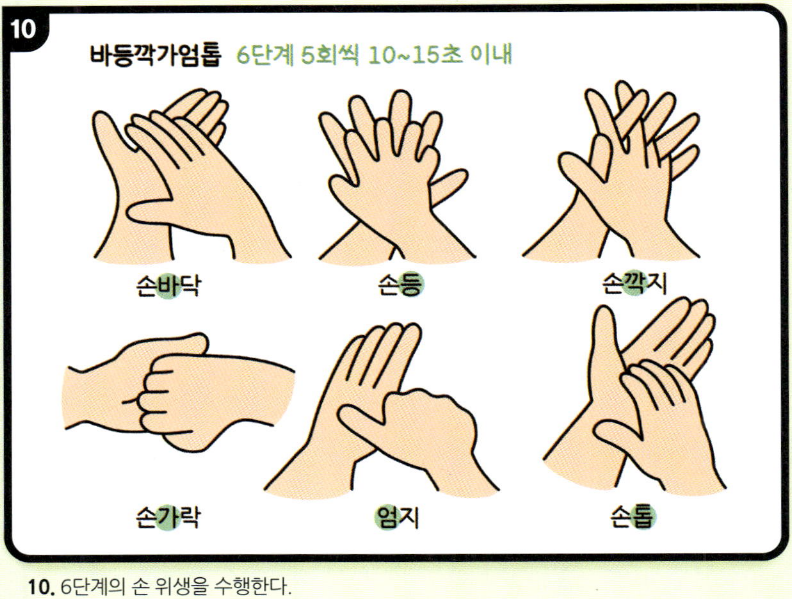

10. 6단계의 손 위생을 수행한다.

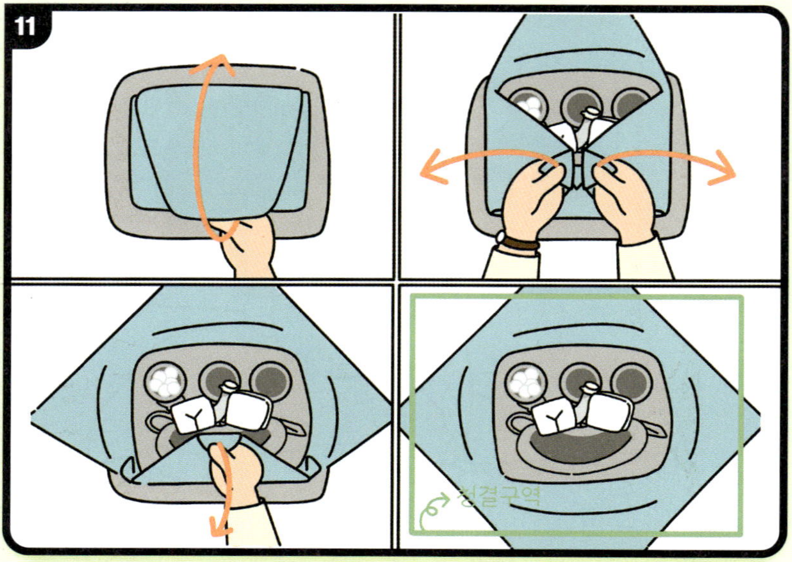

11. 멸균드레싱세트를 연다.

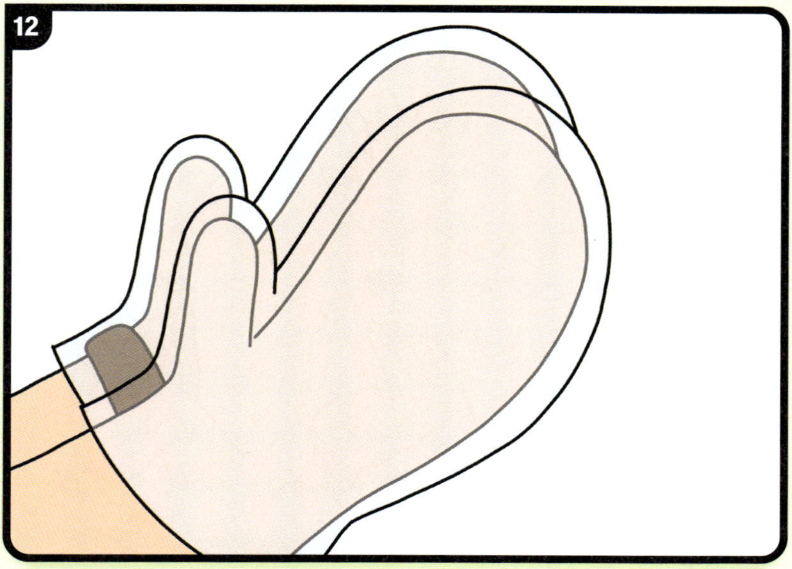

12. 멸균 장갑을 착용한다.

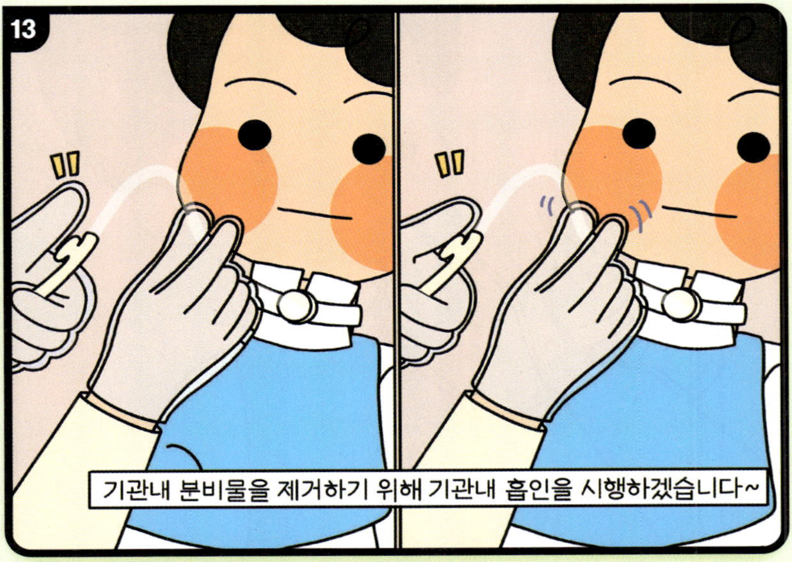

13. 절개관 관리 전에 분비물 제거를 위해 흡인을 한다.

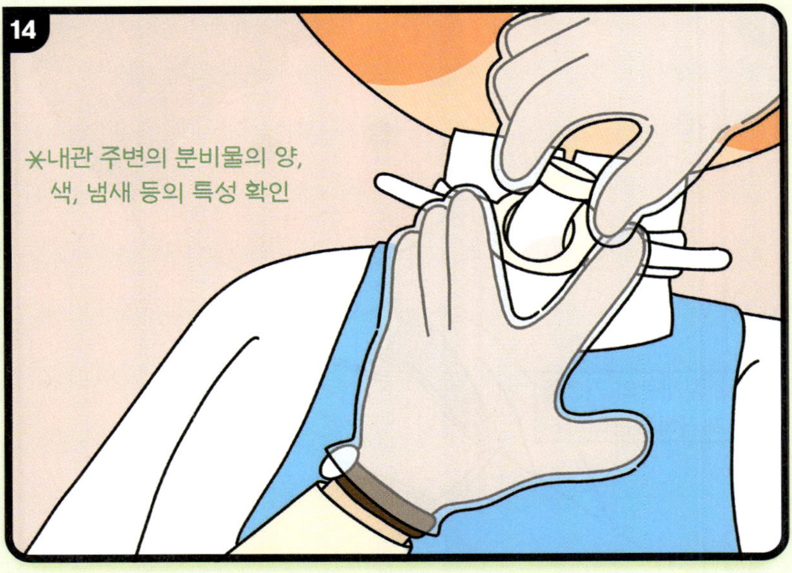

14. * 내관제거를 위해 한 손으로 외관의 양쪽 날개를 살짝 누르듯이 고정하고, 다른 손으로 내관을 천천히 뺀다.(내관 주변의 분비물, 양, 색, 냄새 등)

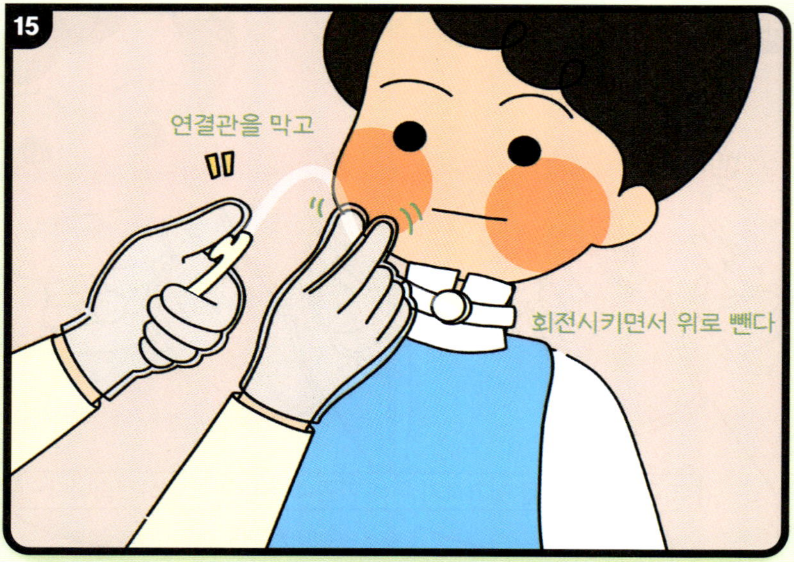

15. 외관에 남아 있는 분비물을 제거하기위해 흡인을 실시한다.

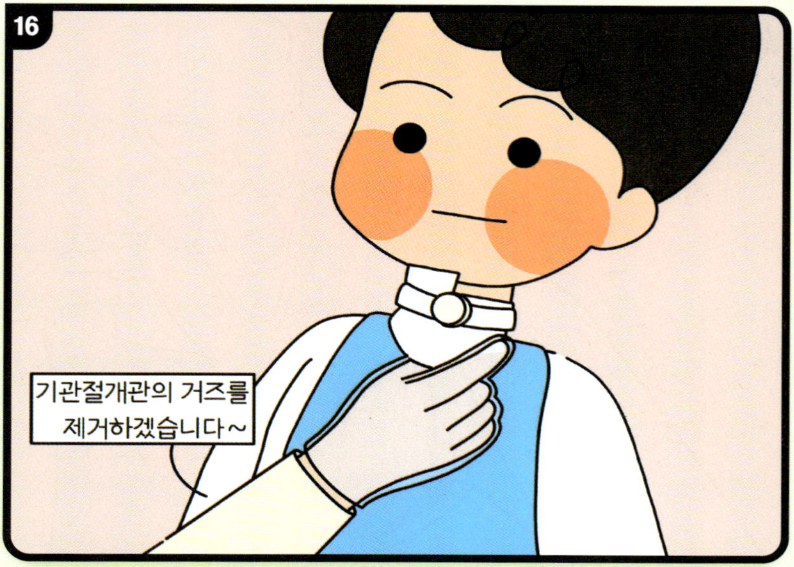

16. 외관 아래 원래 있던 Y거즈를 제거한다.

17

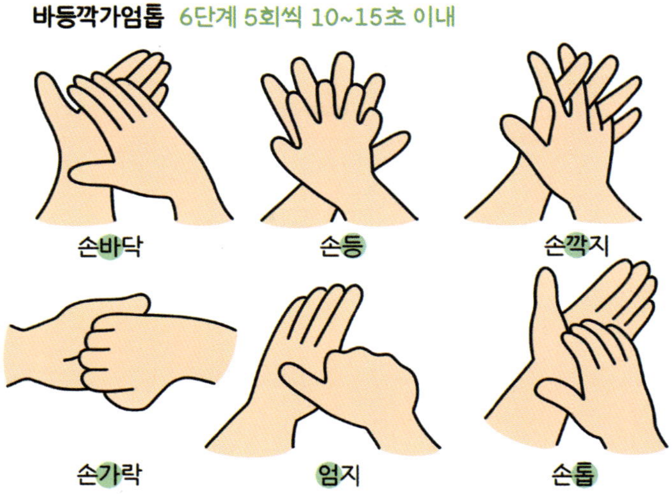

17. 6단계의 손 위생을 수행한다.

18

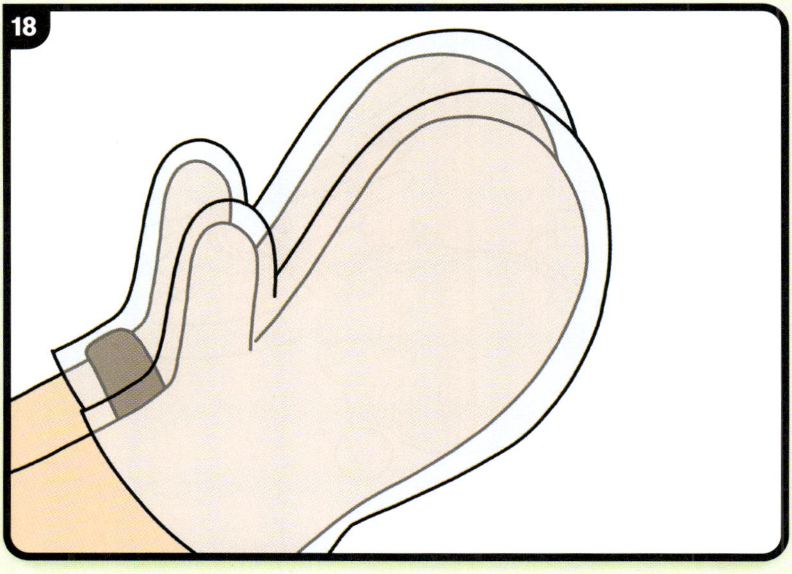

18. * 멸균장갑을 교체한다.

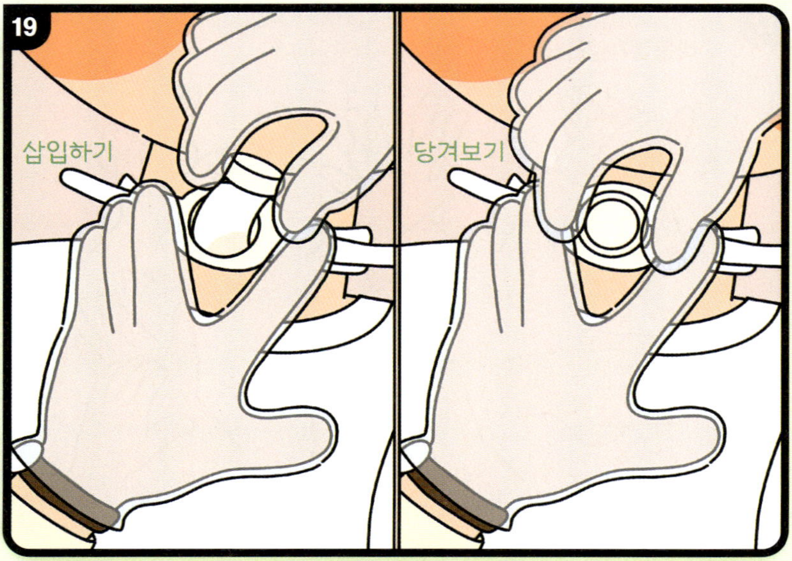

19. *준비된 소독된 내관을 삽입 후 잠금장치를 확인한다.

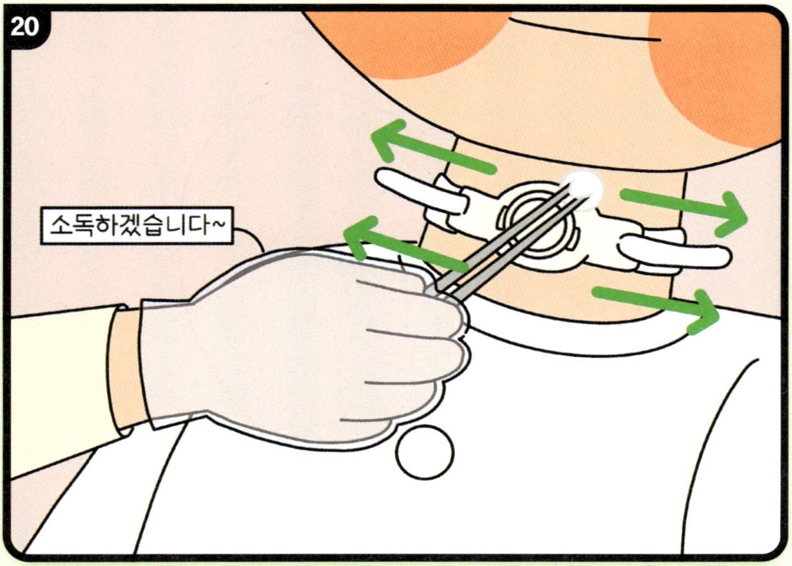

20. *기관절개관 주위 피부를 소독솜으로 안쪽에서 바깥쪽으로, 한 번씩만 사용하여 소독한다.

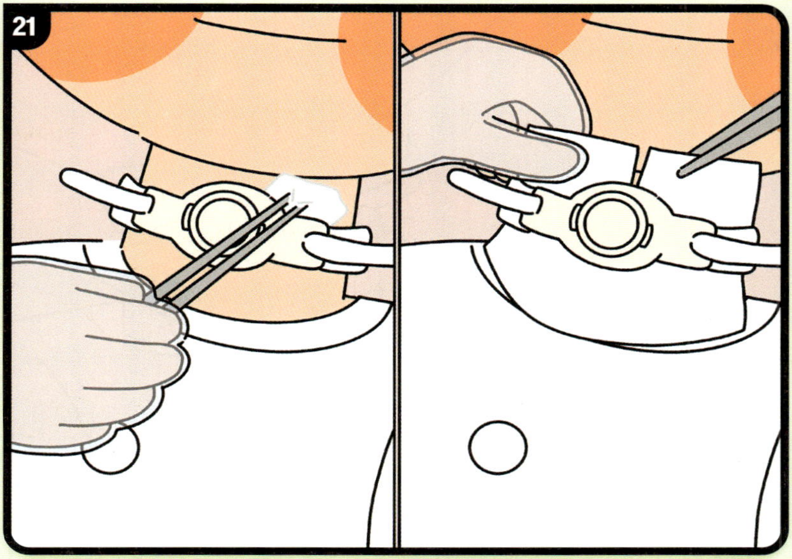

21. *소독 후 남아 있는 소독액은 마른 거즈로 가볍게 제거 후, Y거즈를 끼운다.

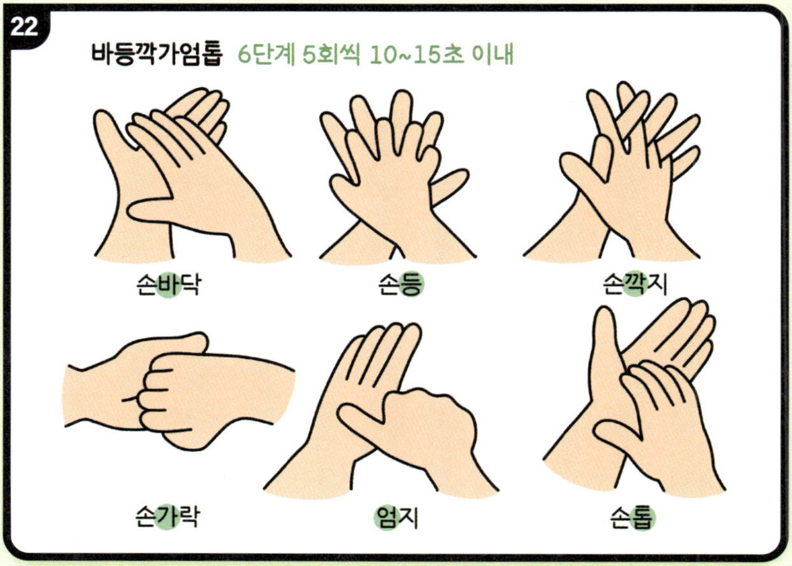

22. 장갑을 벗고, 6단계의 손 위생을 수행한다.

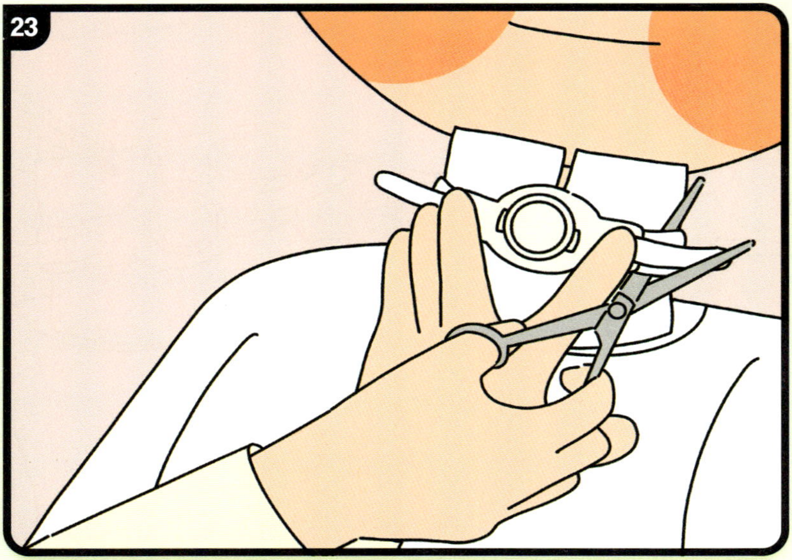

23. 기관절개관이 빠지지않게 잘 잡고, 기존의 끈을 가위로 조심스레 제거한다.

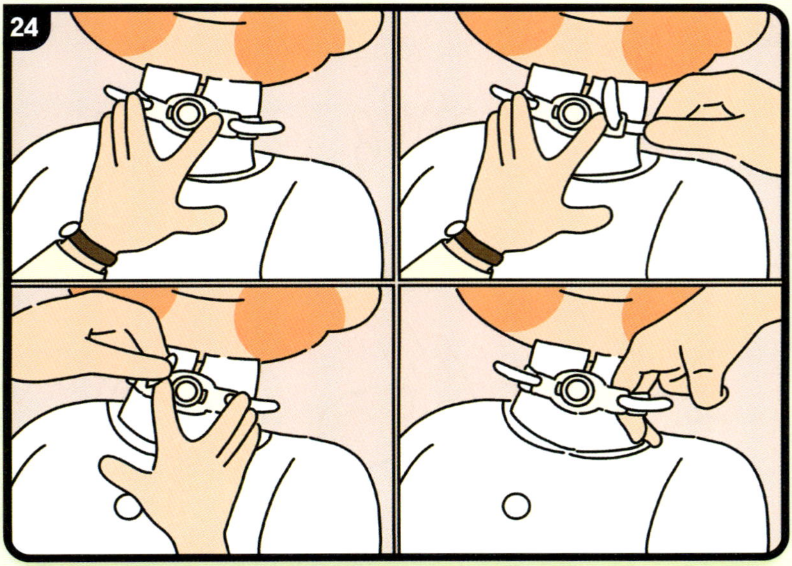

24. * 기관절개관이 빠지지않게 잘 잡고, 새 끈으로 다시 고정한다.

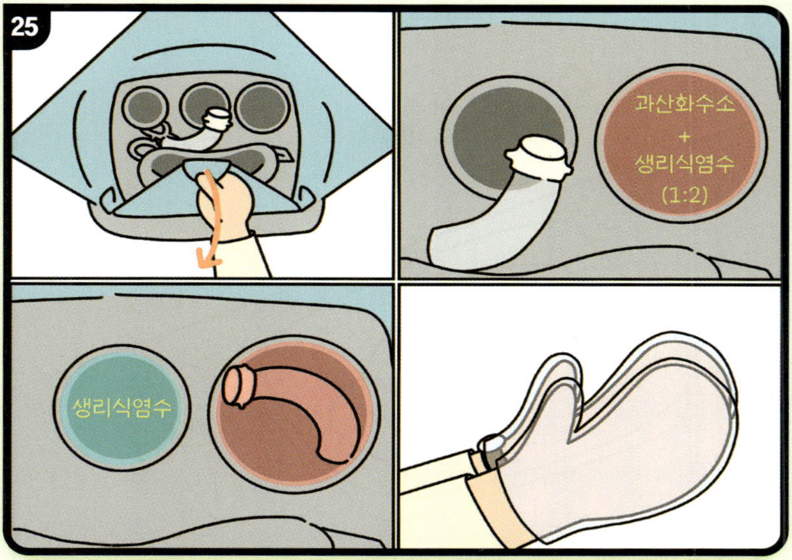

25. 제거된 내관은 과산화수소 용액(과산화수소:생리식염수=1:2)에 담그어 둔다.

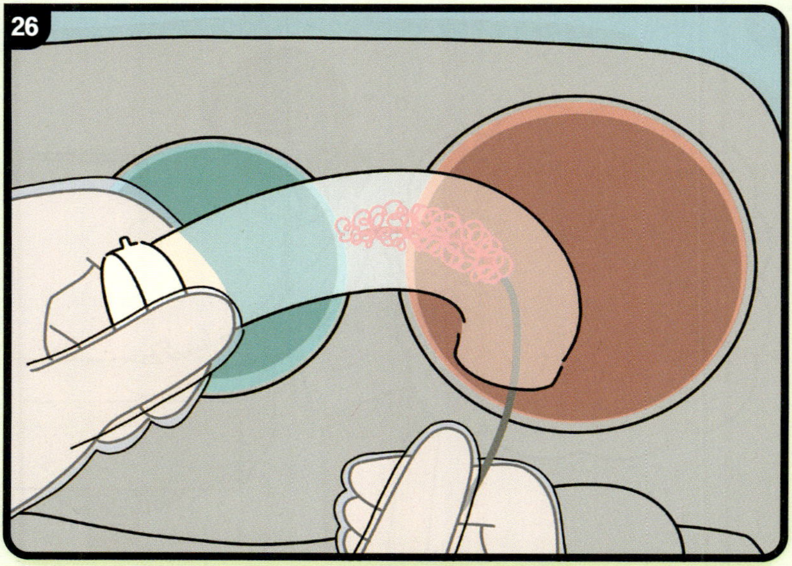

26. 내관 세척솔이나 면봉을 이용하여 내관을 닦는다.

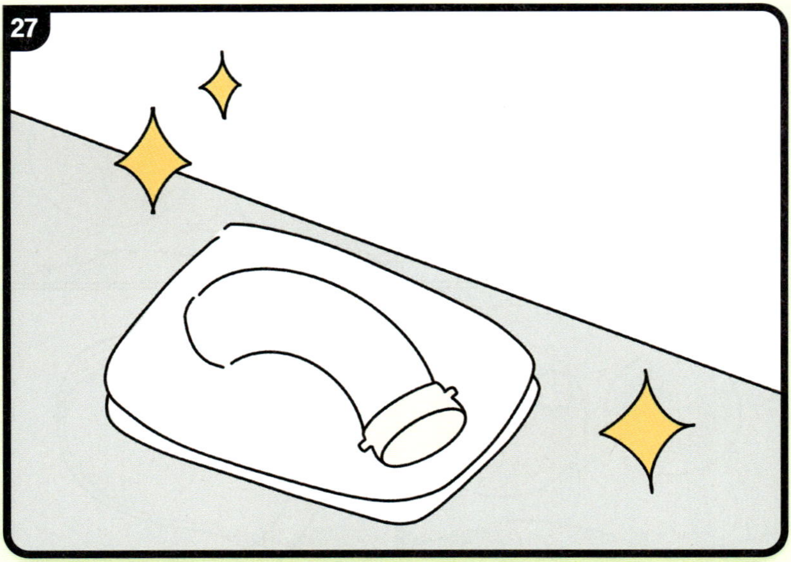

27. 세척한 내관은 생리식염수로 헹구고, 마른 거즈위에 올려 건조시킨다.

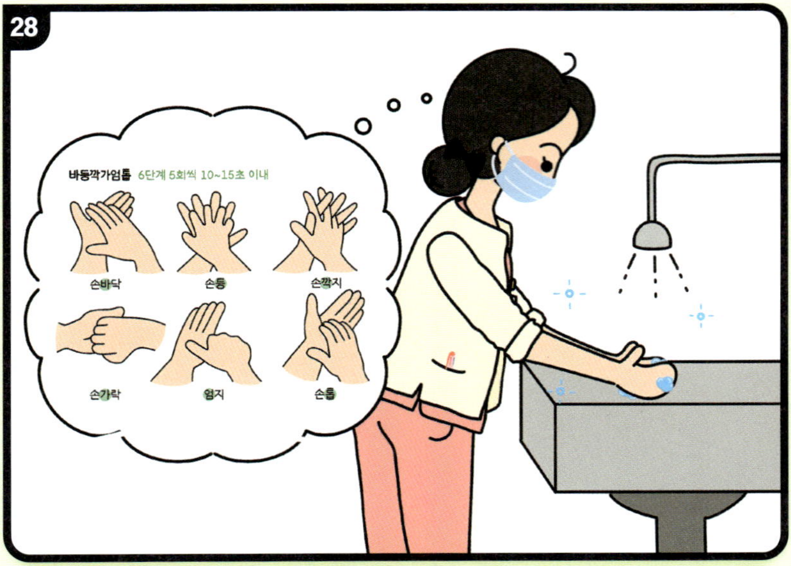

28. 6단계의 손 위생을 수행한다.

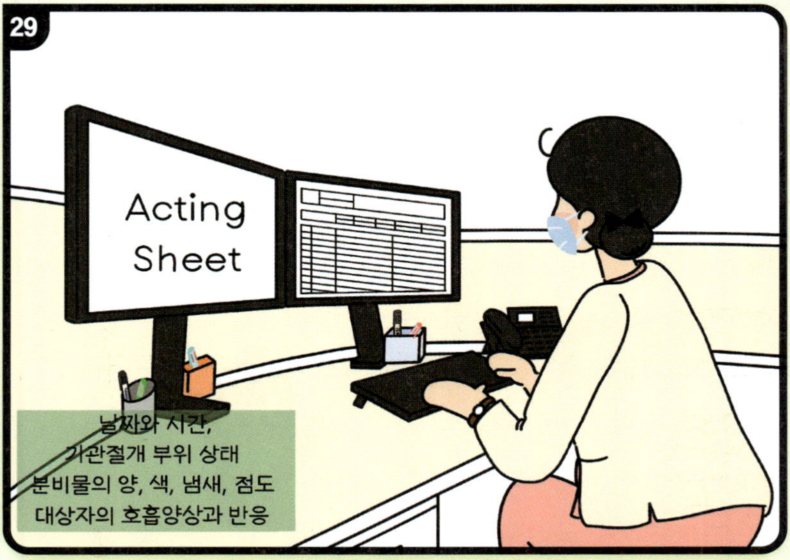

29. 결과를 nursing record지에 기록한다.
① 날짜와 시간
② 기관절개 부위 상태
③ 분비물의 양, 색, 냄새, 점도
④ 대상자의 호흡양상과 반응

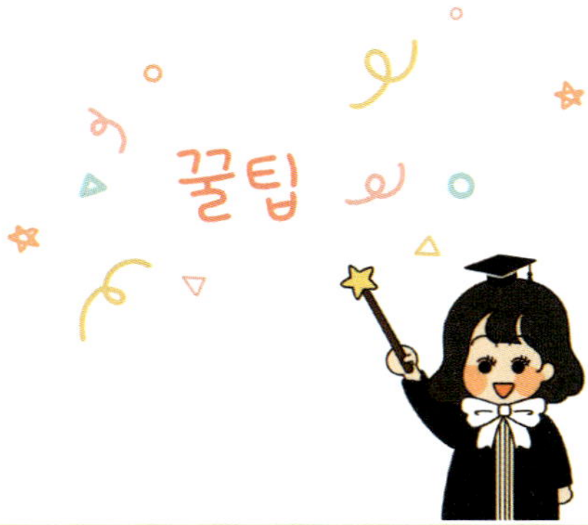

1. 기관절개관 목적

- * 기관절개관 주위를 깨끗이 하여 피부를 보호하고 감염되지 않도록 한다.
- * 기관절개관이 폐쇄되지 않도록 한다.

2. 대상자 준비

- * 대상자에게 시행절차와 필요성을 설명한다.
- * 의식이 있다면 반좌위나 좌위를 취하도록 한다.
  좌위는 대상자가 기침을 쉽게 기침하고 호흡하도록 하며 카테터를 삽입할 때 중력을 이용하도록 돕는다.
- * 무의식 대상자의 경우 얼굴을 마주보는 측위를 취하게 한다.
  측위는 기도가 폐쇄되는 것을 예방하며 분비물의 배액을 촉진한다.
- * 대상자의 프라이버시를 보호한다.

3. 유의사항

* 기관절개관 구성에 대해 알아야 한다.
  예를 들어 silver cannula의 경우 외관(outer cannula), 내관(inner cannula), 폐쇄관(obsturator) 세부분으로 구성되어 있다.

* silver cannula는 주 1회 교환하며, 내관은 하루에 적어도 한 번 이상 소독한다.
* 소독 후에는 내관을 눈높이에 두고 이물질이 모두 제거되었는지 확인한다.
* 내관소독 시 뜨거운 물을 사용하면 점액에 포함되어 있는 단백질이 응고되어 제거하기 어렵다.

4. 기관절개관 관리

* 기관절개관 드레싱에 사용하는 소독액은 주로 클로로헥시딘과 같이 항균효과(특히 그람 양성 세균)가 좋으면서 피부자극이 적은 소독액을 사용해야 한다 [절차표상 소독솜으로 표시됨].
* 과산화수소(H_2O_2)와 생리식염수(normal saline)용액은 내관 및 외관의 분비물을 제거하는데 사용한다.-생리식염수 용액은 개구부 주위와 피부를 소독하는데 사용한다.

5. 기관절개관 내관 세척

* 과산화수소수(H_2O_2): 건조되어 딱딱해진 분비물을 부드럽게 해주며 세균, 진균, 결핵균, 바이러스, 아포 제거에 효과적이므로 내관 소독에 이용
* 생리식염수: 과산화수소수가 남아 있으면 피부에 자극을 주므로 내관을 생리식염수로 헹구고 내관 재삽입시 부드럽게 하기 위해 사용

6. Y 거즈 적용법

* 규격화된 Y 거즈를 사용해야 한다. 만약 멸균거즈를 잘라 사용하게 되면 절단면으로 인해서 감염이 생길 수 있다.
* Y 거즈를 Y자가 거꾸로 되도록 아래에서 위로 무균적으로 끼운다.

7. 근거기반 솔루션

Q 기관절개관 고정끈 고정방법은?

피부손상을 방지하기 위해, 대상자의 목 사이로 간호사의 손가락 2개가 들어갈 정도로 여유를 주고 고정함.

Q 기관절개관 내관 세척방법은?

먼저 생리식염수를 통해 가볍게 세척한 후, 점액이 과도하게 부착된 경우 브러시를 이용하여 과산화수소 용액에 담았다가 세척하면, 쉽게 세척할 수 있음.

Q 기관절개관을 가진 대상자의 피부관리 방법은?

매일 주기적으로 멸균드레싱세트를 이용하여 피부소독을 실시하고, 기관내 건조를 예방하고 기도내 분비물을 묽게하기 위해 가습기를 간접적인 방향으로 위치하여 충분한 습도를 제공함.

13장

수혈요법

(Transfusion)

10분 소요 | 난이도

성취목표

- 수혈의 목적과 절차를 설명할 수 있다.
- 수혈에 필요한 물품을 준비할 수 있다.
- 수혈제제를 연결하고 주입 속도에 맞추어 주입할 수 있다.
- 수혈 부작용으로 인한 환자상태를 감지할 수 있다.
- 수혈 수행 전, 중, 후에 정확하게 기록할 수 있다

준비물

스티커(라벨) 부착된 혈액제제 백, 혈액 종류에 따른 수혈세트, 소독솜 또는 포비돈 스틱, 수액 걸대(IV pole), 청결장갑, 3-way stopcock, 투약카트 또는 쟁반(tray), 곡반, 청진기, 혈압계, 전자/고막체온계, 손소독제, 손상성 의료폐기물 전용용기, 일반 의료폐기물 전용용기, 수혈 sign할 기록지, 수혈동의서

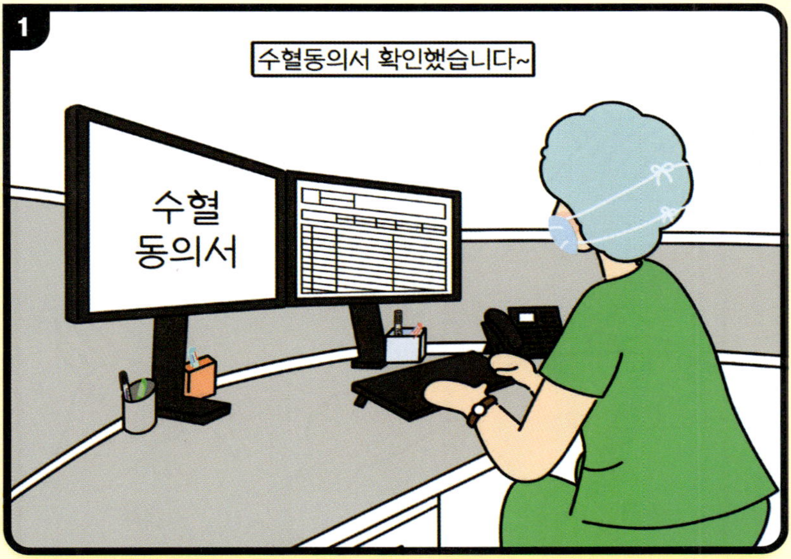

1. 의사의 수혈 처방과 대상자의 수혈동의서 서명을 확인한다.

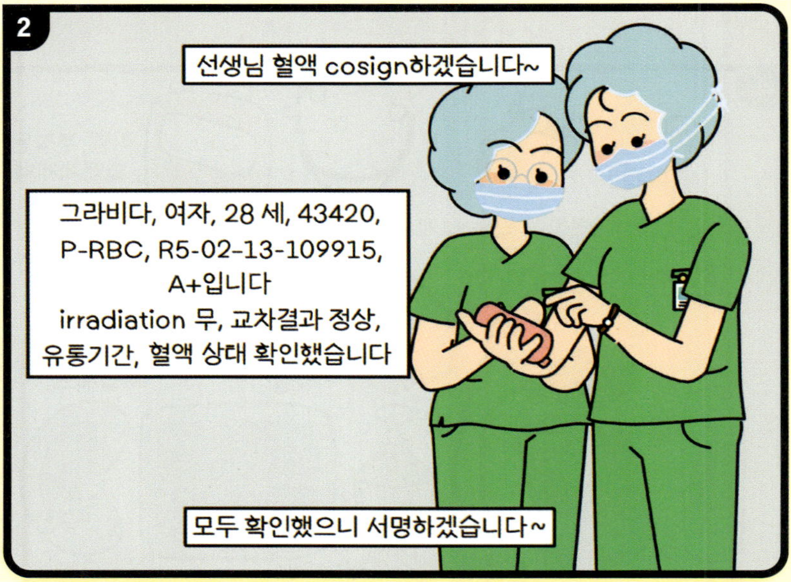

2. * 의사 또는 간호사 2인이 직접 혈액제제 백에 부착되어 적십자 혈액원 스티커와 본원에서 부착한 혈액 스티커의 항목을 확인 후 서명란에 서명한다.

- 확인 항목: 대상자 이름, 성별, 나이, 등록번호, 혈액제제, 혈액고유번호, 혈액형, irradiation 유무, 교차검사 결과, 유통기한, 혈액의 상태 (공기방울, 혼탁도, 색깔 이상 등) 등

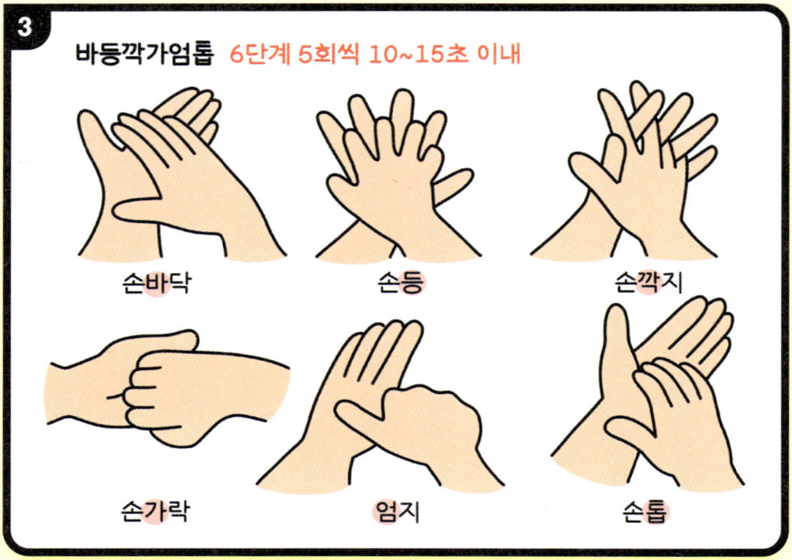

3. 6단계의 손 위생을 수행한다.

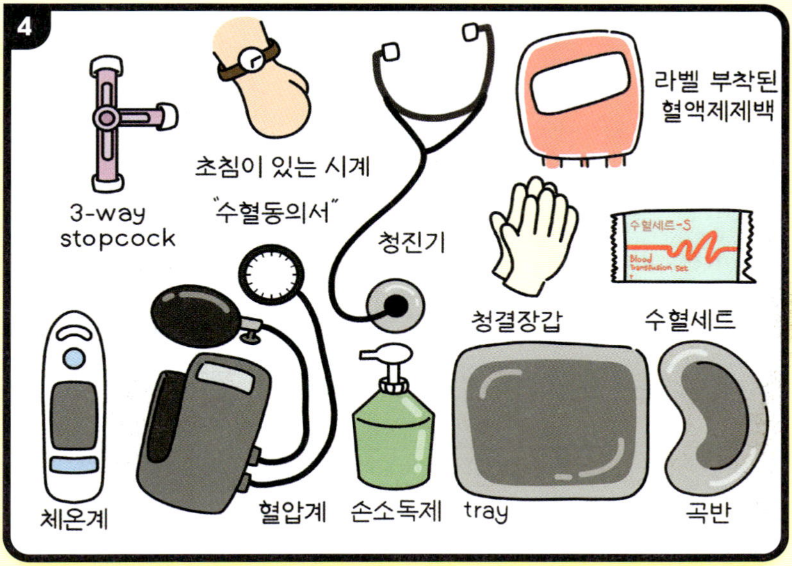

4. 수혈요법에 필요한 물품을 준비한다.

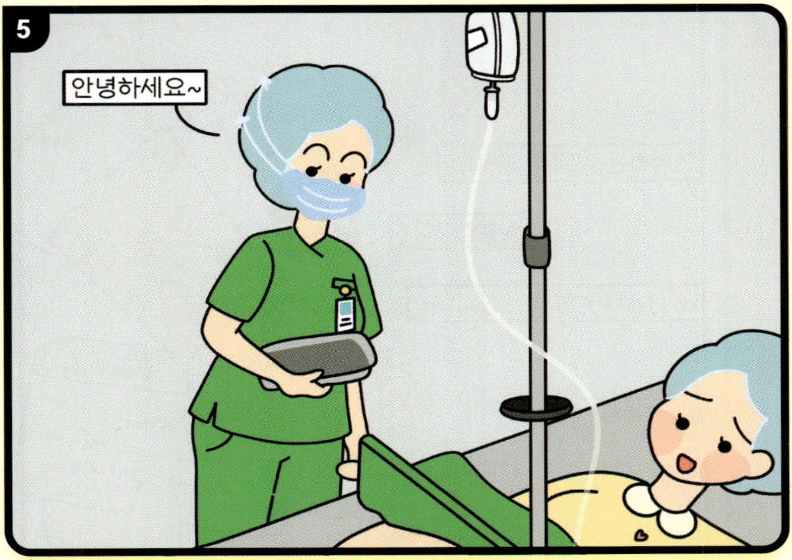

5. 수혈혈액 주입 전, 환자에게 인사 후 본인이 누구인지를 밝힌다.

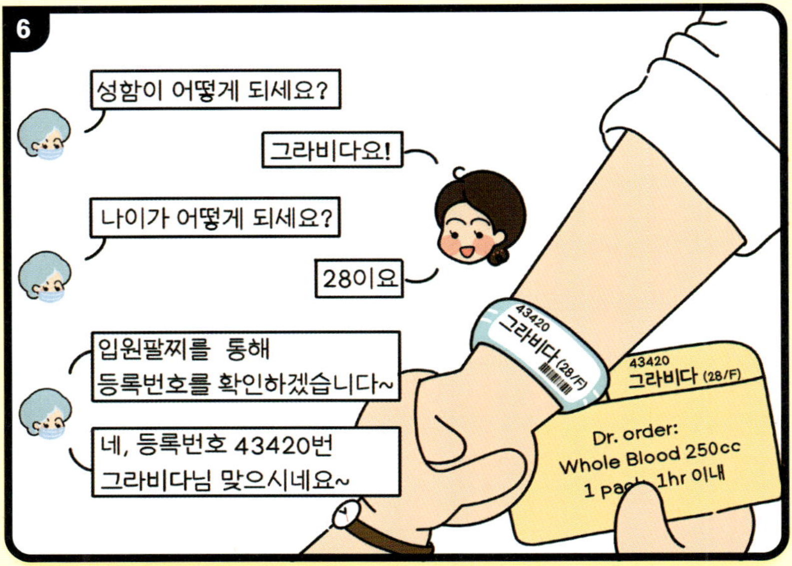

6. 간호대상자에게 직접 환자의 이름을 말하게하여 수혈환자임을 확인하고, 환자리스트와 입원 팔찌 등으로 이중 확인한다.

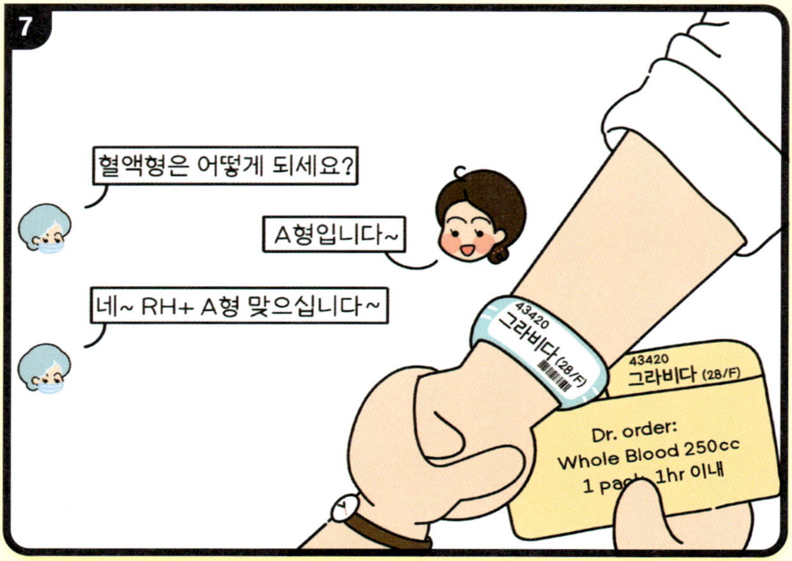

7. 환자확인 후 혈액형을 질문하여 준비한 혈액의 혈액형과 동일한지도 확인한다.

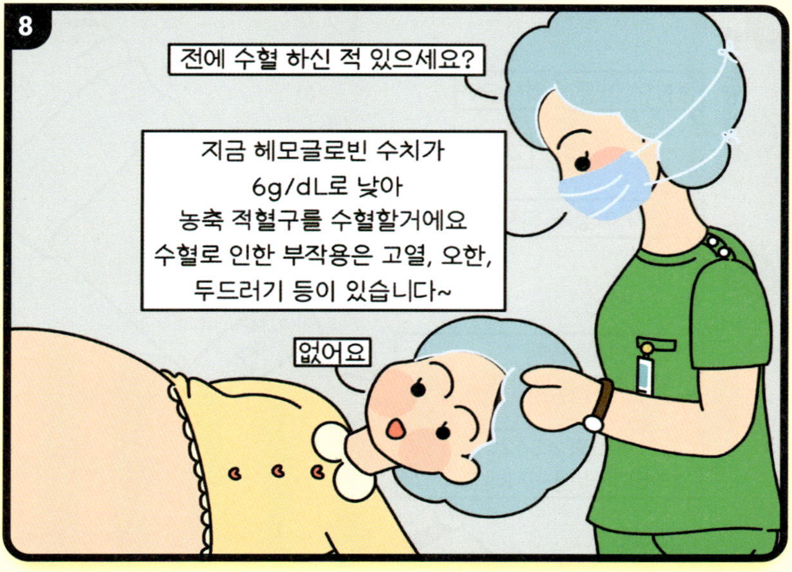

8. 대상자에게 과거에 수혈과 부작용을 겪은 경우가 있었는 지를 확인하고, 이상이 없는 경우, 수혈의 목적과 부작용에 대해 설명한다.

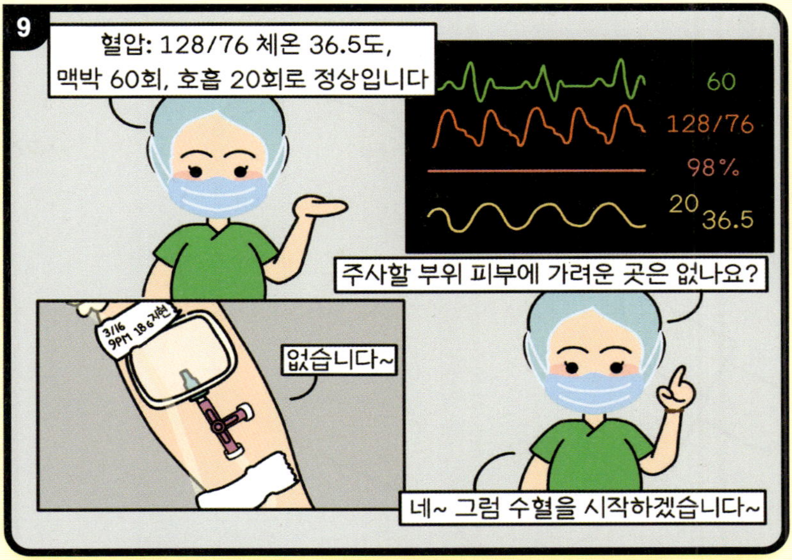

9. * 수혈을 하기 전에 활력징후 측정과 가려움증과 같은 피부상태 상태를 확인한다.

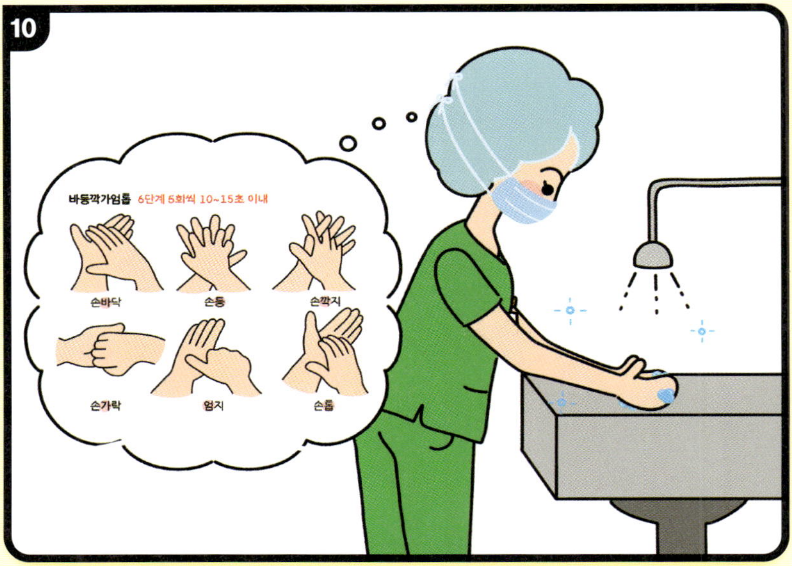

10. 6단계의 손 위생을 수행한다.

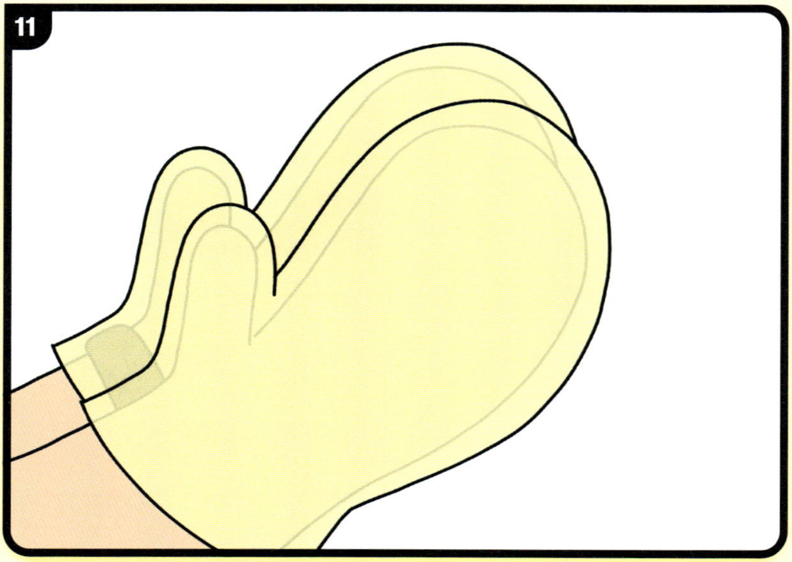

11. 위생장갑을 착용한다.

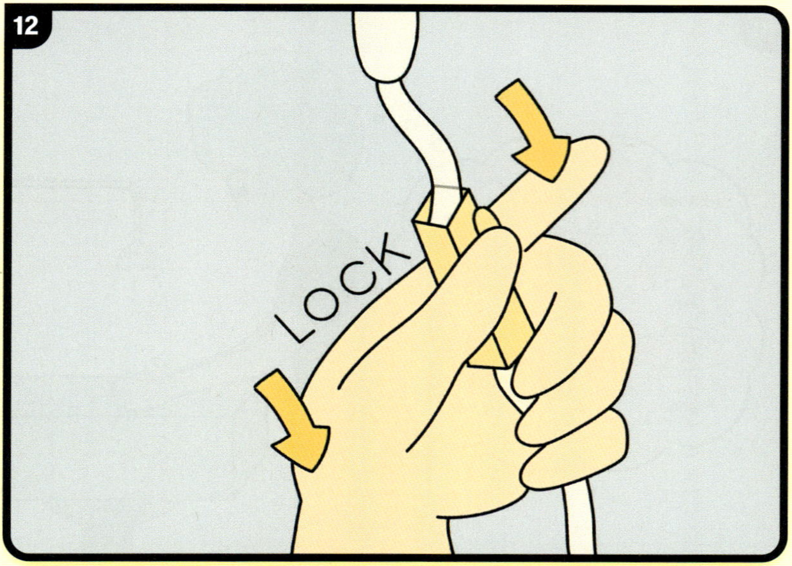

12. 수혈세트를 준비할 때 혈액정량조절기(clamp)를 완전히 잠근다.

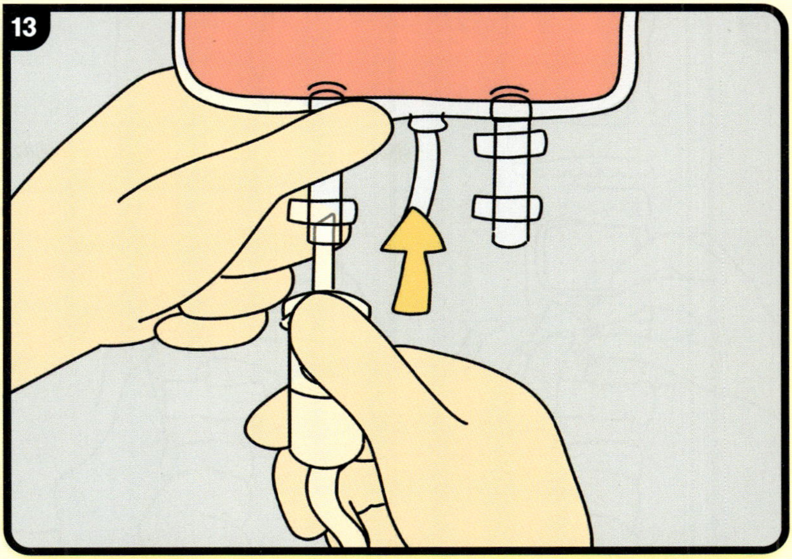

13. *수혈세트 끝부분의 삽입침을 혈액백의 출구에 정확하게 삽입하여 연결한다.

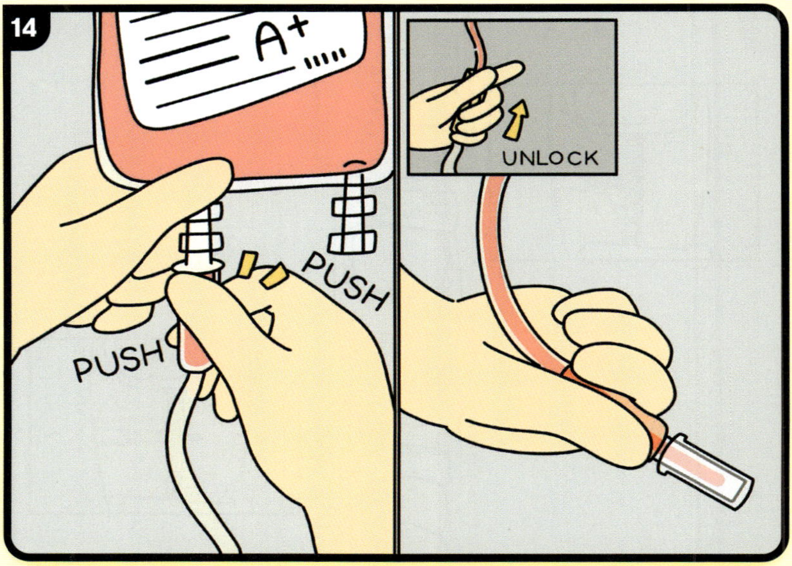

14. *수혈세트의 chamber에 2/3~3/4 정도 혈액을 채운 후, 수혈세트의 clamp를 열어 세트 라인이 혈액으로 완전히 채워져 공기가 사라지면 clamp를 잠근다.

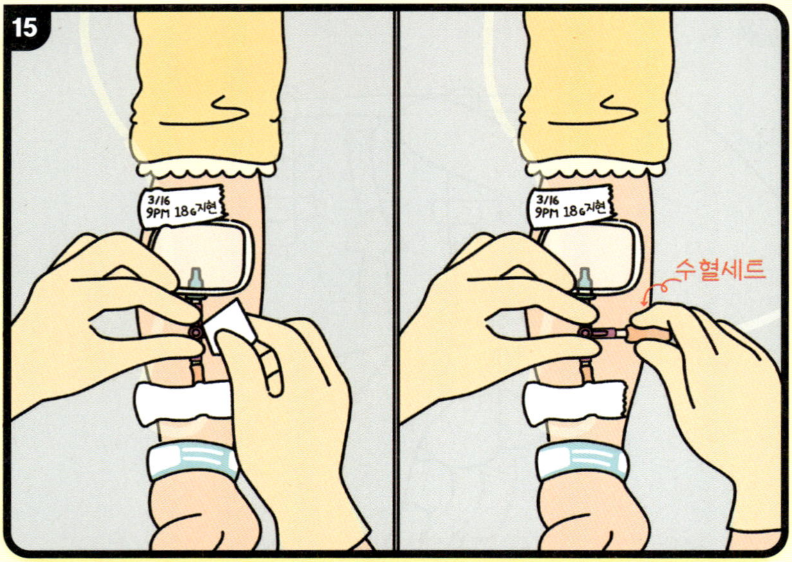

15. * 생리식염수 주입 line에 있는 3-way stopcock의 보호마개를 돌려서 연 뒤, 알콜솜으로 연결부위를 소독한 후 수혈세트 끝의 출구를 연결한다.

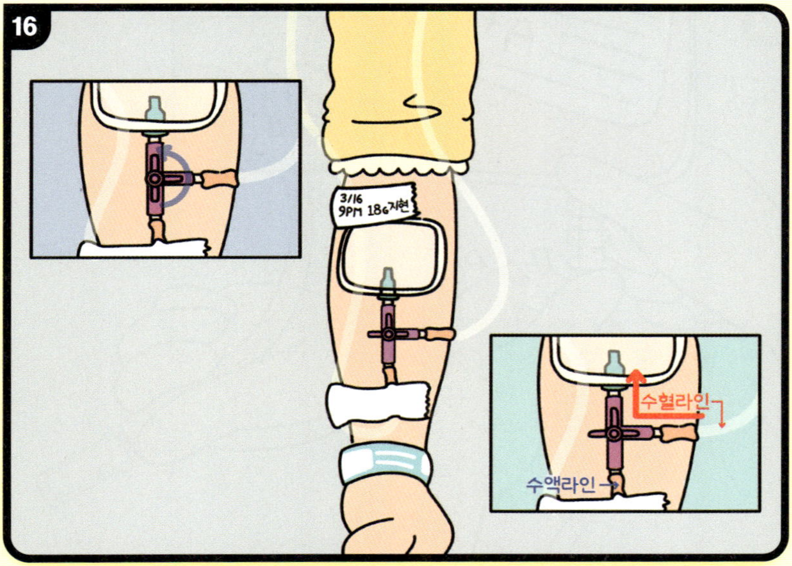

16. * 3-way stopcock을 돌려 혈액제제가 연결되도록 하고, 다른 수액은 주입되지 않게 한다.

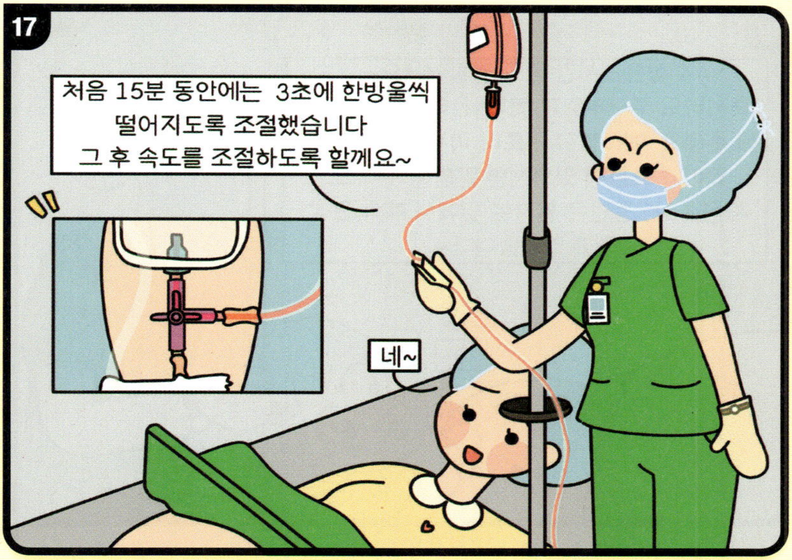

17. 수혈세트 혈액정량조절기(clamp)를 풀어서 혈액을 투여(dropping)하고, ★수혈 시작 후 15분 동안은 부작용 관찰을 위해 분당 15~20gtts로 주입속도를 맞춘다.

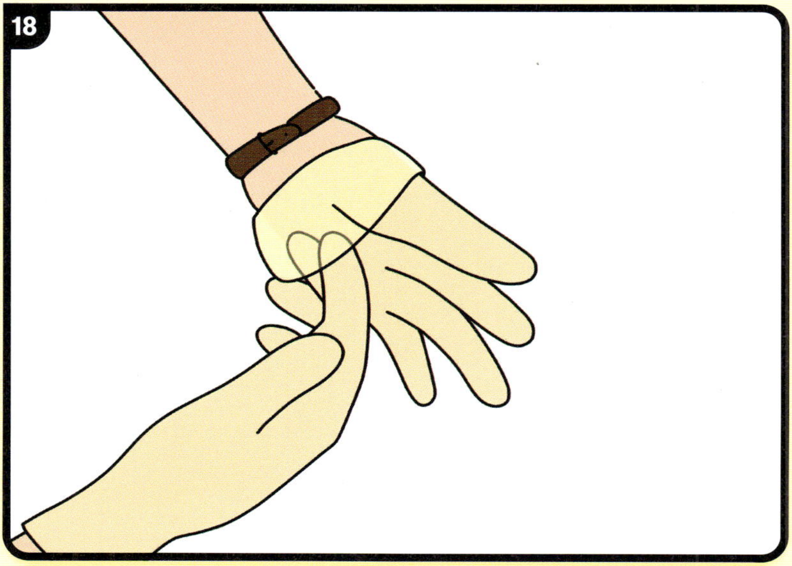

18. 위생장갑을 벗는다.

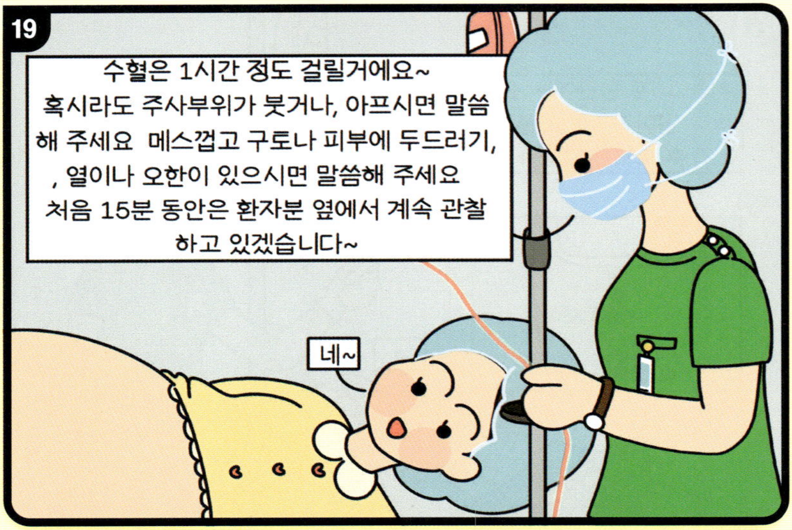

19. * 간호대상자에게 혈액제제에 따른 주입시간, 수혈 시작 후 15분 뒤 활력징후 측정과 수혈 시 나타날 수 있는 부작용에 대해 설명한다.

- 간호사에게 알려야 하는 경우: 주사맞는 부위의 피부상태 이상 시(부종, 통증), 혈액이 주입이 안되는 경우나, 오심/구토, 피부 가려움, 발적, 발열, 오한 등이 생기면 바로 보고하도록 함.

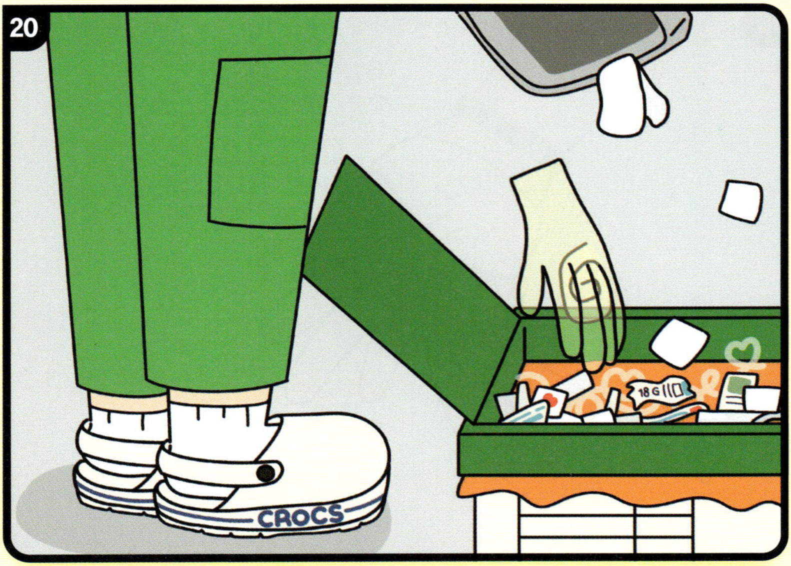

20. 사용한 물품을 분리하여 정리한다.

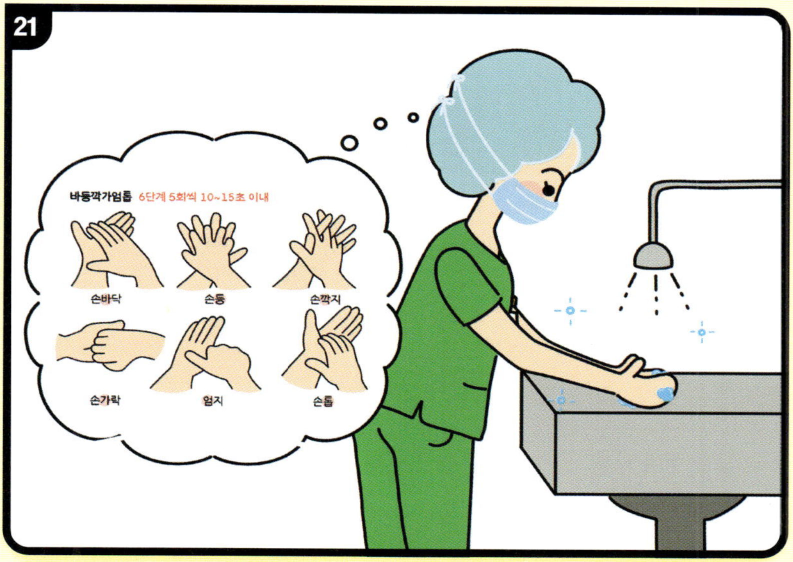

21. 6단계의 손 위생을 수행한다.

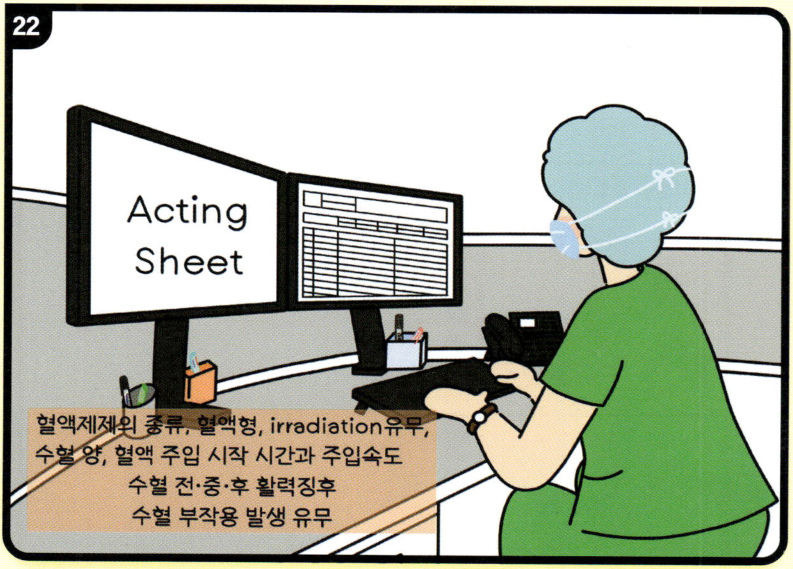

22. 수혈한 결과를 nursing record지에 기입한다.
① 혈액제제 종류, 혈액형, irradiation유무, 수혈 양, 수혈시작시간과 속도
② 수혈 전, 15분 뒤, 수혈 종료 후 ③ 수혈 부작용 유무

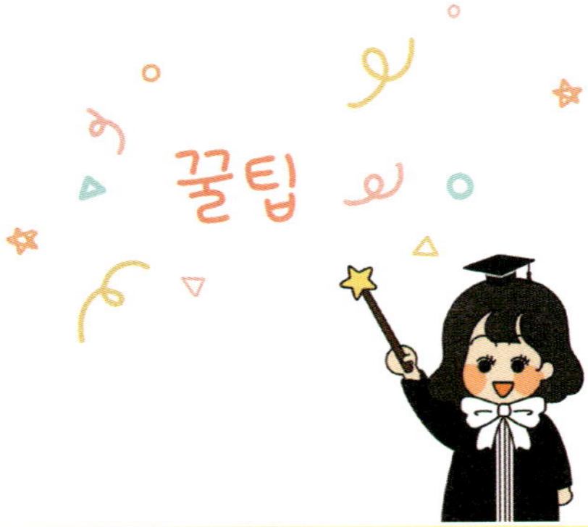

1. 수혈의 목적

* 질병, 외상으로 인해 손실된 순환혈액량보충
* 빈혈이 심한 대상자에게 적혈구수 증가 및 헤모글로빈수준을 유지하며 산소 운반 능력 상승도모
* 혈액응고인자, 혈소판, 알부민 등 부족한 혈액성분 보충

2. 수혈 시 필요한 혈액검사 결과

〈ABO 혈액형 검사〉

혈액형(적혈구 응집원)	혈장응집소	가능한 공혈자
A	항B	A, O형
B	항A	B, O형
O	없음	AB, A, B, O형
AB	항A와 항B	O형

〈Rh혈액형 검사〉

* Rh^+, Rh^-

  → Rh^+ 혈액에 노출되면 Rh항체가 생김

ex) Rh^- 산모가 Rh^+ 형의 태아 출산한 경우, Rh^- 를 가진 대상자에게 Rh^+ 혈액을 수혈한 경우. 그 결과 Rh^+ 혈액에 노출 시 항원-항체반응과 RBCs용혈의 위험에 처하게 된다.

3) 혈액형과 교차시험

혈액형은 단지 ABO와 Rh항체의 여부를 결정하기 때문에 수혈 전에 소량의 항원이 상응하는 항체와의 상호작용 가능성을 확인하기 위해 교차시험을 필수적으로 시행

3. 혈액성분의 종류

종류	적응증	특성
전혈 (whole blood)	- 다량의 혈액상실 - 저혈량성 쇼크	- 채혈 후 4~6℃에서 무균적으로 보존되며 보존혈액의 평균 유효기간은 21일 정도 - 신선혈액은 채혈 24시간 이내의 혈액으로 장기 저장으로 감소 될 수 있는 혈소판이나 응고인자의 생존을 보존하고 있으므로 신선한 혈액세포나 혈장성분이 필요할 때 유용하게 사용
농축적혈구 (packed RBCs)	- 증상이 있는 심한 빈혈 - 급성 실혈상태	- 수혈에 따른 순환성 과부담 예방 - 조직의 산소화 증진에 유용
냉동적혈구 (frozen RBCs)	- 자가수혈, 수혈 중 이전에 발열반응에 대한 기왕력이 있는 경우	- 해동 후 24시간 이내에 반드시 사용해야 함 - N/S로 계속 씻어내면 대부분의 백혈구와 혈장단백이 제거됨

혈소판 (platelet)	- 혈소판감소증이나 비정상적인 혈소판 기능으로 인한 출혈	- 혈소판분리반출을 통해 한 공여자로부터 여러 단위의 혈소판 얻을 수 있음 - 수집혈태나 사용된 저장백에 따라 실온에서 1~5일간 보관 가능 - 혈액백은 주기적으로 흔들어 줘야 함 - 1단위의 수혈로 약 10,000/mm^{3}의 혈소판을 상승시킬 수 있음(상승되지 않을 경우: 발열, 패혈증, 비장비대, DIC 의심)
신선냉동혈장 (FFP)	- 응고인자 결핍으로 인한 출혈	- 모든 응고인자를 풍부하게 포함하여 응고인자 대치목적으로 가장 유용하게 사용 가능 - 특히 불안정인자인 응고인자 V, VII 등을 안정상태로 보존 - 저혈량성 쇼크를 치료하기 위해 혈장을 사용할 경우 albumin plasma expanders로 대치 가능 - 1년간 저장가능하나 해동되면 2시간 이내에 사용해야 함
알부민 (albumin)	- 저혈량성 쇼크 - 저알부민혈증	- 고삼투성용액으로 혈관 외 용액을 혈관내로 이동시켜 혈관 내 용량을 확장 - 60℃에서 1시간동안 가열되어 준비되어 간염과 같은 바이러스 감염 차단 가능 - 알부민 25g/100mL는 혈장 500mL에 해당하는 삼투력 발휘함
냉동동결침전물 (cryoprecipitates)	- 특히 응고인자 VII과 섬유소원 결핍(예: DIC 등)	- 주로 항혈우병인자(AHF)의 공급위해 사용 - 1년간 저장가능하나 해동되면 4시간 이내에 투여해야 함

4. 정맥주입방법

* 수혈이 처방되면 수혈 시작 전에 혈액은행에서 혈액을 가져온다. (간호사실의 냉장고에 혈액 저장 x)
* 대상자에게 주입한 혈액량이 정확한지 확인하는 것은 기관의 방침을 따른다.
* 혈액 점도가 높아 굵은 바늘로 IV해야 한다. 19G 이상의 주사바늘이용(빠른 속도의 수혈 필요한 경우 18~16G사용 가능)
* 혈소판이나 알부민, 응고인자 등을 수혈할 때는 작은바늘로도 가능 (비록 더 작은 게이지의 바늘이 어린이나 정맥이 작거나 약한 대상자에게 사용될지라도, 더 작은 바늘을 사용하게 되면 주입속도를 느리게 하거나 혈액세포를 손상시킬 수 있다.)
* In-line 이나 add-on filter를 가진 Y형의 수혈세트가 수혈 시 사용될 수 있음 → Y형 수혈세트의 한쪽 가지는 혈액에 연결, 다른 쪽 가지는 0.9 N/S에 연결
* N/S는 수혈 전에 세트를 가득 채우고 바늘에 용액을 주입하기 위해 사용
* 수혈부작용이 일어날 경우 N/S로 정맥 개방성 유지
* 혈액과 함께 다른 정맥용액 투여 금지(혈구 응고 방지)
* 수혈시간: 4시간 이내 (오랜 시간 투여 시 패혈증 위험 증가)
* 수혈세트 교환: 기관의 방침에 따라 매 4~6단위마다

5. 수혈 부작용의 종류 및 간호

반응	원인	임상증상
용혈반응	- 대상자와 공혈자의 혈액간에 부적합	- 오한, 열, 두통, 요통, 호흡곤란, 흉통, 빈맥, 저혈압, 쇼크, 핍뇨, 청색증

* 간호
- 수혈 즉시 중단 → 주의사항: 수혈을 중단 할 때, 혈액 주입선도 제거되어야 한다. N/S 주입을 위해서는 새로운 주입선을 사용해야 한다. 수혈 시 N/S를 제외하고는 같이 투여해서는 안된다.
- N/S 주입을 위해 정맥개방성을 유지해야 한다.
- 의사에게 즉시 알린다.
- V/S를 측정한다.
- 수분 I/O check 한다.
- 남은 혈액, 혈액백, 필터 대상자의 혈액 검체, 소변검체를 검사실에 보낸다.

반응	원인	임상증상
발열반응	- 대상자의 혈액이 백혈구, 혈소판, 혈장단백질에 대해 민감한 반응	- 열, 오한, 따뜻하고 붉은 피부, 두통, 불안, 근육통

* 간호
- 수혈 즉시 중단
- 처방대로 해열제를 준다.
- 의사에게 알린다.
- N/S 주입으로 정맥개방성을 유지한다.

반응	원인	임상증상
알레르기반응 (약한정도)	- 주입되는 혈장단백질에 대한 민감성	- 홍조, 가려움, 두드러기, 기관지 천식

* 간호
- 수혈을 중단하거나 천천히 투여
- 의사에게 즉시 알린다.
- 처방대로 투약한다.(항히스타민제-ex. 페닐아민)

알레르기반응 (심한정도)	- 항원-항체 반응 - 용혈반응	- 호흡곤란, 흉통, 순환허탈(혈압감소), 심장마비

*** 간호**
- 수혈 즉시 중단
- N/S주입으로 정맥개방성 유지
- 의사에게 즉시 알린다.
- V/S를 측정한다. 필요시 심폐소생술을 실시한다.
- 처방대로 약물 및 산소를 투여한다.

순환과잉	- 수용할 수 있을 정도보다 혈액을 빠르게 공급	- 기침, 호흡곤란, 악설음(나음), 경정맥 팽창, 빈맥, 고혈압

*** 간호**
- 다리를 내리고 대상자를 똑바로 앉게 한다.
- N/S수혈을 천천히 또는 중단한다.
- 의사에게 알린다.
- 처방대로 이뇨제와 산소를 투여한다.

패혈증	- 오염된 혈액의 수혈	- 고열, 오한, 구토, 설사, 저혈압

*** 간호**
- 수혈을 중단한다.
- N/S주입으로 정맥개방성 유지
- 의사에게 알린다.
- 수액, 항생제 투여
- 검사실에 남은 혈액을 보낸다.
- 혈액배양을 위해 대상자로부터 혈액 검체를 채취한다.

6. 근거기반 솔루션

수액세트로 수혈할 수 없는 수혈세트만의 차이점은?

수혈세트에는 혈액 내에 microclots, aggregates 및 debris등을 걸러주는 미세필터가 장착되어 있어 색전증을 예방할 수 있음.

기관절개관 내관 세척방법은?

- 혈액제제와 혼합할 수 있는 수액제제는 생리식염주사액(N/S: normal saline inj.)임.
- 하트만주사액(H/S: hartmann's sol.)은 용액 내의 칼슘이온이 혈액제제 내에 포함된 항응고제 효과를 없애 혈액응고가 일어남.
- 5%나 10% 포도당주사액(D/W: dextrose inj.) 경우에는 용혈반응이 나타남.

혈액제제를 실온에 오래 노출하면 안되는 이유는?

실온에 오래 방치할 경우 세균 증식의 가능성 및 혈액응고, 칼륨이온 농축이 나타날 수 있으므로 가능 한 4시간 이내 주입하도록 함.

참고문헌

간호교육인증평가 핵심기본간호술 평가항목 프로토콜 제 4.1판. 한국간호교육평가원.

양선희 외(2020). 기본간호학 Ⅰ Ⅱ 4판. 서울: 현문사.

신윤희 외(2020). 기본간호학 Ⅰ 제8판. 서울: 계축문화사

노승옥 외(2019). 의학용어 5판. 서울: 포널스출판사.

손의동 외(2019). 간호약리학. 서울: 포널스출판사.

양선희 외(2019). 핵심 기본간호수기. 서울: 현문사.

윤매옥 외(2019). 성과기반 핵심기본간호술매뉴얼. 서울: 메디컬사이언스

한국중환자간호사회(2019). 중환자간호 매뉴얼. 서울: 포널스출판사.

윤혜상 외(2019). 최신 수술실 매뉴얼. 서울: 포널스출판사.

이동숙 외(2019). 간호과정과 비판적사고. 서울: 포널스출판사.

이동숙 외(2019). 기본간호학 Ⅰ Ⅱ 서울: 메디컬사이언스

주혜선(2019). 암또의 임상노트 1. 서울: 포널스출판사

김분한 외(2018). 간호학개론. 포널스출판사.

김종임 외(2018). EBN 기본간호학 Ⅰ Ⅱ. 서울: 수문사.

김종임 외(2018). EBP 기본간호실무. 서울: 수문사.

장성옥 외(2018). 기본간호학 실습지침서 5판. 서울: 군자출판사.

이원택 외(2018). 인체생리학 2판. 서울: 포널스출판사.

송경애 외(2017). 최신 기본간호학 Ⅰ Ⅱ. 서울: 수문사.

이혜옥 외(2017). 상처관리 2판. 서울: 포널스출판사.

최순희(2017) 기본간호학 실습서. 전남: 전남대학교출판부.

송경애 외(2016). 기본간호중재와 술기. 서울: 수문사.

김동옥 (2016). 사진으로 보는 핵심간호술. 서울: 퍼시픽북스.

김분한 외(2014). 핵심기본간호술기 가이드북. 서울: 대한나래출판사.

김태경 외(2014). 핵심기본간호술 프로토콜. 서울: 수문사.